你一定要了解的
重大疾病

3

代谢性疾病
内分泌疾病
造血系统疾病
泌尿系统疾病

主编·[日]佐藤千史　[日]井上智子
翻译·陈韵如

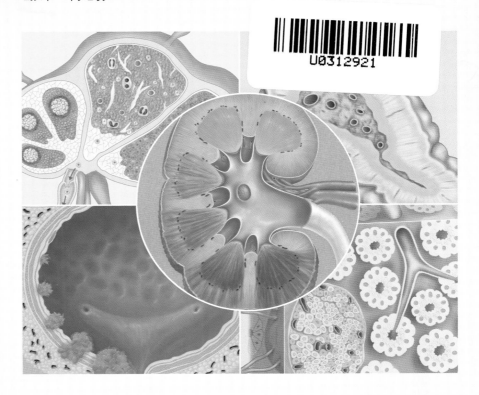

U0312921

浙江科学技术出版社

图书在版编目（CIP）数据

你一定要了解的重大疾病. 3 /（日）佐藤千史，
（日）井上智子主编；陈韵如译. -- 杭州：浙江科学技
术出版社，2016.11

ISBN 978-7-5341-7255-7

Ⅰ. ①你… Ⅱ. ①佐… ②井… ③陈… Ⅲ. ①疾病—
治疗 Ⅳ. ①R4

中国版本图书馆CIP数据核字(2016)第189931号

著作权合同登记号　图字：11-2013-289号

Authorized translation from the Japanese language edition, entitled
人体の構造と機能からみた
病態生理ビジュアルマップ[3]　代謝疾患，内分泌疾患，血液・造血器疾患，腎・泌尿器疾患
編集：佐藤千史，井上智子
ISBN: 978-4-260-00978-2
published by IGAKU-SHOIN LTD., TOKYO Copyright © 2011
All Rights Reserved. No part of this book may be reproduced or transmitted in any form or
by any means, electronic or mechanical, including photocopying, recording or by any in-
formation storage retrieval system, without permission from IGAKU-SHOIN LTD.
Simplified Chinese Characters edition published by BEIJING LIGHTBOOKS BOOK CO.LTD.
Copyright © 2016

书　　名	你一定要了解的重大疾病3	
主　　编	[日] 佐藤千史　　[日] 井上智子	
译　　者	陈韵如	

出版发行　浙江科学技术出版社

　　　　　杭州市体育场路347号　邮政编码：310006
　　　　　办公室电话：0571-85176593
　　　　　销售部电话：0571-85176040
　　　　　网　址：www.zkpress.com
　　　　　E-mail: zkpress@zkpress.com

排　　版	烟雨
印　　刷	北京缤索印刷有限公司

开　　本	889×1194　1/16	印　张	13.5
字　　数	300 000		
版　　次	2016年11月第1版	印　次	2016年11月第1次印刷
书　　号	ISBN 978-7-5341-7255-7	定　价	88.00元

责任编辑　刘　丹　李骁睿　　责任校对　张　宁

责任美编　金　晖　　　　　　责任印务　田　文

前言

　　各位读者对于各种疾病有着什么样的印象呢？以肺癌为例，肺癌是呼吸系统的恶性肿瘤，会造成咳嗽或呼吸困难，因此肺癌比较容易识别。那么，肝硬化、弥散性血管内凝血、肾病综合征、类风湿关节炎等又如何呢？可以在脑中想象吗？

　　本书以病理生理学作为切入点，主要针对护理人员、护理科学生以及医疗从业人员（医务辅助人员），对主要疾病的病理、诊断、治疗以及患者护理等要点进行介绍并加以解说。

　　本书所强调的病理印象是为了让人能够直观地看到疾病的原因、病理、症状和病程等过程，并将上述过程图像化。为了让此图形能与疾病的症状、诊断、治疗和患者的护理相联系，相关人员在资料的汇集上花了很多工夫。希望本书能将最新的信息传达给在医疗第一线上的各位，并成为各位最大的助手。

　　病理生理学可以说明人体内所发生的病理变化及其对健康所造成的危害，若能清楚地了解这些细节，就能知道：为什么会发生此类症状、为什么一定要注意此类项目的检查结果、为什么要用这些药物等，也可以了解疾病诊断与治疗的意义及其因果关系。

　　希望本书能成为各位在每日的学习、临床观察与资料收集、护理要点以及治疗方式了解上的助手。

　　最后还要感谢在百忙之中抽空执笔的作者们，并希望读者提出宝贵意见。

主编　佐藤千史

2015 年 9 月

主编・作者介绍

主编

佐藤千史　　东京医科牙科大学研究所保健卫生学研究科教授
井上智子　　东京医科牙科大学研究所保健卫生学研究科教授

作者

医学解说

秋泽忠男　　昭和大学医学院教授
新井文子　　东京医科牙科大学大学院医牙科学综合研究科讲师
泉山肇　　　东京医科牙科大学医学院附设医院医疗福利支持中心讲师
柿添丰　　　熊本大学大学院生命科学系
影山幸雄　　埼玉县立癌症中心泌尿科科长
川上理　　　埼玉医科大学综合医疗中心副教授
北原聪史　　东京都保健医疗公会 多摩南区医院泌尿科科长
木原和德　　东京医科牙科大学大学院医牙科学综合研究科讲师
黑木亚纪　　昭和大学医学院讲师
古贺文隆　　东京医科牙科大学大学院医牙科学综合研究科助教
小山高敏　　东京医科牙科大学大学院保健卫生学研究科副教授
斎藤一隆　　东京医科牙科大学大学院医牙科学综合研究科助教
樱田麻耶　　东京都立多摩综合医疗中心
佐佐木成　　东京医科牙科大学大学院医牙科学综合研究科教授
佐藤文绘　　东京医科牙科大学医学院附设医院肾脏内科
七里真义　　北里大学医学院教授
下门显太郎　东京医科牙科大学大学院医牙科学综合研究科教授
田中明　　　女子营养大学教授
檀和夫　　　日本医科大学教授
寺田典生　　高知大学医学院教授
富田公夫　　熊本大学大学院生命科学系教授
中野妙　　　东京医科牙科大学大学院医牙科学综合研究科
平田结喜绪　东京医科牙科大学大学院医牙科学综合研究科教授
福田哲也　　东京医科牙科大学大学院医牙科学综合研究科助教
三木彻　　　独立行政法人国立印刷局 东京医院内科科长
宫崎滋　　　东京递信医院副院长
若林麻衣　　东京医科牙科大学大学院医牙科学综合研究科

患者护理解说

有田清子　　天理医疗大学设立准备室
泉贵子　　　日本红十字护理大学护理系助教
儿见智惠　　福井大学医学院护理系讲师
内堀真弓　　东京医科牙科大学大学院保健卫生学研究科特聘助教
冈美智代　　群马大学医学院保健学系教授
恩币宏美　　群马大学医学院保健学系讲师
片冈纯　　　爱知县立护理大学教授
齐藤忍　　　千叶大学大学院护理学研究科讲师
酒井明子　　福井大学医学院护理系教授
高岛尚美　　东京慈惠会医科大学医学院护理系教授
高桥SATSUKI　群马县立县民健康科学大学护理学院护理系
高桥奈津子　圣路加护理大学大学院
福田祐子　　杏林大学保健学院护理系讲师
那须佳津美　成人护理学 广岛大学大学院保健学研究科助教
间部知子　　东京都康复医院
山势博彰　　山口大学大学院医学研究科教授

❶ 掌握疾病的脉络
从病理生理到诊断、治疗全部掌握

❷ 掌握
接近真

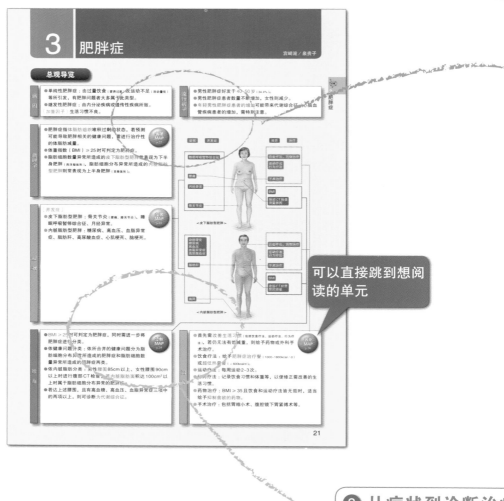

可以直接跳到想阅
读的单元

❸ 从症状到诊断治疗
理解患者所出现的症状以

症状、并发症会出现
在哪里，检查与治疗
在哪里进行，一目了
然

也能了解
检查项目及
其参考值

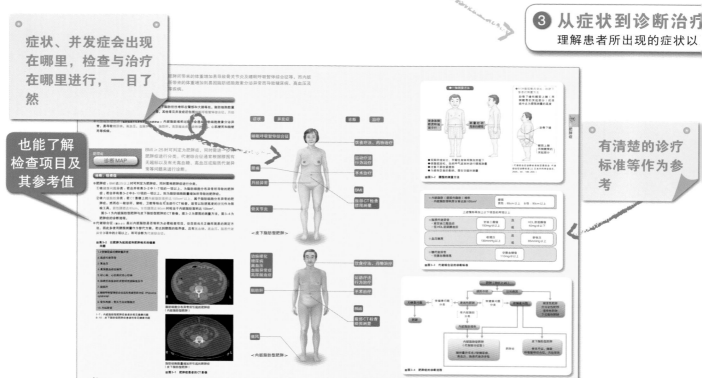

有清楚的诊疗
标准等作为参
考

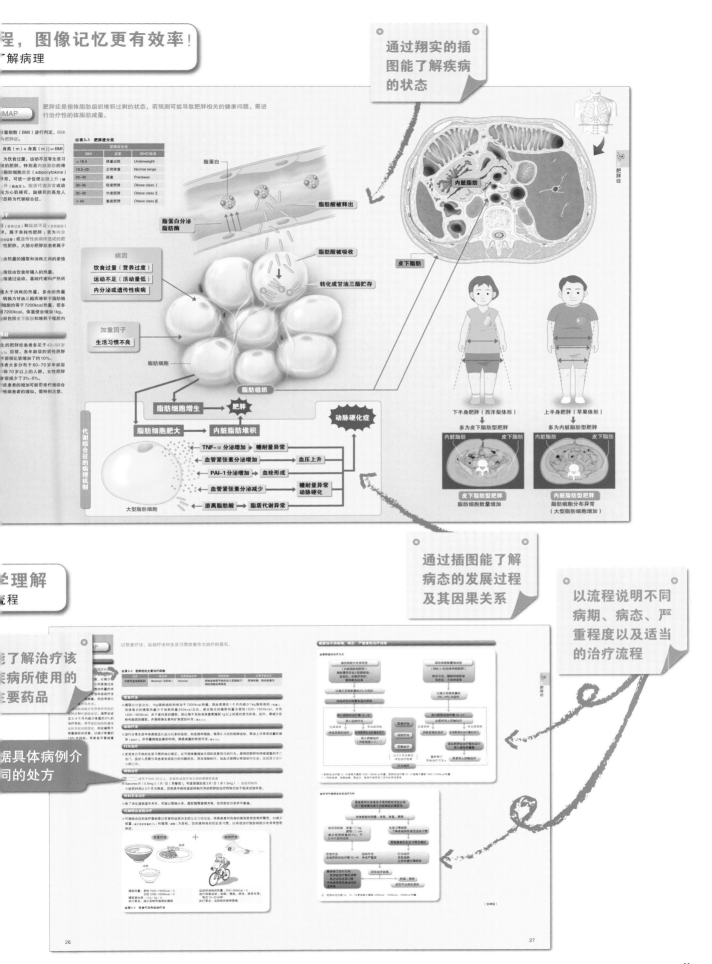

④ 掌握患者的护理要点
理解疾病的病理生理，诊断、治疗的流程及其关联

疾病阶段的护理要点全在这里

在文字旁附上图片可以帮助理解

治疗导入期须对患者进行健康教育，以确保饮食和运动疗法的实行；治疗执行期则需帮助患者缓解饮食限制所带来的空腹感和压力，从而有助于治疗的持续。

依不同病期、病态、严重度所给予的护理

[导入期] 确认患者目前为止的生活史和生活形态，以找出造成肥胖的主要原因。肥胖常不是由一种原因引起，因此收集各方面的相关情况是很重要的；而通过各方面情况的收集，可了解患者本身对肥胖问题的认知和困扰。此外，患者常对于治疗的目的和必要性有所了解。在"我想要摆脱肥胖"的动机之下去确地实行饮食和运动疗法，这样才能达到最大的功效。除了患者以外，对其亲属的教育也十分重要，必须促使其了解治疗的目的和配置情况，以帮助患者达到目标。然而，对大多数患者而言常常是与患者同行难，因此在考虑饮食和运动疗法的具体内容时，应尽可能适度配合患者较为习惯的生活形态，并和患者及家属达成共识，以制订可行的治疗计划。

[执行期] 减少热量消耗的增加，患者会出现饥饿感和空腹感，此时需要缓解不适感的情绪，并与家属一起给予患者一定的精神性支持。实行饮食和运动疗法时，要认同患者达到的成果，以维持其持续努力的动机；若患者在执行过程中产生困难，需告知肥胖反弹的可能性，并给予适当的精神康助，帮助患者渡过难关。

[维持期] 出院此肥胖问题改善后，为防止生反弹，需敦促患者定期就诊，并使其产生继续控制体重的动机。此外，也可通过患者互助团体等社会资源，帮助患者维持控制体重的动机。

护理要点

建立互信关系
有肥胖倾向者常会对自己所有着羞愧感或自卑感，为取得与身体、饮食习惯等相关的隐私内容，需建立一个可以让患者安心提供情况的环境。
面谈时，尽可能让患者有较多的说话机会，站在患者的立场进行情况的收集。
以具同理心的态度对待患者，并提供相关知识，以支持今后治疗计划的设立目标，让患者对整个治疗过程充满信心。

于治疗导入期给予的帮助
造成肥胖堆积的原因五花八门，要从各个角度切入评估。
患者本身可能会不觉得自己过胖，需帮助矫正其扭曲的身体意识，以促进其减重的动机。
除了饮食内容、进食时间以外，还需详细收集以下与患者饮食生活相关的情况：
·一次摄食量较多、进食太快、常吃三餐外的点心或零食、因工作等需要的应酬或宴会较多、较晚吃晚餐、常吃剩菜剩饭、精神压力较大时会有冲动性过度进食的情形，或一个人吃饭、一边做事一边吃饭等。
·确认患者本身是否有"我想要变成……的人"的想法。
·从患者过去和现在的日常生活行为中，看看于其可削弱的事情，并设法将此切入点用于治疗计划中。
·详细了解患者目前的行动模式和工作内容。
·将运动融入日常生活活动中，并考虑运动的当时间点。
若患者对于肥胖相关知识和治疗的必要性有着不正确的认知，可能会在动机不确实的情况下采取错误的行动，因此确认患者对于肥胖的认识和理解度十分重要。
患者若不主动采取行动，便无法达到其期待的结果，因此需确认患者是否有积极的意志。

帮助制订治疗计划
配合患者的生活形式来订可行的治疗计划。
和患者及家属一起制订计划时，设定共同的目标，让患者和家属同心协力为计划的实现而努力。
为了让患者取得成就以提高其执行的动机，可设定较易达成的阶段性目标。
为提高自我管理意识及患者对自己生活行为倾向的理解，可鼓励患者用日记记录每天的行动、饮食和运动情况（表3-6）。
需特别准备、较花时间和劳力的活动很难持续下去，因此可由日常生活中易着手的事情开始执行。
根据需求将避免给患者出席的场合，需视个别情况谈想具体的应对方法。
为不让饮食物所带来的压力持续增加，应事先考虑此于困时的应对方法，例如放松法等。

针对饮食疗法给予的帮助
饮食疗法的难处在于无法得到饱腹感、热量计算较不容易，因生活形态而不可避免免的零食常需导致营养不均衡或热量摄取过多等，因此解了解饮食的困难之处，量身定制个性化的治疗计划。
设定可摄取热量：如肥胖症治疗餐的热量范围为每日1000~1800kcal，可以200kcal为单位分为五级。此外，需由患者住院才能使每日600kcal以下的超低热量餐了。这里患者的建议摄取热量是针对患者的年龄、性别、BMI值和活动量所做的全面性的考量，可参考以下具体公式来计算：
·每日的摄取热量（建议摄取功能量）= 理想体重 × 基础代谢标准值 × 身体活动程度
上述公式中，理想体重 = 身高(m) × 身高(m) × 22，基础代谢标准值请参考表3-4，身体活动程度请参考表3-5。

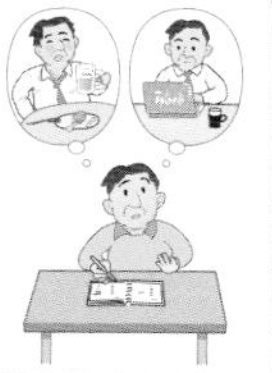

■表3-4　基础代谢标准值(kcal/kg/d)		
年龄(岁)	男性	女性
1-2	61.0	59.7
3-5	54.8	52.2
6-7	44.3	41.9
8-9	40.8	38.3
10-11	37.4	34.8
12-14	31.0	29.6
15-17	27.0	25.3
18-29	24.0	22.1
30-49	22.3	21.7
50-69	21.5	20.7
70以上	21.5	20.7

■表3-5　身体活动程度			
身体活动程度	低（I）　1.50　(1.40~1.60)	普通（II）　1.75　(1.60~1.90)	高（III）　2.00　(1.90~2.20)
日常生活活动内容	生活中大多数为静态，主要进行静态活动	以步行及站立工作，包含职场内的移动、站立的作业，如接待等，有通勤、购物、接家务的劳动，或进行轻度的运动等	从事移动和站姿较多的工作，或闲暇时常从事积极运动等

每3个月进行一次饮食疗法执行效果的评估。一开始的目标为6个月内减重5kg，BMI值降低2kg/m²；之后的目标则提高为3个月内减重3kg，BMI值降低1kg/m²。
配合患者的理解程度进行以下说明：
·减少脂肪的摄取，此减少的部分由蛋白质取而代之。三大营养素的摄取比例建议为脂质15%、蛋白质25%、碳水60%。
·避免花费金钱和时间，根据标准体重和日常生活活动量调取适当的热量。
·对患者说明时，若只专知营养素的来取较难建立明朗的印象，应以具体的食物为例，并说明其中所含的营养素。
·制作低热量餐时，应避免使炒等会用到油的烹调方式，而改以煮等不用油的烹调方式。
·在调味料的选择上，应避免热量高、脂质含量高的色拉酱或美乃滋，而改用醋、柠檬汁或酱油等热量较低者。
·时间越晚身体的代谢率越低，餐后活动的机会也较少，因此最好在晚上8点以前吃晚餐。
·咀嚼次数越多、吃饭速度越慢，越容易得到饱腹感。

针对运动疗法给予的帮助
虽然有热量摄取的限制，但若消耗的热量小于摄取的热量仍无法达到减重的效果，需和患者说明此一现状。
需要花费金钱和时间的运动在执行上较为困难，因此可选择日常生活中也可执行的运动，如通勤时在前一站下车再走到目的地，不搭电梯而走楼梯等。
需注意过饱及空腹会使运动过程出现问题，故应依据生活形态考虑可持续进行的方案。

对患者及家属心理社会问题的关怀
向患者及其家属说明生活方式的改变是需要时间的，并鼓励患者发其动机减退。
精神压力常导致不适当的过度进食，因此要注意理解患者的精神压力。
在治疗过程中经会遭遇患者一个人无法解决的困难，因此家属所带来的精神支柱和持续护理是不可或缺的。

出院指导、疗养指导
使患者维持定期就诊的动机。
维持填写日记的习惯，帮助患者增强自我管理的能力。

（泉贵子）

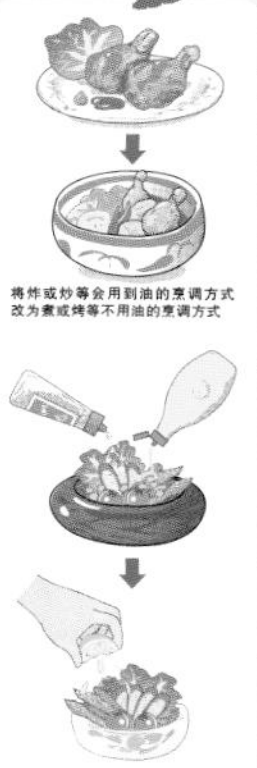

■图3-6　增强自我管理意识

用日记记录有关的行动、饮食和运动情况可有效提高患者的自我管理意识

将炸物或等会用到油的烹调方式改为煮等用煮等不用油的烹调方式

以醋、柠檬汁或酱油等取代脂质含量较高的色拉酱等乃滋

■图3-7　烹调要诀

关于病理MAP

插图中的病因、危险因子、病变、症状及其相互间的关联都用箭头来表示，原则上用蓝色方框（次要病变）或紫色方框（损害的结果）来表示病变，用黄绿色方框来表示症状，而红色方框则表示重要的病变或损害。

〔图示范例〕

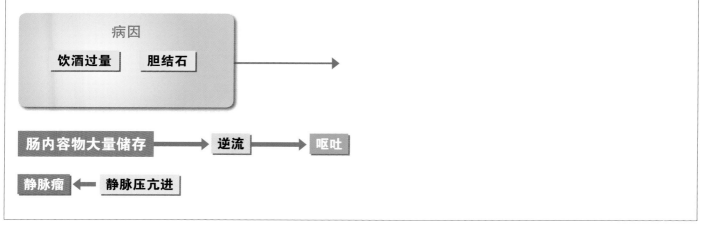

关于药物疗法

书中有提示各疾病的处方范例，原则上都写出药品的名称（商品名）、剂型、规格单位以及用法，最后用箭头表示分类名。

〔表示范例〕

Zithromac片（250mg） 2片/日，顿服，共3日 ←macrolide类抗生素

你一定要了解的
重大疾病 **3**

代谢性疾病
内分泌疾病
造血系统疾病
泌尿系统疾病

1 糖尿病

田中明／内堀真弓

总观导览

病因

- 1型：负责胰岛素生成和分泌的B细胞破坏或消失所造成的胰岛素绝对缺乏。
- 2型：胰岛素分泌不足造成胰岛素抵抗，使得胰岛素相对缺乏。

〔加重因子〕过量饮食、运动不足、肥胖。

流行病学

- 糖尿病患者数约为890万人（若包括高危险群则为2210万人），且有不断增加的趋势（根据2007年日本国民健康和营养调查）。
- 1型占1%~3%，2型占95%~97%。

〔预后〕男性糖尿病患者的平均寿命缩短9.6年，女性患者的平均寿命缩短13年。

病理学

- 胰岛素作用不足导致慢性血糖升高，引发糖、脂肪、蛋白质代谢异常，再加上遗传因素和环境因素的作用，引起疾病的发生。
- 糖尿病有1型（胰岛素依赖型）糖尿病和2型（非胰岛素依赖型）糖尿病两种。
- 根据糖代谢异常程度的不同，分为正常型、临界型和糖尿病型。

病理 MAP p.2

症状

- 高血糖等常引起典型的代谢异常症状（口渴、过量饮水、尿多、容易疲劳、体重减轻等）。
- 有时会发生并发症，如视力下降、步行时下肢疼痛、异常发汗、便秘、腹泻、足溃疡或坏疽等。

〔并发症〕

- 急性并发症：如糖尿病酮症酸中毒、高渗性非酮症糖尿病昏迷、感染（皮肤感染、尿路感染等）。
- 慢性并发症：除了三大并发症状（糖尿病视网膜病变、糖尿病肾病、糖尿病神经病变）外，还有冠状动脉硬化、脑血管病变、足溃疡或坏疽、高血压、慢性感染等。

症状 MAP p.4

诊断

- 糖尿病型的判定：①早晨空腹时血糖值在126mg/dl以上；②口服葡萄糖耐量试验（OGTT）2小时后血糖值在200mg/dl以上；③平时血糖值在200mg/dl以上；④HbA1c（糖化血红蛋白）在6.1%以上（HbA1c的国际标准值为6.5%以上）。符合以上任一条件即为糖尿病型。
- 正常型的判定：早晨空腹时血糖值未达110mg/dl，且OGTT2小时后血糖值在140mg/dl以下。
- 临界型的判定：介于糖尿病型和正常型之间。
- 糖尿病的诊断：有糖尿病型判定中①~③的任一情形和④的情形时，属于糖尿病型；日后检查时若再发现①~④的情形（不可只依据④的重复检查而下诊断），血糖值符合糖尿病型的标准（①~③），具有糖尿病的典型症状，或确认有糖尿病视网膜病变时，可诊断为糖尿病。

诊断 MAP p.5

治疗

- 治疗目标：糖尿病治疗的主要目标为将病情控制在良好的状态下。
- 生活习惯指导：无论是1型还是2型糖尿病，饮食疗法和运动疗法皆不可或缺。
- 口服降血糖药物治疗：口服降血糖药物包括磺脲类、速效型促胰岛素分泌药、α葡萄糖苷酶抑制剂、双胍类、格列酮类和DPP-4抑制剂。通常从少量开始，再视HbA1c值增加给药量。
- 胰岛素疗法：绝对适应证包括胰岛素依赖型糖尿病、糖尿病性昏迷、重度肝肾病变等并发症。
- 其他：胰岛素以外的注射药物有GLP-1受体促效剂，其适应证为非胰岛素依赖型（2型）糖尿病。

治疗 MAP p.6

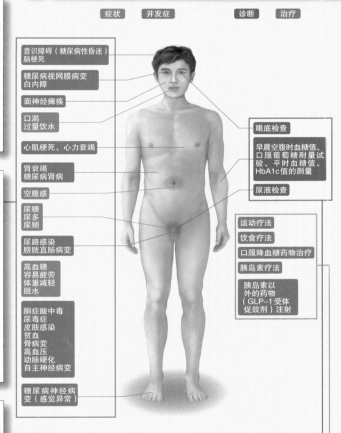

症状　并发症　诊断　治疗

- 意识障碍（糖尿病性昏迷）脑梗死
- 糖尿病视网膜病变 白内障
- 面神经瘫痪
- 口渴 过量饮水
- 心肌梗死、心力衰竭
- 肾衰竭 糖尿病肾病
- 空腹感
- 尿糖 尿多 尿频
- 尿路感染 膀胱直肠病变
- 高血糖 容易疲劳 体重减轻 脱水
- 酮症酸中毒 尿毒症 皮肤感染 贫血 肾病变 高血压 动脉硬化 自主神经病变
- 糖尿病神经病变（感觉异常）

- 眼底检查
- 早晨空腹时血糖值、口服葡萄糖耐量试验、平时血糖值、HbA1c值的测量
- 尿液检查

- 运动疗法
- 饮食疗法
- 口服降血糖药物治疗
- 胰岛素疗法
- 胰岛素以外的药物（GLP-1受体促效剂）注射

糖尿病是由于胰腺所分泌的胰岛素功能低下，导致慢性血糖上升及代谢异常的疾病。

- 造成血糖上升的原因很多，糖尿病便是以血糖上升为主要特征的疾病。
- 从完全检查不出异常的正常型（图1-1的Ⓒ），到临界型的糖代谢异常（图1-1的Ⓑ），乃至被诊断为糖尿病（图1-1的Ⓐ），糖尿病症状的严重程度可以是多样性的和持续变化的。自然生理上并不存在血糖的临界值，这只是人类自己所制定的标准。因此，积极治疗便有机会使Ⓐ状态好转为Ⓑ状态或Ⓒ状态；相反的若疏于治疗，则可能使较不严重的Ⓑ状态和Ⓒ状态加重为Ⓐ状态。
- 糖尿病的种类
- 糖尿病可分为1型和2型两种（表1-1）。
- 胰岛素是由胰岛的B细胞合成的，而后分泌至血液中。B细胞若被破坏，则会阻碍胰岛素的合成（右图的病因①），导致绝对的胰岛素功能低下，此即1型糖尿病。
- 若有某种程度的胰岛素分泌不足，再加上胰岛素抵抗，将导致相对的胰岛素功能低下，此即2型糖尿病。
- 从胰腺分泌到血液中的胰岛素会和肝脏、肌肉、脂肪等组织细胞表面上的胰岛素受体结合，将刺激传递至细胞内，以行使各种代谢调节功能，其中一种功能就是将血液中的葡萄糖带回细胞内，从而造成血糖值下降。
- 被带回细胞内的葡萄糖被氧化并和水形成二氧化碳，从而产生可用于各种活动的能量。然而，若产生胰岛素抗体（右图的病因②）、胰岛素受体的异常或减少（右图的病因③）、和受体结合后细胞内刺激传递系统的异常（右图的病因④）等情形，便会抑制血中的葡萄糖被带回细胞内，从而使血糖值上升。也就是说，这些情况引发了胰岛素抵抗（胰岛素功能低下），可导致2型糖尿病的发病。
- 糖尿病的病理
- 糖尿病根据其病理可分为胰岛素依赖型和非胰岛素依赖型两种类型（表1-2）。
- 1型糖尿病大多为胰岛素依赖型，2型糖尿病则多为非胰岛素依赖型。

病因

- 糖尿病根据其病因可分为以下四类：①1型糖尿病；②2型糖尿病；③已清楚基因异常机制的糖尿病及胰腺疾病（如胰腺炎、胰腺癌），能引起血糖上升的内分泌疾病（甲状腺功能亢进症、库欣综合征、嗜铬细胞瘤等）、肝硬化等继发性糖尿病；④妊娠期糖尿病，怀孕时血糖值较易上升，故容易导致糖尿病。
- 1型和2型糖尿病不会互相转变。

流行病学、预后

- 目前糖尿病病例呈现增加的趋势。根据厚生劳动省（卫生福利部）于2007年所实施的日本国民健康和营养调查结果显示，被确诊的糖尿病患者约为890万人，可能罹患糖尿病者约为

2210万人。而在2010年，被确诊的糖尿病患者估计已达到1080万人。
- 糖尿病患者中大部分为2型糖尿病，占总发病人数的95%~97%；而1型糖尿病则不超过1%~3%。
- 日本糖尿病学会的糖尿病死因调查委员会于2007年发表的报告指出，位居糖尿病患者死因第一名的为恶性肿瘤（34.1%），其次为肺炎等感染性疾病（14.3%）、缺血性心脏病（10.2%）、脑血管病变（9.8%）以及糖尿病肾病变（6.8%）；一般日本人（非糖尿病患者）的死因则以缺血性心脏病、感染性疾病和肾病变较多。
- 男性糖尿病患者的平均死亡年龄为68岁，女性则为71.6岁，分别较同时期一般日本人的平均寿命缩短9.6岁和13岁。

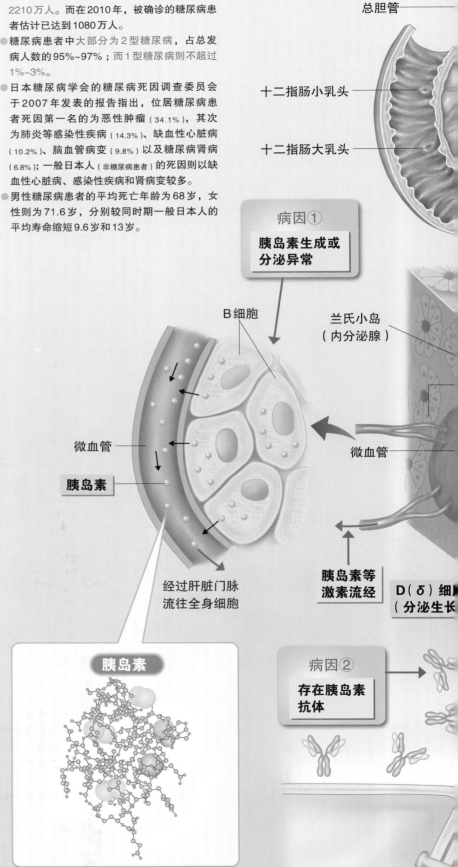

总胆管

十二指肠小乳头

十二指肠大乳头

病因①
胰岛素生成或分泌异常

B细胞

兰氏小岛
（内分泌腺）

微血管

胰岛素

微血管

经过肝脏门脉流往全身细胞

胰岛素等激素流经

D（δ）细胞
（分泌生长

胰岛素

病因②
存在胰岛素抗体

①为1型糖尿病的病因，②～④为2型糖尿病的病因

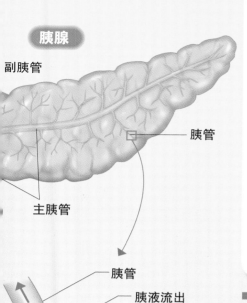

胰腺

- 副胰管
- 胰管
- 主胰管
- 胰管
- 胰液流出
- 分泌胰液
- 胰腺腺泡（外分泌腺）

（α）细胞（分泌胰升血糖素）

细胞（分泌胰岛素）

纵轴（从下到上）：血糖正常范围 ↑ 临界范围（轻度）↑ 糖尿病范围（重度）↑ 糖尿病症状的严重程度

糖尿病诊断基准值

A

B

C

时间

A 为糖尿病；B 虽为临界型糖代谢异常，但和葡萄糖耐受不良的症状严重程度几乎相同；
A B 状态和 C 状态可能有所变化

■**图1-1　糖尿病症状严重程度的变化**

■**表1-1　1型与2型糖尿病的特征**

	1型糖尿病	2型糖尿病
发病机制	自身免疫异常造成的胰岛B细胞被破坏为主要原因，再加上特殊人类白细胞抗原（HLA）等遗传因素和各种环境因素引发疾病 可能合并其他自身免疫性疾病 分为可发现自体抗体的自身免疫性及无法确认自体抗体的特发性两种	造成胰岛素分泌不足和胰岛素抵抗的遗传因素，再加上过量饮食（特别是高脂肪饮食）和运动不足等环境因素，会导致胰岛素功能降低而引发疾病 可分为以胰岛素分泌不足为主和以胰岛素抵抗为主两种
遗传性	和2型糖尿病相比遗传性较低	偶有家族内1人以上患病的情形
发病年龄	幼儿至青春期较容易发病，中老年人群也可能发病	以40岁以上患者为主，年轻患者也有增加的趋势
肥胖	和肥胖无关	患者普遍有肥胖的状况，胰岛素抵抗增加
自体抗体	谷氨酸脱羧酶（GAD）抗体、胰岛细胞抗体（ICA）等自体抗体的阳性比例较高	无自体抗体
发病状况	大多数为突发，但也有缓慢进行性发病的案例	大多数为缓慢进行性地发病 发病时无法明确检测出的案例不在少数

（日本糖尿病学会·糖尿病治疗指南（2008~2009）[M].文光堂出版，2008.）

■**表1-2　胰岛素依赖型和非胰岛素依赖型的特征**

	胰岛素依赖型	非胰岛素依赖型
特征	胰岛素绝对缺乏，为维持生命需接受胰岛素治疗	虽无胰岛素绝对缺乏，但呈现相对不足的状态，不一定需要胰岛素治疗才能维持生命，但为控制血糖需选择胰岛素治疗
临床指标	血糖值高，较不稳定 酮体常显著增加	血糖值相对来说较稳定 酮体微量增加
治疗	需接受饮食或运动疗法，外加多次胰岛素注射（每日3~4次）	接受饮食或运动疗法即可，口服降血糖药物也能达到有效控制
和糖尿病类型的关系	1型糖尿病患者大多属于此类型，但胰腺B细胞被破坏的缓慢进行性1型糖尿病在胰岛素呈现绝对匮乏之前则属于非胰岛素依赖型	2型糖尿病患者大多属于此类型，但也可能因感染或脱水等因素加重为胰岛素依赖型，有时可能造成糖尿病性昏迷

（日本糖尿病学会·糖尿病治疗指南（2008~2009）[M]文光堂出版，2008.）

胰岛素

胰岛素受体

葡萄糖

肝脏·肌肉·脂肪细胞

GLUT-4

细胞质基质

能量

线粒体

能量

病因③
岛素受体的
常或减少

病因④
细胞内刺激传递系统的异常

通过糖酵解作用
分解葡萄糖

线粒体内的能量合成

症状MAP

糖尿病的症状包括高血糖、尿糖、口渴、尿多、尿频、过量饮水、容易疲劳、空腹感、体重减轻等。

症状

- 因胰岛素功能降低的关系，无法将葡萄糖带回细胞内而使其堆积于血液中（高血糖）。此外，为降低过高的血糖值，身体的代偿机制会使葡萄糖通过尿液排出体外（尿糖）。
- 为将过量的葡萄糖带入尿中，需同时带入大量的水分，故引发尿量增加（尿多）和多次排尿（尿频）；而大量的尿液排出将导致脱水状态，一旦脱水便会产生极度口渴的感觉，从而造成过量饮水。
- 胰岛素功能降低抑制了葡萄糖被带回细胞内，造成作为细胞内能量来源的葡萄糖产生不足，进而引发显著的空腹感。此外，能量无法通过葡萄糖氧化而生成，在能量来源不足的情况下则容易产生疲劳的感觉。
- 因无法利用葡萄糖，细胞便改而通过脂肪氧化制造能量，造成体内脂肪急剧减少（体重减少）。脂肪氧化后形成酮体，使血液中的酮体浓度增加，酸性的酮体使血液呈酸性，再加上高血糖和脱水的情形，皆为糖尿病酮症酸中毒的症状，有时还会引发意识障碍（糖尿病性昏迷）。

并发症

<急性并发症>
- 急剧而明显的胰岛素功能降低会造成血糖值显著上升和脱水，引起糖尿病酮症酸中毒，进而引发糖尿病性昏迷。
- 免疫功能低下、皮肤感染和尿路感染的情形反复发生。

<慢性并发症>
- 视网膜病变、肾病变和神经病变皆为微血管病变的情形，此为糖尿病特有的并发症；相对地，动脉硬化则属于大血管病变。
- 眼部并发症（视网膜病变、白内障）
- 视网膜（眼底）病变为糖尿病微血管病变的重要表现，严重时可导致失明；若无视网膜广泛性出血，则不会引发视力不良等症状。
- 视网膜中的微血管呈网状分布，供给视网膜营养和氧气，若血糖持续偏高，则可能引发微血管瘤、出血或血栓等视网膜病变的情形。为修复病变的视网膜，血管持续新生，因新生血管较易破裂，可成为出血的原因；若出血延伸到玻璃体，血块会牵引视网膜而造成视网膜剥离，严重时可导致失明。
- 糖尿病所引发的白内障是指葡萄糖堆积于晶状体而造成的晶状体混浊，从而引起视力不良。

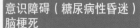

意识障碍（糖尿病性昏迷）
脑梗死

糖尿病视网膜病变
白内障

面神经瘫痪

口渴
过量饮水

心肌梗死
心力衰竭

肾衰竭
糖尿病肾病

空腹感

尿糖
尿多
尿频

尿路感染
膀胱直肠病变

高血糖
容易疲劳
体重减轻
脱水

酮症酸中毒
尿毒症
皮肤感染
贫血
骨病变
高血压
动脉硬化
自主神经病变

糖尿病神经病变（感觉异常）

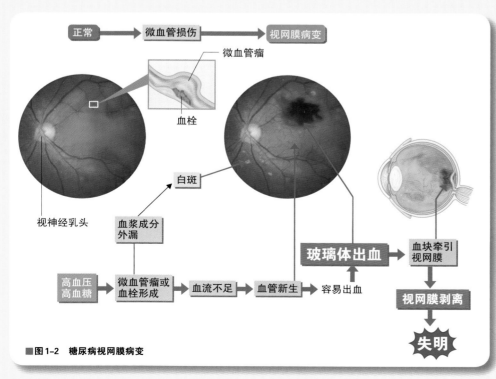

■图1-2　糖尿病视网膜病变

● 糖尿病肾病

● 糖尿病肾病初期会从尿中排出少量的蛋白（微量蛋白尿）。尿蛋白在30mg/g·Cr以下时仍属正常，达到300 mg/g·Cr以上时以试纸检测尿蛋白将呈阳性。

● 若排出大量蛋白尿，将造成低蛋白血症或水肿，称为肾病综合征（nephrotic syndrome）。

● 肾小球过滤功能降低会导致废物（血肌酐、尿素、钾、酸性物质）无法代谢而囤积于体内，引发尿毒症或肾衰竭而需要透析治疗。目前，糖尿病肾病为接受透析治疗的最常见因素。

● 尿毒症和肾衰竭会使肾所分泌的红细胞生成素减少，导致肾性贫血。

● 肾的维生素D活性化功能异常会使肠道的钙质吸收减少，导致低钙血症。低钙血症会进一步引发甲状旁腺功能亢进症，促进骨吸收（钙由骨头溶至血中）而引发骨病变（肾性骨营养不良）。

● 糖尿病肾病可能引发高血压或心力衰竭。

● 糖尿病神经病变

● 末梢神经病变包括下肢麻痹、发冷、感觉异常（脚痛或麻等），严重时会有感觉功能下降的情形，导致在烫伤、鞋子磨脚或受伤时不会感觉到疼痛而延误治疗，此时易产生皮肤溃烂或坏疽；更甚者可能在心肌梗死时也无法感觉到胸痛而延误治疗时机（无痛性心肌梗死）。

● 可能引发单一的脑神经麻痹，如面神经麻痹可影响颜面表情肌的动作，滑车神经、动眼神经和外展神经麻痹会影响眼球运动。轻度糖尿病患者也可能会有脑神经麻痹的问题，但3~6个月后便会恢复正常。

● 也可能引发自主神经失调，如肠胃运动和消化液分泌异常、食欲不振、便秘和腹泻；尿液和粪便大量囤积在膀胱和直肠，而不会使患者感到尿意和便意（膀胱直肠病变）；也会阻碍站起身时抑制血压降低的血管收缩反应，导致体位性低血压。

● 动脉硬化症（大血管病变）

● 动脉硬化症会引发心肌梗死、脑梗死、下肢动脉硬化等。糖尿病患者的心肌梗死发病率为非糖尿病患者的2~3倍。

● 动脉硬化症的危险因子除了糖尿病外，还包括内脏脂肪型肥胖症（代谢综合征）、高血压、血脂异常、吸烟等，即使是临界型糖代谢异常的轻度糖尿病患者也属于动脉硬化症的高危人群。

● 下肢动脉硬化时会有间歇性跛行的情形。

诊断   **治疗**

眼底检查

早晨空腹时血糖值、口服葡萄糖耐量试验、平时血糖值、HbA1c值的测量

尿液检查

运动疗法

饮食疗法

口服降血糖药物治疗

胰岛素疗法

胰岛素以外的药物（GLP-1受体促效剂）注射

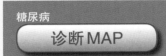

糖尿病

诊断MAP   根据诊断标准，进行糖尿病型糖代谢异常和糖尿病的诊断。

诊断、检查值

● 糖尿病型糖代谢异常和糖尿病的诊断请参见表1-3。

● 口服葡萄糖耐量试验（OGTT）

● 早晨空腹时血糖值未达110mg/dl，且OGTT2小时后血糖值在140mg/dl以下时为正常型；空腹时血糖值在126mg/dl以上，或OGTT2小时后血糖值在200mg/dl以上则为糖尿病型。

● 不属于糖尿病型和正常型者则判定为临界型。

■ 表1-3 糖尿病型糖代谢异常和糖尿病的诊断标准

1.糖尿病型糖代谢异常的诊断标准
①早晨空腹时血糖值在126mg/dl以上
②OGTT2小时后血糖值在200mg/dl以上
③平时血糖值在200mg/dl以上
④糖化血红蛋白（HbA1c,JDS值）在6.1%以上
若符合上述①~④项中的任一项，即可诊断为糖尿病型糖代谢异常
2.糖尿病的诊断标准
①符合上述①~③项中的任一项以及④项时
②日后检查符合上述①~④项时
③已确认为符合上述①~③项的糖尿病型糖代谢异常，再加上下述任一情形：
a.口渴、过量饮水、尿多、体重减少等糖尿病典型症状
b.确认有糖尿病视网膜病变

脚部病变   手部皮肤病变

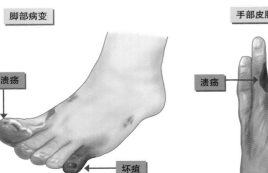

溃疡

坏疽

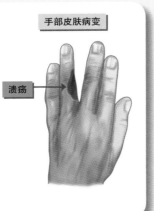

溃疡

■ 图1-3 糖尿病导致的皮肤病变

目前糖尿病的治疗并非以治愈为目标，而是将血糖控制在良好而稳定的状态下，预防并发症或避免病情加重。

- 糖尿病的治疗目标为预防糖尿病并发症或避免病情加重，使患者能维持与健康者相近的生活质量。
- 根据糖尿病学会所公布的血糖控制指标，HbA1c值可用来评估血糖稳定控制的情况，在糖尿病检查中是很重要的项目（表1-4）；微血管症状的控制则着眼于优或良的程度。然而，也需要视年龄和并发症的严重程度来设定血糖控制的目标值，若让严重的并发症患者进行急速的血糖控制，反而会使并发症的症状更加加重。
- 即使在临界型阶段也有大血管病变的风险，因此至少需以优为控制目标。此外，肥胖、高血压、血脂异常等动脉硬化的危险因子也需同时加以控制和治疗。

■表1-4　糖尿病控制指标与评估

指标		优	良	可		劣
				不足	不良	
HbA1c值（%）	JDS值	5.8以下	5.8~6.5	6.5~7.0	7.0~8.0	8.0以上
	国际标准值	6.2以下	6.2~6.9	6.9~7.4	7.4~8.4	8.4以上
空腹血糖值（mg/dl）		80~110以下	110~130	130~160		160以上
食后2小时血糖值（mg/dl）		80~140以下	140~180	180~220		220以上

内脏脂肪蓄积	腰围	男性85cm以下，女性90cm以下
血压		收缩压130mmHg以下，舒张压80mmHg以下
血脂	LDL胆固醇	120mg/dl以下（若合并有冠状动脉硬化则为100mg/dl）
	甘油三酯	150mg/dl以下（早晨空腹时）
	HDL胆固醇	40mg/dl以上

（日本糖尿病学会·糖尿病治疗指南（2010）[M].文光堂出版，2010.）

■表1-5　糖尿病饮食疗法用食物替代表

分类		食物种类	每单位（80g）的平均营养素含量			以1680kcal（21单位）为例
			淀粉	蛋白质	脂质	
主要含有淀粉的食物（Ⅰ群）						
表1		谷类、薯类、碳水化合物含量较多的蔬菜或种子、豆类（大豆除外）	18g（90%）	2g（10%）	—	11单位
表2		水果	20g（100%）	—	—	1单位
主要含较多蛋白质的食物（Ⅱ群）						
表3		鱼贝类、肉、蛋、起司、大豆制品	—	9g（64%）	5g（36%）	5单位
表4		牛乳及乳制品（起司除外）	9g（40%）	4g（27%）	5g（33%）	1.5单位
主要含有脂质的食物（Ⅲ群）						
表5		含较多油脂及脂质的食物	—	—	9g（100%）	1单位
主要含有维生素及矿物质的食物（Ⅳ群）						
表6		蔬菜（碳水化合物较多的蔬菜除外）、海藻、菇类、蒟蒻等低热量食物	13g（68%）	5g（26%）	1g（6%）	1单位
调味料		味精、砂糖、味醂等				0.5单位

（日本糖尿病学会·糖尿病饮食疗法用食物替代表[M].第6版.文光堂出版，2002.）

饮食疗法

- 饮食疗法的基础是适当的热量摄取和营养均衡的摄食内容。
- 适当的热量摄取
  - ·根据性别、年龄、肥胖程度、身体活动量、血糖值以及有无并发症等，设定每日的热量摄取量，称为每日建议摄取热量，实际上是以标准体重（kg）×进行不同身体活动时所消耗的热量来计算。
  - ·若以理想BMI值（22）来计算标准体重，其公式为：22×身高（m）×身高（m）。
  - ·关于进行不同身体活动时所消耗的热量，轻度作业（主要从事文书工作者、家庭主妇等）为25~30kcal，一般劳动（需站立的工作）为30~35kcal，重体力劳动（负重较大的工作）为35kcal以上。
  - ·此外，食物所含热量常为80kcal的倍数，因此建议摄取热量也为80kcal的倍数，或以80kcal为计算单位。
  - Px 饮食处方范例 无肥胖问题、身高160cm（1.6m）的主妇（轻度作业）
  - ·标准体重为22×1.6×1.6＝56.32kg时，每日建议摄取热量为56.32kg（标准体重）×30kcal/kg（轻度作业所耗热量）＝1689.6kcal；若以80kcal为计算单位，则最接近值为1680kcal（21单位）。
- 营养均衡的摄食内容
  - ·建议在摄取的热量中含有均衡比例的淀粉、蛋白质、脂肪，以及适量的维生素和矿物质。
  - ·一般摄取标准为建议摄取热量的50%~60%为淀粉，15%~20%为蛋白质，20%~25%为脂肪。
- 食物替代表
  - ·食物上常参考糖尿病饮食疗法用食物替代表（表1-5）。该表将食物的营养成分分为4大群和6个次分类，以80g为单位计算，因此，只要是在相同次分类下用同单位的食物替代，就不会影响到营养均衡的维持。

运动疗法

- 运动可帮助改善胰岛素抵抗，并降低过高的血糖值和血脂值。适量运动是指运动时脉搏为每分钟100~12

■表1-6 糖尿病的主要口服降血糖药物

分类		一般名称	商品名称	每日用量（mg）	作用特点	主要不良反应
促胰岛素分泌药物	磺脲类（SU）第一代	Tolbutamide（甲苯磺丁脲）	Rastinon	250~1500	●可促进胰腺B细胞分泌胰岛素 ●第二、三代SU适用于空腹时HbA1c 6.5%以上的高血糖患者 ●第一代SU的功效较低，因药效持续性短等原因，目前很少被使用 ●第二代SU有大幅降低血糖的功用 ●第三代SU的促胰岛素分泌效果较第二代差，但可帮助改善胰岛素抵抗	●几乎无低血糖以外的不良反应，为安全性颇高的药物，但有肝肾损害者及高龄者需注意迁延性低血糖 ●服用第二代SU时若不同时进行充分的饮食控制，易导致肥胖、低血糖等问题
		Acetohexamide	Dimelin	250~500		
		Chlorpropamide	Apo-Chlorpropamide	125~500		
		Glyclopyramide	Deamelin-S	250~500		
		Glybuzole	Desaglybuzole	125~500		
	第二代	Glibenclamide	Euglucon Daonil	0.625~5		
		Gliclazide	Glimicron Glimicron-HA	10~120		
	第三代	Glimepiride	Amaryl（玛尔胰）	0.5~6		
	速效型促胰岛素分泌药	Nateglinide	Starsis Fastic	90~270	●促进胰腺B细胞分泌胰岛素，可被快速吸收而迅速发挥功效，作用时间短 ●适用于饭后高血糖患者，需每次饭前服用。若药效不够，需合并使用α葡萄糖苷酶抑制剂	●肝肾损害者需注意预防低血糖
		Mitiglinide calcium hydrate	Glufast	15~30		
	DPP-4抑制剂	Sitagliptin phosphate hydrate	Januvia Glactiv	25~100	●依血糖依赖促进胰岛素分泌，并抑制胰升血糖素的分泌 ●因降血糖作用具血糖依赖性，故单独服用不太可能造成低血糖 ●饭前或饭后服用皆可	●和SU一起服用时需注意预防低血糖，必要时可将SU减量再合并服用 ●Sitagliptin phosphate hydrate:重度肾脏疾病患者禁用 ●Vildagliptin:重度肝脏疾病患者禁用 ●Alogliptin benzoate:肾脏疾病患者需减量服用
		Vildagliptin	Equa	50~100		
		Alogliptin benzoate	Nesina	25		
胰岛素抵抗改善药物	双胍类	Metformin hydrochloride	Glycoran（糖克能） Melbin Medet	250~750	●可增强肌肉或脂肪细胞中的胰岛素作用，抑制肝糖原再生和葡萄糖释出；可控制食欲，抑制肠道中葡萄糖的吸收 ●适用于有轻度症状[HbA1c 6.5%（JDS值）以下]的肥胖患者	●偶尔可能发生乳酸中毒 ●使用碘造影剂时需停药
		Buformin hydrochloride	Dibetos, Dibetos-S	50~150		
	格列酮类		Actos（爱妥糖）	7.5~30	●可增强胰岛素的作用 ●适用于有轻度症状[HbA1c 6.5%（JDS值）以下]的空腹高血糖患者	●可能造成贫血或水肿，心力衰竭患者禁用。此外，因易导致体重增加，应切实执行饮食和运动疗法
葡萄糖吸收抑制药物	α葡萄糖苷酶抑制剂	Acarbose	Glucobay	150~300	●为分解碳水化合物的酶 ●可抑制α葡萄糖苷酶的作用及肠道葡萄糖的吸收，因此对1型糖尿病较有效	●经常出现腹胀或放屁的情形，基本上久了之后就能够适应，但曾接受腹部手术者和有便秘问题的高龄者需控制给药量。此外，重度肝病患者在给药后的6个月期间需经常接受肝功能检查
		Voglibose	Basen（倍欣）	0.6~0.9		
		Miglitol	Seibule	150~225	●作用时间短，适用于饭后高血糖患者，需每次饭前服用 ●单独服用不会引起低血糖，但若和SU一起服用便会引发低血糖；低血糖发作时需摄取葡萄糖而非蔗糖	
复合制剂		Pioglitazone hydrochloride / Metformin hydrochloride	Metact Combination Tablets	15/500 30/500	●为Pioglitazone和Metformin的复合制剂	●个别人服用时有轻度的不良反应

（日本糖尿病学会・糖尿病治疗指南（2010）[M].文光堂出版，2010.）

次；若为稍吃力（VO₂最大60%）的步行运动，理想的运动量为每日两次，每次15~30分钟。建议进行步行、慢跑等随时随地、一个人也可以做的运动。为控制饭后血糖过高及低血糖的发生，建议饭后而非饭前进行运动。

●有运动禁忌或限制者
・血糖不易控制者。
・视网膜病变加重中，眼底反复出血者。
・肾脏和心肺功能异常者。
・有明显的高血压者。

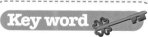

●胰岛素抵抗
胰岛素抵抗是指胰岛素无法对身体组织充分发挥作用。无论胰岛素的分泌是否正常，若胰岛素无法充分发挥作用，即说明存在胰岛素抵抗。

口服降血糖药物疗法（表1-6）

●促胰岛素分泌药物包括磺脲类（SU）药物、速效型促胰岛素分泌药物及DPP-4抑制剂，胰岛素抵抗改善药物包括双胍类及噻唑烷二酮类药物，葡萄糖吸收抑制药物则包括α葡萄糖苷酶抑制剂。
●促胰岛素分泌药物对治疗1型糖尿病是无效的。
●通常从少量开始，再视HbA1c值增加给药量。
●单独使用双胍类、格列酮类、α葡萄糖苷酶抑制剂及DPP-4抑制剂时并不会引发低血糖。
●第二、三代SU主要针对空腹时HbA1c 6.5%（JDS值）以上的高血糖患者，胰岛素抵抗改善药物及双胍类则针对HbA1c 6.5%（JDS值）以下的轻度患者，速效型促胰岛素分泌药物及α葡萄糖苷酶抑制剂适用于饭后高血糖患者，DPP-4抑制剂可在空腹时和饭后帮助降低血糖。

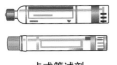

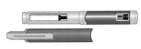

卡式管试剂

笔形注射器

卡式瓶

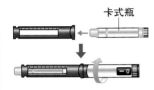

①将卡式管套进笔形注射器中

针盖

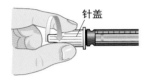

②装上注射针头

注射单位数值

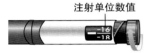

③旋转笔头的转盘，设定需要注射的单位数值

注射按钮

④注射

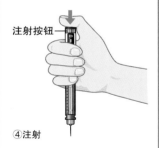

试剂盒

是已安装有胰岛素卡式管试剂的抛弃式注射器，一端附有注射针，其外观及用法和笔形注射器几乎相同

■图1-4　卡式管试剂与试剂盒

Px 处方范例 轻度症状〔空腹时 HbA1c 6.5%（JDS 值）以下〕的高血糖患者可给予下述 1）~3）的处方，若效果不显则合并使用 3）~5）处方

1）Glycoran 片（糖克能 250mg）：开始时 1 片/日（早餐后）；之后增加至 3 片/次，3 次/日（餐后）←双胍类药物

2）Actos 片（爱妥糖 15mg）：开始时 1 片/日（早餐后）；之后视情况增量至 2 片/日 顿服（早餐后）；若发生水肿则减量至 1 片/日（早餐后）←格列酮类药物

3）Januvia 片（佳糖维膜衣 50mg）：1 片/日（早餐时）←DPP-4 抑制剂

4）Glycoran 片（糖克能 250mg）：3 片/次，3 次/日←双胍类药物

5）Actos 片（爱妥糖 30mg）：1 片/日（早餐后）←格列酮类药物

Px 处方范例 轻度症状〔饭后 HbA1c 6.5%（JDS 值）以下〕的高血糖患者可给予下述 1）、2）的处方，若效果不显则合并使用 3）、4）的处方

1）Basen 片（倍欣 0.2mg）：开始时 2 片/次，3 次/日（餐前）；之后增量至 3 片/次，3 次/日（餐前）←α 葡萄糖苷酶抑制剂

2）Starsis 片（30mg）：开始时 2 片/次，3 次/日（餐前）；之后增量至 3 片/次，3 次/日（餐前）←速效型促胰岛素分泌药物

3）Basen 片（倍欣 0.2mg）：3 片/次，3 次/日（餐前）←α 葡萄糖苷酶抑制剂

4）Starsis 片（90mg）：3 片/次，3 次/日（餐前）←速效型促胰岛素分泌药物

Px 处方范例 重度症状〔空腹时 HbA1c 6.5%（JDS 值）以上〕的高血糖患者可给予下述 1）的处方，效果不显时合并使用 2）~4）的处方，若效果仍不佳则合并使用 4）~7）中的三种处方

1）Amaryl 片（玛尔胰 0.5mg）：开始时 1 片/日（早餐后）；1~3 个月后增量至 2 片/次，2 次/日（早、晚餐后）←磺脲类药物

2）Glycoran 片（糖克能 250mg）：开始时 1 片/日（餐后）；之后增量至 3 片/日 顿服←双胍类药物

3）Actos 片（爱妥糖 15mg）：开始时 1 片/日（早餐后）；之后增量至 2 片/日 顿服←格列酮类药物

4）Januvia 片（佳糖维膜衣 50mg）：1 片/日（早餐后）←DPP-4 抑制剂

5）Amaryl 片（玛尔胰 3mg）：2 片/次，2 次/日（早、晚餐后）←磺脲类药物

6）Glycoran 片（糖克能 250mg）：3 片/次，3 次/日（餐后）←双胍类药物

7）Actos 片（爱妥糖 30mg）：1 片/日（早餐后）←格列酮类药物

※合并使用 4）~7）中的三种时，若效果不显，则导入胰岛素治疗。

Px 处方范例 空腹时 HbA1c 6.5%（JDS 值）以上的高血糖患者服用磺脲类药物后，若未发现餐后高血糖的情形，则合并使用 1）、2）的处方

1）Amaryl 片（玛尔胰 1mg）：2 片/次，2 次/日（早、晚餐后）←磺脲类药物

2）Basen 片（倍欣 0.2mg）：3 片/次，3 次/日（餐前）←α 葡萄糖苷酶抑制剂

胰岛素疗法

● 胰岛素疗法的适应证

· 绝对适应证包括：①胰岛素依赖型糖尿病患者；②糖尿病性昏迷者；③重度肝肾疾病患者；④重度感染性疾病或外伤者；⑤接受中型以上外科手术的糖尿病患者；⑥糖尿病孕妇；⑦作为高热量液体静脉滴注时的血糖控制方法。

· 相对适应证包括：①空腹时血糖值为 250mg/ml、平时血糖值为 350mg/ml 以上的非胰岛素依赖型糖尿病患者；②使用口服降血糖药物也无法有效控制血糖的患者；③体形瘦弱和营养不良的患者；④服用类固醇药物所造成的高血糖患者。

● 胰岛素的种类（表1-7）

· 依效果分为超速效型、速效型、常规型、长效型，以及普通＋超速效型或普通＋速效型的混合型等多种类型，依容器则分为胰岛素小瓶、卡式管试剂（装入笔形胰岛素注射器后使用）、试剂盒（结合胰岛素试剂和笔形注射器为一体的抛弃式注射器）三类，其中试剂盒是使用最为方便也是最常被使用的。

· 目前最常使用的胰岛素制剂为胰岛素类似物（餐时胰岛素）和人体胰岛素（浓度为100u／ml）。

● 针对 1 型糖尿病，原则上超速效型或速效型胰岛素需在三餐前各注射 1 次，长效型或常规型为就寝前注射，或是加上早餐前注射（每天注射1~2次）。此外，进行自我血糖监测并微调每餐前的胰岛素给药量可得到更佳的效果。为达成良好的血糖控制，除了自我血糖监测外，多次的胰岛素注射可强化胰岛素治疗的效果；当然，也需依据患者的年龄、病况、自我管理能力、生活形态等选择最适合的疗法。

● 针对 2 型糖尿病，除了维持胰岛素分泌的程度外，也可同时进行各种胰岛素疗法，如每餐前注射速效型或超速效型胰岛素。

Px 处方范例 1 型糖尿病患者可使用 1）和 2）或 3）和 4）

1）Humalog-Miriopen 注射液：皮下注射，4u/次，3 次/日（餐前）←超速效型胰岛素

■表1-7 胰岛素的种类

一般名称	商品名称			药效出现时间 达到最大作用时间 药效持续时间
	试剂盒	卡式管试剂	小瓶试剂	
超速效型 胰岛素 Lispro 注射液	Humalog– Miriopen	Humalog 试剂盒*	Humalog（100u／ml）	<15分钟 0.5~1.5小时 3~5小时
胰岛素 Aspart 注射液	NovoRapid –FlexPen NovoRapid –InnoLet	NovoRapid –Penfill⁺	NovoRapid（100u／ml）	10~20分钟 1~3小时 3~5小时
胰岛素 Glulisine 注射液	Apidora –SoloSTAR	Apidora 试剂盒	Apidora（100u／ml）	<15分钟 0.5~1.5小时 3~5小时
速效型 人体胰岛素注射液	Novorin R试剂盒	Humulin R 试剂盒*	Humulin R（100u／ml）	0.5~1小时 1~3小时 5~7小时
中性胰岛素注射液	Novorin R–FlexPen InnoLet R	Penfill R、Penfill N、Penfill 30~50R（2011年4月停止发售）	Novorin R（100u／ml）	0.5小时 1~3小时 约8小时
常规型 Lsophane 人体胰岛素	Novorin N试剂盒	Humulin N 试剂盒*	Humulin N（100u／ml）	1~3小时 8~10小时 18~24小时
	Novorin N–FlexPen InnoLet N	Penfill R、Penfill N、Penfill 30~50R（2011年4月停止发售）	Novorin N（100u／ml）	约1.5小时 4~12小时 约24小时
常规型胰岛素 Lispro 注射液	Humalog N – Miriopen	Humulin N试剂盒*	—	0.5~1小时 2~6小时 18~24小时
长效型 胰岛素 Detemir 注射夜	Levemir– FlexPen Levemir– InnoLet	Levemir–Penfill	—	约1小时 3~14小时 约24小时
胰岛素 Glargine 注射夜	Lantus–SoloSTAR	Lantus试剂盒** Lantus–Opticlik	Lantus（100u／ml）	1~2小时 无明显最大作用 约24小时
混合型 胰岛素 Lispro 混合药剂	Humalog mix 25 – Miriopen	Humalog mix* 25试剂盒	—	
	Humalog mix 50 – Miriopen	Humalog mix* 50试剂盒	—	
双相结晶型鱼精蛋白类胰岛素水性混悬注射液	NovoRapid 30 mix–FlexPen NovoRapid 50 mix–FlexPen NovoRapid 70 mix–FlexPen	NovoRapid 300 mix–Penfill⁺	—	
双相 Lsophane 人体胰岛素水性混悬注射液	Humulin 3/7 试剂盒 Novorin 30R–FlexPen Novorin 40R–FlexPen Novorin 50R–FlexPen InnoLet 30R、InnoLet 40R InnoLet 50R	Humulin 3/7试剂盒* Penfill R、Penfill N、Penfill 30R–50R（2011年4月停止发售）	Humulin 3/7（100u／ml） Novorin 30R（100u／ml）	

试剂盒：药剂和注射器一体形的抛弃式注射器。
卡式管试剂：将卡式管装入笔形胰岛素注射器后使用。
小瓶试剂：用胰岛素专用注射器盛装药剂后使用。
笔形注射器：* HumaPen Luxura 或 HumaPen Luxura HD，⁺NovoPen 300 或 NovoPen 300 Demi 及 NovoPen 4；**使用 Itango。

（日本糖尿病学会·糖尿病治疗指南（2010）[M].文光堂出版，2010.）

2）Lantus–SoloSTAR 注射液：皮下注射，4u/次，1次／日（就寝前）←长效型胰岛素
　※同时进行自我血糖监测，早、晚餐前及就寝前视血糖值调整 Lantus–SoloSTAR 的药量，每餐后视血糖值调整 Humalog–Miriopen 的药量。
4）Humulin R 试剂盒：皮下注射，4u/次，3次／日（餐前）←速效型胰岛素
5）Humulin N 试剂盒：皮下注射，4u/次，1次／日（就寝前）←常规型胰岛素
　※同时进行自我血糖监测，午晚餐前及就寝前视血糖值调整 Humulin R 试剂盒的药量，早餐前视血糖值调整 Humulin N 试剂盒的药量。

Px 处方范例 2型糖尿病患者可使用1）或2）

1）Humalog–Miriopen 注射液：皮下注射，4u/次,3次／日（餐前）←超速效型胰岛素
2）Humulin R 试剂盒：皮下注射，4u/次，3次／日（餐前）←速效型胰岛素
　※同时进行自我血糖监测，三餐前视血糖值调整注射量。

Px 处方范例 因高龄等原因无法每日注射2次的患者可使用1）或2）

9

1）Humalog mix25-Miriopen 注射液：皮下注射，8u/次，2次/日（早、晚餐前）←混合型胰岛素

2）Humulin 3/7 试剂盒：皮下注射，8u/次，2次/日（早、晚餐前）←混合型胰岛素

※早餐前视血糖值调整晚餐前的注射量，晚餐前视血糖值调整隔天早餐前的注射量。

胰岛素以外的注射药物

●下消化道所分泌的 GLP-1 在血糖值较高时有促进胰岛 B 细胞分泌胰岛素的作用，也有抑制胰升血糖素分泌、抑制胃内容物排泄和抑制食欲的作用。GLP-1 受体激动剂（表1-8）可和胰岛 B 细胞的 GLP-1 受体结合，发挥上述 GLP-1 的功用。

●GLP-1 受体激动剂仅在高血糖时发挥功能，故单独作用时不太可能引发低血糖。

●每日注射 1 次，以降低空腹及餐后的血糖值。

●适用于非胰岛素依赖型患者，对胰岛素依赖型患者则没有效果。

●对于使用 SU 但未得到良好控制的患者，合并使用 GLP-1 受体激动剂可期待见效，但并用时需注意低血糖的情形。

●不良反应包括腹泻、便秘、恶心等消化道反应。

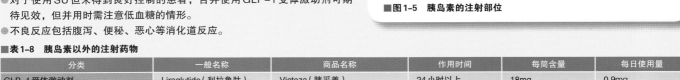

注射部位

胰岛素的吸收速度
腹壁＞上臂外侧＞臀部＞大腿外侧

■图1-5 胰岛素的注射部位

■表1-8 胰岛素以外的注射药物

分类	一般名称	商品名称	作用时间	每筒含量	每日使用量
GLP-1受体激动剂	Liraglutide（利拉鲁肽）	Victoza（胰妥善）	24小时以上	18mg	0.9mg

糖尿病不同病期、病态、严重度的治疗流程

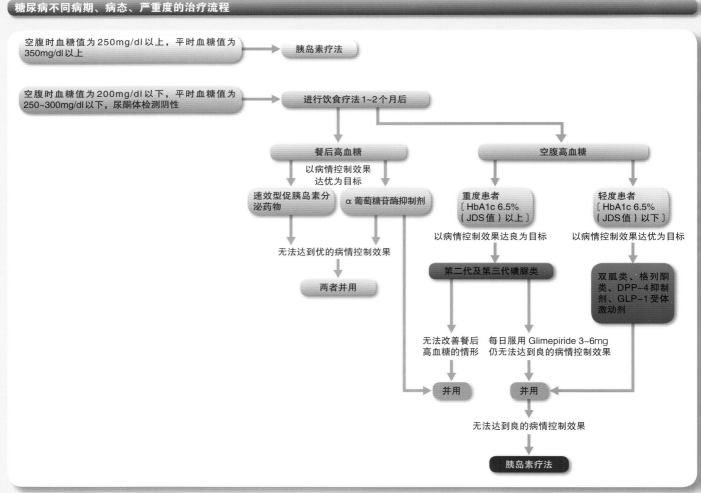

（田中明）

患者护理

若发病时未有实践自我管理的动机，需帮助患者和其家属考量可行的自我管理方法；病情控制不良时，需帮助患者进行加重原因的分析，并重新修订自我管理的方式。

依不同病期、病态、严重度所给予的护理

【发病时】轻度血糖上升时几乎无自觉症状，故患者在此时期常无病识感，即患者对于日常生活中行为异常所带来的自我管理之必要性并无认知，造成问题的继续存在。此时需以血糖控制为目标的饮食疗法及运动疗法为根本，实施疗养计划，使患者及家属对糖尿病及其治疗有正确的认知，并了解其压力程度，必要时需和患者及家属讨论可行的自我管理方式。

【病情控制不良时】糖尿病病情控制不良时常发生反复入院和出院的情形，此时患者对于自身身体的变化和自我管理的失败感到挫折，对以治疗为中心的生活也感到疲惫不堪，因而常呈现精神衰弱的状态。因此，需寻找病情控制不良的原因，和患者及家属一起讨论可能的改善策略，并重新修订自我管理的方式。此外，以血糖控制为目的的胰岛素治疗开始时，需注意除了注射技巧的指导外，还要考虑患者对胰岛素注射的情绪感觉，给予适当的心理支持。

【病情控制加重时】糖尿病病情控制加重时会有血糖值明显上升、酮症酸中毒、脱水等情形，常造成糖尿病性昏迷。此时需视意识和脱水情况迅速给予胰岛素静脉滴注和检查。

【并发症发作时】长时间持续的代谢异常造成以血管病变为主的慢性并发症，并对生命预后和生活质量带来重大影响。因此，针对并发症预防、并发症所带来的生活上的困难、防止病情加重及给予心理等方面的支持也十分重要。

护理要点

● 创造一个使患者和家属对糖尿病及其治疗易于表现其想法、接受程度、疑问及不安的环境。
● 了解患者和家属的诉求，并表达同情心，以鼓励他们诉说自己的想法和感觉。
● 鼓励患者参加糖尿病教室和病患团体等活动，以获得糖尿病相关的最新情况，并和其他患者建立关系。
● 理清到目前为止生活上遇到的问题，以患者为主体帮助其建立改善的目标。
● 和营养师等专业人员合作并组成医疗团队，以交换情况、依据患者的生活背景和身体状况讨论具体的介入方法。
● 配合患者的生活形态以达到理想的疗养生活，必要时可请教医师以调整疗养计划。
● 仔细观察皮肤、足部和口腔，以达到异常情形的早期发现、早期治疗。
● 根据患者的症状给予适当的日常生活帮助。
● 需充分考虑意识障碍的可能性，提高环境的安全性。
● 低血糖发生时需迅速而正确地应对。

出院后的护理指导

● 配合患者具体的生活形态及想法，用浅显易懂的方式解说糖尿病的相关知识。
● 明确告知患者出院后需做的功课，以浅显易懂的方式说明饮食和运动疗法的相关注意事项。
● 向包括烹调者在内的家属说明全家积极参与饮食疗法的重要性。
● 向患者及包括家属在内的周遭人士说明配合生活形态的低血糖预防及应对方法。
● 视患者的接受程度说明并鼓励其学习胰岛素注射的方法和管理方式。
● 由于糖尿病患者易受病原体感染，需向患者说明日常生活的注意事项。
● 除了口头说明外，应将要点整理成易懂而具体的书面文章等，以使患者了解不舒服时该如何应对。
● 为监测病程变化，以达到早期发现、早期治疗的目的，需对患者说明定期接受诊疗的重要性。

（内堀真弓）

Key word

● Sick day
因患有流感等传染性疾病或外伤、牙科相关疾病等，引起发热、腹泻、呕吐、食欲不振等症状，造成血糖控制失调的状态，是引起酮症酸中毒、糖尿病性昏迷、低血糖等的原因。

备忘录

2 血脂异常症（高脂血症）

下门显太郎／福田祐子

总观导览

病因
- ●由遗传因素、饮食习惯不科学、运动不足等原因所造成的脂质及能量代谢异常。
- ●可分为体质或基因异常所导致的原发性血脂异常，以及其他疾病所引发的继发性血脂异常。
- 〔加重因子〕肥胖、糖尿病、饮酒过度、饮食不均衡。

流行病学
- ●生活习惯不良所造成的血脂异常症在40岁以上人群中的发生率为30%。
- ●LDL胆固醇值达180mg/dl以上者罹患冠心病的风险是LDL胆固醇值低于100mg/dl者的3.8倍。
- 〔预后〕依血脂控制程度而有所不同。

病理学
- ●脂质代谢异常导致血液中低密度脂蛋白增加（高LDL胆固醇血症）、甘油三酯增加（高甘油三酯血症）或高密度脂蛋白减少（低HDL胆固醇血症）。
- ●动脉硬化、胰腺炎（高甘油三酯血症）。
- ●依所增加的脂蛋白种类可分为Ⅰ型、Ⅱ型、Ⅲ型、Ⅳ型、Ⅴ型，其中Ⅱ型又分为Ⅱa型和Ⅱb型。

病理 MAP p.14

症状　并发症　　　诊断　治疗

- 脑梗死
- 眼睑黄肿 角膜环
- 动脉硬化
- 药物治疗 饮食疗法
- 运动疗法
- 血液检查（空腹时）
- 关节伸展侧黄肿
- 阿基里斯腱肥厚

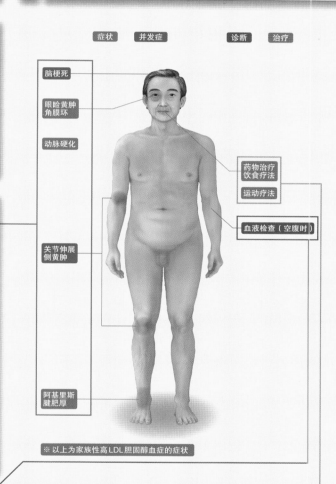

※ 以上为家族性高LDL胆固醇血症的症状

症状
- ●并无高LDL胆固醇血症本身所引起的症状。
- ●若患有家族性高LDL胆固醇血症，会有眼睑及关节伸展侧黄肿、阿基里斯腱肥厚、角膜环等症状。
- ●血脂异常症易引发动脉硬化，进而导致内脏缺血，需特别注意。
- ●〔并发症〕全身动脉硬化（尤其是冠心病、脑梗死）。

症状 MAP p.16

诊断
- ●血液检查（空腹时采血）：依检查值分为高LDL胆固醇血症（LDL胆固醇值≥140mg/dl）、高甘油三酯血症（甘油三酯值≥150mg/dl）、低HDL胆固醇血症（HDL胆固醇值<40mg/dl）。
- ●一旦诊断为血脂异常症，应依脂蛋白的种类进行临床分型，并鉴别其为原发性还是继发性。
- ●检测LDL胆固醇值，以评估高LDL胆固醇血症的病情。

诊断 MAP p.16

治疗
- ●依冠心病的有无选择适当的治疗方法。
- ●若无冠心病，实行一级预防：改善生活习惯后再考虑药物治疗的合适性。
- ●若患有冠心病，则实行二级预防：改善生活习惯加上药物治疗。
- ●生活习惯的改善：饮食疗法、运动疗法。
- ●药物治疗：包括HMg-CoA还原酶抑制剂、阴离子交换树脂、小肠胆固醇通道抑制剂（NPC1 L1抑制剂）、EPA和贝特类药物，需依患者的病理症状选择合适的药物。
- ●LDL血浆透析术：适用于家族性高LDL胆固醇血症。

治疗 MAP p.17

病理MAP

血脂异常症是指体内脂质代谢异常导致血液中LDL脂蛋白及甘油三酯浓度增加，或HDL脂蛋白浓度降低的疾病，可促进动脉（尤其是冠状动脉）硬化的发生。

- 胆固醇为细胞膜不可或缺的成分，也是制造肾上腺皮质激素及性激素的原料。人体每天可合成500~1000mg胆固醇，另外300mg则由食物供给；大约相同数量的胆固醇会从粪便中流失，因此维持了体内胆固醇量的恒定。
- 甘油三酯除了从食物中摄取以行分解、吸收与再合成外，人体也能利用碳水化合物为原料自己制造。肝脏所合成的甘油三酯会和VLDL（极低密度脂蛋白）结合而释出于血中，被血液分解后一部分会成为能量供细胞利用，其他则由末梢的脂肪组织再合成并加以贮存。
- 肠道所吸收的脂质会形成乳糜微粒，其所含的甘油三酯会在血液中被分解，并以乳糜微粒残余物的形式被带回肝脏。
- 肝脏是人体中主要执行胆固醇合成及贮存的器官。肝脏可将人体各部分所需要的胆固醇以VLDL的形式释出于血液中，VLDL在血液中失去其甘油三酯的成分，而成为富含胆固醇的LDL（低密度脂蛋白）。
- LDL会经由LDL受体被末梢组织所吸收，以供给细胞胆固醇，剩下的则由肝脏回收。
- 末梢组织用剩的胆固醇会通过HDL（高密度脂蛋白）离开细胞，在血液中被LDL所接收，再与肝脏中的LDL受体结合而回到肝脏。
- 一方面，若肝脏和末梢组织的LDL受体有先天性缺损，或是因代谢问题而有后天性的数量减少，血液中的LDL便无法和LDL受体结合而滞留于血中，造成高LDL胆固醇血症。另一方面，导致肥胖的过多热量会使富含甘油三

酯的VLDL增加并释出于血液中，引发高甘油三酯血症。

病因、加重因子

- 先天性代谢异常：LDL受体缺损、胆固醇酯运输蛋白质功能障碍等。
- 肥胖、糖尿病：可引起高LDL胆固醇血症、低HDL胆固醇血症。
- 饮酒过量：可引起高甘油三酯血症、高LDL胆固醇血症。
- 饮食不均衡：因摄取胆固醇含量高的食物而使高LDL胆固醇血症加重，或摄取过量碳水化合物而引发高甘油三酯血症。

流行病学、预后

- 不同等位基因所形成的异质接合体型家族性高胆固醇血症的发生率为1/500万，具相同等位基因所形成的同质接合体型家族性高胆固醇血症的发生率则为1/100万。
- 因生活习惯所导致的血脂异常在40岁以上人群中的发生率为30%以上。LDL胆固醇值达180mg/dl以上者罹患冠心病的风险为低于100mg/dl者的3.8倍。

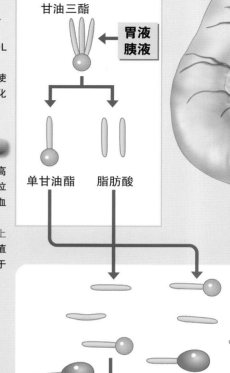

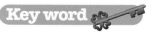

■ 表2-1 脂蛋白的种类

脂蛋白	比重	粒子大小	甘油三酯含量	胆固醇含量	功用
乳糜微粒	<0.96	○	85%	7%	将甘油三酯和胆固醇从肠道送到肝脏
VLDL	0.96~1.006		55%	19%	将甘油三酯和胆固醇从肝脏送到末梢组织
IDL	1.006~1.019	○	24%	46%	同上
LDL	1.019~1.063	○	10%	45%	将胆固醇从肝脏运送到循环系统末梢，再从HDL接手多余的胆固醇送回肝脏
HDL	1.063~1.21	○	5%	24%	将多余的胆固醇从末梢组织带出，转手给LDL

Key word

- **胆固醇酯**
为胆固醇与脂肪酸酯结合后的产物，可作为细胞内胆固醇的贮存处或血液中胆固醇的搬运工。
- **甘油三酯**
为占了脂肪性食物中绝大部分的中性脂肪，可将一部分多余的碳水化合物转换为甘油三酯并贮存于脂肪组织中。
- **脂蛋白**
因脂质无法溶解于血中，故和蛋白质或磷脂质结合后以微胶粒的形式存在于血液中，此微胶粒即称为脂蛋白。
- **乳糜微粒残余物**
为甘油三酯被分解后的乳糜微粒残骸。

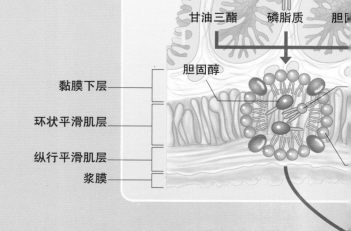

甘油三酯　磷脂质　胆固

胆固醇

黏膜下层
环状平滑肌层
纵行平滑肌层
浆膜

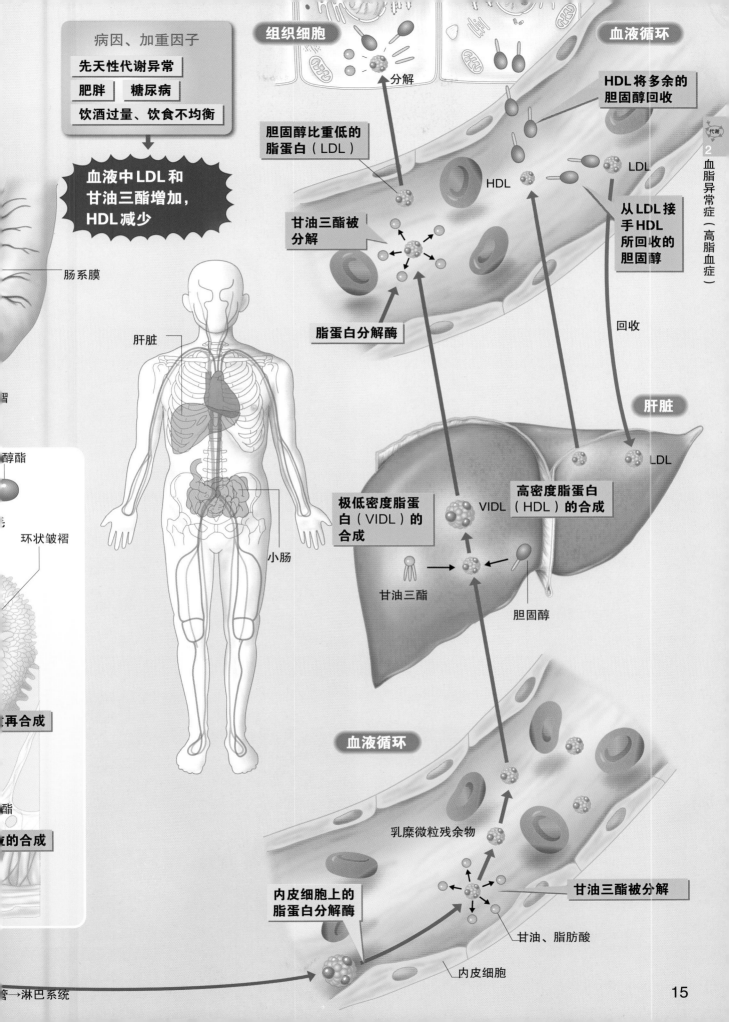

组织细胞

血液循环

病因、加重因子

先天性代谢异常

肥胖　糖尿病

饮酒过量、饮食不均衡

血液中 LDL 和甘油三酯增加，HDL 减少

分解

HDL 将多余的胆固醇回收

胆固醇比重低的脂蛋白（LDL）

LDL

HDL

从 LDL 接手 HDL 所回收的胆固醇

甘油三酯被分解

肠系膜

脂蛋白分解酶

回收

肝脏

肝脏

醇酯

环状皱褶

极低密度脂蛋白（VIDL）的合成

高密度脂蛋白（HDL）的合成

VIDL

LDL

VIDL

小肠

甘油三酯

胆固醇

再合成

的合成

血液循环

乳糜微粒残余物

甘油三酯被分解

内皮细胞上的脂蛋白分解酶

甘油、脂肪酸

内皮细胞

淋巴系统

15

症状MAP

并无因高胆固醇血症本身所引发的症状。

症状

- 家族性高胆固醇血症患者会有眼睑和关节伸展侧黄肿、阿基里斯腱肥厚及角膜环等情形。
- 血脂异常症会提高动脉硬化的发生率或加速其加重，故患者需特别注意动脉硬化所带来的内脏缺血症状（请参阅本丛书第一册"高血压.动脉硬化症"）。

并发症

- 全身动脉硬化，需特别注意冠心病和脑梗死。

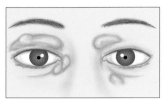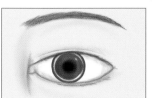

眼睑黄肿	角膜环
除了眼睑黄肿、阿基里斯腱肥厚外，手肘、膝盖、臀部等也易起黄肿	眼睛边缘可出现白色的环状物

■图2-1　家族性高胆固醇血症的症状

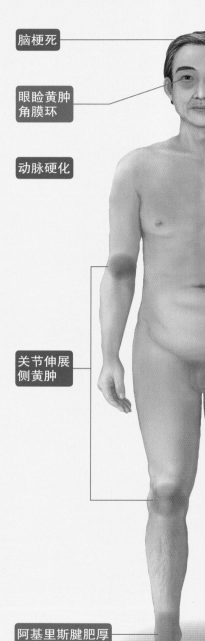

脑梗死

眼睑黄肿
角膜环

动脉硬化

关节伸展
侧黄肿

阿基里斯腱肥厚

※ 角膜环及阿基里斯腱肥厚等为家
族性高胆固醇血症的症状

诊断MAP

根据空腹时血液检查所得出的LDL胆固醇值评估血脂异常的有无及种类（共有3种）。

诊断、检查值

- 根据空腹时的血液检查决定血脂异常的种类、原因和加重因子。
- 为了解是否有血脂异常和动脉硬化双重问题，需仔细了解患者的家族发病史，并检查动脉硬化是否有加重的情形，或是否有冠心病的其他危险因子存在。
- 检查值
- 需测量LDL胆固醇值（非总胆固醇值）来评估血脂异常。LDL胆固醇值可直接测量，也可以用Friedwald公式来计算。

> LDL胆固醇值＝总胆固醇值－HDL胆固醇值－甘油三酯值／5

此外，LDL胆固醇值在正常情况下为140mg/dl以下，可依是否以一级预防或二级预防为目的，或是否有其他危险因子决定治疗的目标值。

■表2-2　血脂异常症的类型

类型	Ⅰ型	Ⅱa型	Ⅱb型	Ⅲ型	Ⅳ型	Ⅴ型
脂蛋白的种类	乳糜微粒	LDL	LDL VLDL	IDL 乳糜微粒残余物	VLDL	乳糜微粒 VLDL
胆固醇值	→不变或↑	↑~↑↑↑	↑~↑↑	↑↑	→不变或↑	↑
甘油三酯值	↑↑↑	→	↑↑	↑↑	↑↑	↑↑↑

■表2-3　血脂异常症的诊断标准〔空腹时抽血〕

高LDL胆固醇血症	LDL胆固醇（LDL-C）	≥ 140mg/dl	此诊断标准并非等同于药物治疗的起始标准，需考量其他危险因子方可决定药物治疗的合适性
低HDL胆固醇血症	HDL胆固醇（HDL-C）	< 40mg/dl	
高甘油三酯血症	甘油三酯（TG）	≥ 150mg/dl	

（日本动脉硬化学会·动脉硬化症预防指南[M]. 2007年版.日本动脉硬化学会，2007.）

治疗MAP

虽然以生活习惯的改善和药物治疗为必需，但仍需视有无罹患冠心病来选择合适的治疗方法。

治疗方针

● 根据可能导致冠心病的危险因子的数量、是否罹患冠心病等来设定目标LDL胆固醇值。

● 针对冠心病患者进行**复发预防**（二级预防）时，需同时开始药物治疗，并进行生活习惯的改善。进行一级预防时可先指导患者持续改善生活习惯3~6个月，若血清脂质未达到目标值，则给予**药物治疗**。

诊断　　　　治疗

药物治疗
饮食疗法

运动疗法

血液检查（空腹时抽血）

■表2-4　血脂异常症的主要治疗药物

分类	一般名称	主要商品名称	药效机制	主要不良反应
HMg-CoA还原酶抑制剂	Pravastatin sodium	Mevalotin（美百乐镇）	抑制胆固醇合成	横纹肌溶解症
	Atorvastatin calcium 水合物	Lipitor（立普妥）		
	Rosuvastatin calcium	Crestor（冠脂妥）		
阴离子交换树脂	Colestimide	Korebain	抑制胆固醇吸收	便秘、腹胀
NPC1 L1抑制剂	Ezetimibe	Zetia	选择性抑制胆固醇吸收	过敏、横纹肌溶解症
EPA	Ethyl icosapentate（二十碳五烯酸甲基酯）	Epadel	降低血清甘油三酯	过敏、容易出血
PPARα促效剂	Bezafibrate	Bezatol SR	降低血清甘油三酯	横纹肌溶解症、肝损害
	Fenofibrate	Lipantil		

■表2-5　血脂异常症的血脂管理

治疗原则	分类		血脂控制目标值（mg/dl）		
	类型	LDL胆固醇血症以外的主要危险因子	LDL-C	HDL-C	TG
一级预防 先进行生活习惯的改善，再视情况考虑药物治疗的合适性	Ⅰ类（低风险群）	0个	<160	≥40	<150
	Ⅱ类（中风险群）	1~2个	<140		
	Ⅲ类（高风险群）	3个以上	<120		
二级预防 同时考量生活习惯的改善和药物治疗	有冠心病家族史		<100		

进行血脂控制的同时也需改善其他危险因子（戒烟、高血压或糖尿病的治疗等）。
＊LDL胆固醇血症以外的主要危险因子包括年龄增长（男性≥45岁，女性≥55岁）、高血压、糖尿病（包括糖耐量异常）、吸烟、有冠心病家族史、低LDL胆固醇血症（＜40mg/dl）。
·合并有糖尿病、脑梗死、闭塞性动脉硬化症者属于Ⅲ类（高风险群）。
（日本动脉硬化学会·动脉硬化症预防指南[M]. 2007年版.日本动脉硬化学会，2007.）

生活习惯指导

● 不论是何种血脂异常，皆需给予减少冠心病危险因子的护理指导（运动、戒烟、高血压及糖尿病的治疗等）。

● 高LDL胆固醇血症患者需限制鸡蛋和肉类的摄取，高甘油三酯血症或低HDL胆固醇血症患者则需多参加运动并限制热量的摄取（运动和戒烟会促进HDL的增加）。

药物治疗

Px 处方范例 高LDL胆固醇血症

1）美百乐镇片（10mg）：1片/日（晚餐后）　←HMg-CoA还原酶抑制剂
　※若效果不佳，可给予较强效的他汀类药物，或合并使用胆固醇吸收抑制剂。

2）立普妥片（10mg）或冠脂妥片（5mg）：1片/日←HMg-CoA还原酶抑制剂

3）Zetia片（10mg）：1片/日←NPC1 L1抑制剂

Px 处方范例 高甘油三酯血症

● Bezatol SR片（200mg）：2片/次，2次/日（早、晚餐后）　←PPARα促效剂
　※LDL胆固醇、甘油三酯两者数值皆高的患者需合并使用他汀类和贝特类药物，但须注意可能引发横纹肌溶解症；为避免此危险，可用Zetia（Ezetimibe）替代他汀类药物。若需防范缺血性心脏病治疗后的复发，则合并使用二十碳五烯酸甲基酯（Epadel）。

● 血液净化治疗

● 对于同质接合体型家族性高胆固醇血症患者，药物治疗和生活习惯指导是无效的，需定期给予血液净化治疗，以将过多的LDL移除。

Key word

● 血液净化治疗
将血液导至体外进行净化处理（透析、吸附等）后，再把干净的血液导回体内的治疗法。若为家族性高胆固醇血症，则需进行LDL吸附或双重透膜过滤法。

代谢 2
血脂异常症（高脂血症）

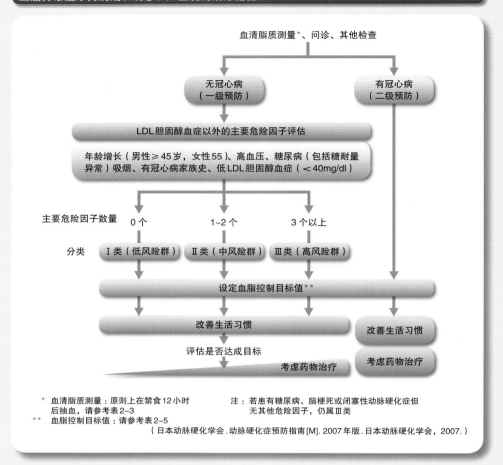

血清脂质测量*、问诊、其他检查

无冠心病（一级预防）　有冠心病（二级预防）

LDL胆固醇血症以外的主要危险因子评估

年龄增长（男性≥45岁，女性55）、高血压、糖尿病（包括糖耐量异常）吸烟、有冠心病家族史、低LDL胆固醇血症（＜40mg/dl）

主要危险因子数量　0个　1~2个　3个以上

分类　Ⅰ类（低风险群）　Ⅱ类（中风险群）　Ⅲ类（高风险群）

设定血脂控制目标值**

改善生活习惯　改善生活习惯

评估是否达成目标

考虑药物治疗　考虑药物治疗

* 血清脂质测量：原则上在禁食12小时
　后抽血，请参考表2-3
** 血脂控制目标值：请参考表2-5

注：若患有糖尿病、脑梗死或闭塞性动脉硬化症但
　　无其他危险因子，仍属Ⅲ类

（日本动脉硬化学会.动脉硬化症预防指南[M].2007年版.日本动脉硬化学会，2007.）

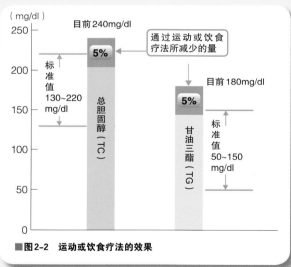

■图2-2　运动或饮食疗法的效果

（下门显太郎）

血脂异常症

患者护理

帮助患者进行避免动脉硬化发病或加重的日常生活指导或药物治疗非常重要，对其生活习惯的改善及持续就诊的支援等也不可或缺。

依不同病期、病态、严重度所给予的护理

进行原发性或继发性的鉴别诊断，后者需针对原发病给予治疗和护理。对患者的发病风险及生活情况做个别评估，以避免动脉硬化发病或加重为目标，帮助患者进行能够适当控制血脂的日常生活指导（以饮食和运动疗法为主的生活习惯改善）和药物治疗。

护理要点

改善生活习惯
- 告知患者到目前为止需改善的生活习惯及行为，在取得其理解后给予指导。
- 给予行为矫正相关的指导。
- 考量疾病和并发症的进行阶段，并参考行为矫正阶段性变化的典型，以了解患者可能需经过什么样的过程才能达到矫治后的健康行为；评估健康行为的阶段性改变，以作为护理的方针。

血脂异常症以外的动脉硬化症危险因子管理
- 为能通过适当的行为矫正而预防并发症的发生，需向患者说明疾病相关知识和因血脂异常所引发的冠心病的危险性，并确认患者是否能理解和实行；教导患者需在发觉症状的第一时间就告知医护人员或立即就医。

帮助患者持续就医
- 向患者说明即使无自觉症状也应定期到医院就诊以及健康管理行动的重要性。
- 指导患者理解必须向保健医疗专业人员报备的症状。

对于患者和家属的心理问题给予援助
- 以浅显易懂的方式向患者及其家属说明疾病相关的信息，以消除其对于生活方式改变或调整所感到的不安。

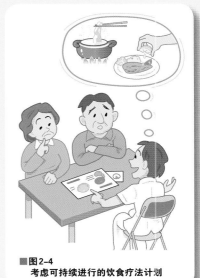

■图2-4
考虑可持续进行的饮食疗法计划

- 针对不同类型血脂异常症的饮食疗法，其共同点为热量摄取的限制和均衡饮食，然而依TC、TG、LDL-C、HDL-C值的不同其饮食策略也有所不同。需让患者了解的是，改变不科学的饮食习惯需要努力和时间，在身体上发挥成效则需要更长的时间，有时也可能发生回复至原来较高血脂值的情形。在理解此观念的情况下，从食材的选择到烹调方式，帮助患者和家属制定不让其感到过大负担的目标和计划，以确保饮食治疗的持续。

- 让患者理解饮食疗法的重要性并帮助其找到动机（让患者意识到具体应改善的目标并为此而努力）
- 提出治疗成效的证据并给予心理层面的关怀（明确指示患者到下次就诊前需改善的具体目标，并提出成功案例等证据，以提高患者的信心）
- 针对高龄者的饮食疗法（高龄者饮食习惯的改变较为困难，严格的饮食指导可能有损其长者的尊严，常造成营养不良的反效果，故需考量个人的饮食价值观并制定适当的饮食策略）

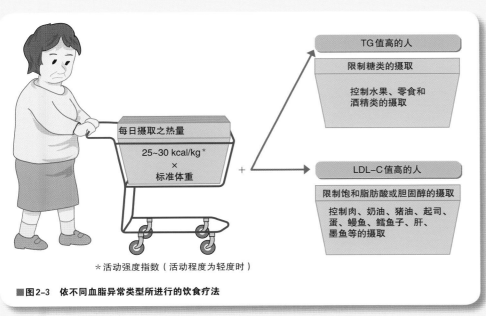

每日摄取之热量

25~30 kcal/kg*
×
标准体重

TG值高的人

限制糖类的摄取

控制水果、零食和酒精类的摄取

LDL-C值高的人

限制饱和脂肪酸或胆固醇的摄取

控制肉、奶油、猪油、起司、蛋、鳗鱼、鳕鱼子、肝、墨鱼等的摄取

＊活动强度指数（活动程度为轻度时）

■图2-3 依不同血脂异常类型所进行的饮食疗法

（福田祐子）

备忘录

3 肥胖症

宫崎滋／泉贵子

总观导览

病因

● 单纯性肥胖症：由过量饮食（营养过度）及运动不足（活动量低）等所引发，有肥胖问题者大多属于此类型。
● 继发性肥胖症：由内分泌疾病或遗传性疾病所致。
〔加重因子〕生活习惯不良。

流行病学

● 男性肥胖症好发于40~50岁（34.4%）。
● 男性肥胖症患者数量不断增加，女性则减少。
● 年轻男性肥胖症患者的增加可能带来代谢综合征、心脑血管疾病患者的增加，需特别注意。

病理学

● 肥胖症指体脂肪组织堆积过剩的状态，若预测可能导致肥胖相关的健康问题，需进行治疗性的体脂肪减量。
● 体重指数（BMI）≥25时可判定为肥胖症。
● 脂肪细胞数量异常所造成的皮下脂肪型肥胖常表现为下半身肥胖（西洋梨体形），脂肪细胞分布异常所造成的内脏脂肪型肥胖则常表现为上半身肥胖（苹果体形）。

症状

〔并发症〕
● 皮下脂肪型肥胖：骨关节炎（腰痛、膝关节炎）、睡眠呼吸暂停综合征、月经异常。
● 内脏脂肪型肥胖：糖尿病、高血压、血脂异常症、脂肪肝、高尿酸血症、心肌梗死、脑梗死。

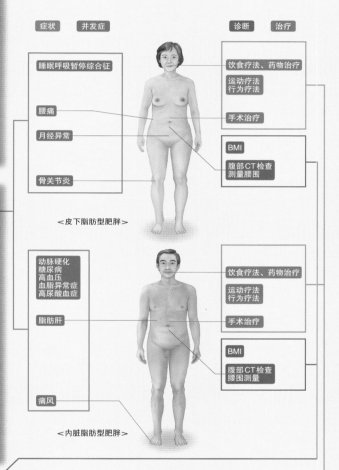

诊断

● BMI≥25时可判定为肥胖症，同时需进一步将肥胖症进行分类。
● 依健康问题分类：依所合并的健康问题分为脂肪细胞分布异常所造成的肥胖症和脂肪细胞数量异常所造成的肥胖症两类。
● 依内脏脂肪分类：男性腰围85cm以上、女性腰围90cm以上时进行腹部CT检查，若内脏脂肪面积达100cm²以上时属于脂肪细胞分布异常的肥胖症。
● 若达上述腰围，且有高血糖、高血压、血脂异常症三项中的两项以上，则可诊断为代谢综合征。

治疗

● 首先需改善生活习惯（包括饮食疗法、运动疗法、行为疗法），若仍无法有效减重，则给予药物或外科手术治疗。
● 饮食疗法：给予肥胖症治疗餐（1000~1800kcal／d）或超低热量餐（<600kcal/d）。
● 运动疗法：每周运动2~3次。
● 行为疗法：记录饮食习惯和体重等，以便修正需改善的生活习惯。
● 药物治疗：BMI≥35且饮食和运动疗法皆无效时，适当给予抑制食欲的药物。
● 手术治疗：包括胃缩小术、腹腔镜下胃紧缚术等。

肥胖症是指体脂肪组织堆积过剩的状态，若预测可能导致肥胖相关的健康问题，需进行治疗性的体脂肪减量。

● 判定：根据体重指数（BMI）进行判定，BMI达25以上即为肥胖症。

> 体重（kg）÷[身高（m）×身高（m）]＝BMI

● 代谢综合征：为饮食过量、运动不足等生活习惯不良所导致的肥胖，特别是内脏脂肪的堆积常导致内脏脂肪细胞激素（adipocytokine）制造或分泌异常，可进一步促使血糖上升（糖尿病）、血压上升（高血压）、脂质代谢异常或动脉硬化，而成为心肌梗死、脑梗死的高危人群，此异常状态称为代谢综合征。

病因、加重因子

● 若为饮食过量（营养过度）和运动不足（活动量低）所造成的肥胖，属于单纯性肥胖；若为内分泌疾病（库欣综合征等）或遗传性疾病所造成的肥胖，则为继发性肥胖。大部分肥胖症患者属于单纯性肥胖。

● 体重的增减是由热量的摄取和消耗之间的差值所决定的。

● 热量的摄取是指经由饮食所摄取的热量。

● 热量的消耗是指通过运动、基础代谢和产热所消耗的热量。

● 若摄取的热量大于消耗的热量，多余的热量（中性脂肪）就会转换为甘油三酯而堆积于脂肪细胞。1kg脂肪细胞约等于7200kcal热量，若多出的热量达到7200kcal，体重便会增加1kg，而上述脂肪组织包括皮下脂肪和堆积于腹腔内的内脏脂肪。

流行病学、预后

● BMI在25以上的肥胖症患者多见于40~50岁的男性（34.4%）。目前，各年龄层的男性肥胖症患者和20年前相比皆增加了约10%。

● 女性肥胖症患者大多分布于60~70岁年龄层（30.3%）。排除70岁以上的人群，女性肥胖症患者较10年前减少了3%~5%。

● 年轻男性肥胖症患者的增加可能带来代谢综合征、心脑血管疾病患者的增加，需特别注意。

■表3–1　肥胖度分类

肥胖度分类		
BMI	类型	WHO标准
< 18.5	体重过轻	Underweight
18.5~25	正常体重	Normal range
25~30	超重	Preobese
30~35	轻度肥胖	Obese class Ⅰ
35~40	中度肥胖	Obese class Ⅱ
≥ 40	重度肥胖	Obese class Ⅲ

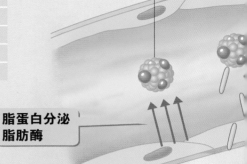

脂蛋白

脂蛋白分泌脂肪酶

病因

饮食过量（营养过度）

运动不足（活动量低）

内分泌或遗传性疾病

加重因子

生活习惯不良

脂肪细胞

脂肪组织

脂肪细胞增生 → **肥胖**

代谢综合征的病理机制

脂肪细胞肥大 → **内脏脂肪堆积**

TNF-α 分泌增加 ▶ 糖而

血管紧张素分泌增加

PAI-1分泌增加 ▶ 血

血管紧张素分泌减少

游离脂肪酸 ▶ 脂质代

大型脂肪细胞

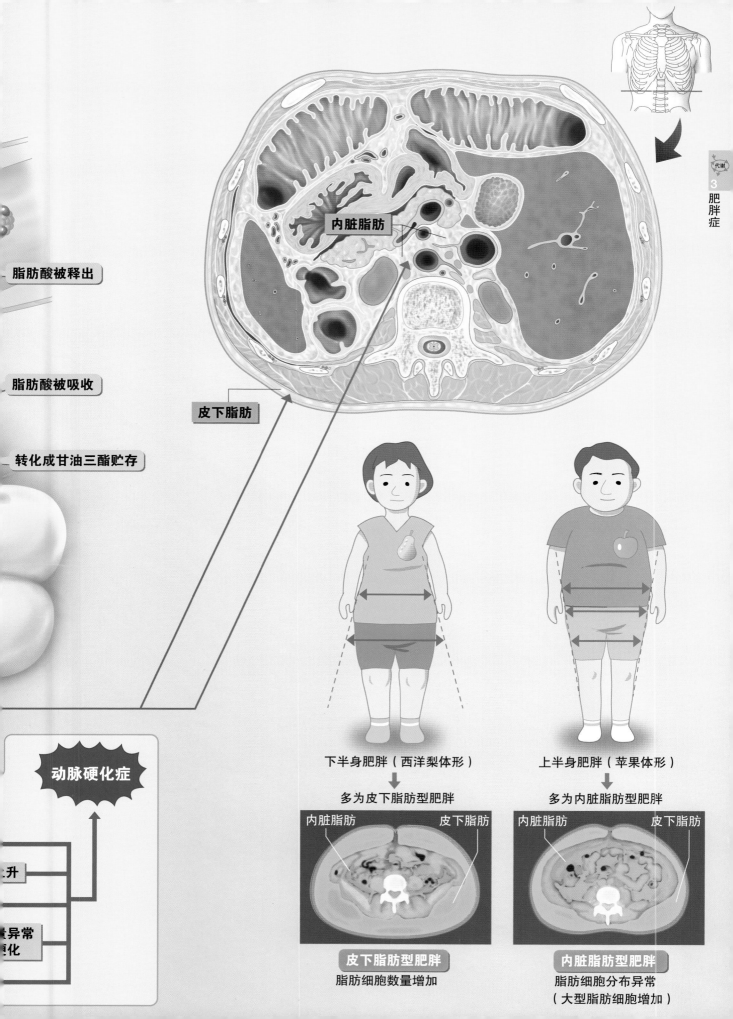

脂肪酸被释出

脂肪酸被吸收

转化成甘油三酯贮存

内脏脂肪

皮下脂肪

动脉硬化症

下半身肥胖（西洋梨体形）

上半身肥胖（苹果体形）

多为皮下脂肪型肥胖

多为内脏脂肪型肥胖

内脏脂肪　　皮下脂肪

内脏脂肪　　皮下脂肪

皮下脂肪型肥胖

脂肪细胞数量增加

内脏脂肪型肥胖

脂肪细胞分布异常
（大型脂肪细胞增加）

皮下脂肪型肥胖所带来的体重增加易导致骨关节炎及睡眠呼吸暂停综合征等，而内脏脂肪型肥胖所带来的体重增加则易因脂肪细胞激素分泌异常而导致糖尿病、高血压及动脉硬化症等疾病。

并发症

● 皮下脂肪型肥胖（脂肪细胞数量所导致的肥胖症）：皮下脂肪往往堆积在臀部和大腿等处，脂肪细胞数量增加所带来的体重增加可能引发骨关节炎等，其他常见并发症还包括睡眠呼吸暂停综合征、月经异常等。

● 内脏脂肪型肥胖（脂肪细胞分布异常所导致的肥胖症）：内脏脂肪堆积过剩时会造成脂肪细胞激素分泌异常，易导致糖尿病、高血压、血脂异常症、脂肪肝、高尿酸血症、动脉硬化症、心肌梗死和脑梗死等疾病。

BMI ≥ 25时可判定为肥胖症，同时需进一步将肥胖症进行分类。代谢综合征通常根据腰围有无超标以及有无高血糖、高血压或脂质代谢异常等问题来进行诊断。

诊断、检查值

● 肥胖症：BMI达25以上时可判定为肥胖症，同时需将肥胖症进行分类。
　① 依健康问题分类：若合并有表3-2中1~7项的一项以上，为脂肪细胞分布异常所导致的肥胖症；若合并有表3-2中8~10项的一项以上，则为脂肪细胞数量增加所导致的肥胖症。
　② 依内脏脂肪分类：若CT影像上的内脏脂肪面积达100cm²以上，属于脂肪细胞分布异常的肥胖症。然而在一般诊所、健检、卫教等场合无法进行CT检查，故常以肚脐高度的腰围作为筛检工具，男性腰围达85cm、女性腰围达90cm时相当于内脏脂肪面积达100cm²。
　　图3-1为内脏脂肪型肥胖与皮下脂肪型肥胖的CT影像，图3-2为腰围的测量方法，图3-4为肥胖症的诊断流程。

● 代谢综合征（图3-3）：虽以内脏脂肪是否堆积为必需检查项目，但目前尚无正确而简易的测定方法，因此多使用腰围测量作为替代方案。若达到腰围的临界值，且有高血糖、高血压、脂质代谢异常3项中的2项以上，即可诊断为代谢综合征。

■ 表3-2　以肥胖为起因或和肥胖相关的健康问题

1.2型糖尿病或糖耐量异常
2.脂质代谢异常
3.高血压
4.高尿酸血症或痛风
5.冠心病、心肌梗死或心绞痛
6.脑梗死或脑血栓或暂时性脑缺血发作
7.脂肪肝
8.睡眠呼吸暂停综合征或匹克威克综合征（Pickwick syndrome）
9.骨科疾病：骨关节炎或腰椎炎
10.月经异常

1~7：内脏脂肪型肥胖症患者的常见健康问题
8~10：皮下脂肪型肥胖症患者的常见健康问题

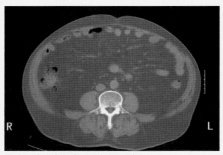

脂肪细胞分布异常所引起的肥胖症
（内脏脂肪型肥胖）

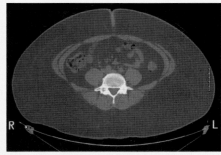

脂肪细胞数量增加所引起的肥胖症
（皮下脂肪型肥胖）

■ 图3-1　肥胖症患者的CT影像

症状　　　并发症

睡眠呼吸暂停综合征

腰痛

月经异常

骨关节炎

＜皮下脂肪型肥胖＞

动脉硬化
糖尿病
高血压
血脂异常症
高尿酸血症

脂肪肝

痛风

＜内脏脂肪型肥胖＞

诊断　　治疗

饮食疗法、药物治疗

运动疗法
行为治疗

手术治疗

BMI

腹部CT检查
腰围测量

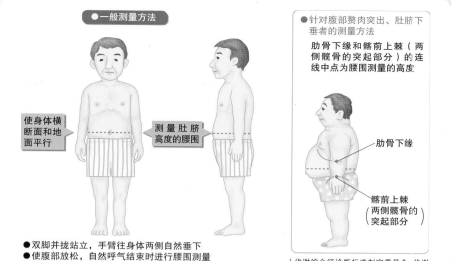

●一般测量方法

●针对腹部赘肉突出、肚脐下垂者的测量方法

肋骨下缘和髂前上棘（两侧髋骨的突起部分）的连线中点为腰围测量的高度

使身体横断面和地面平行

测量肚脐高度的腰围

肋骨下缘

髂前上棘（两侧髋骨的突起部分）

●双脚并拢站立，手臂往体两侧自然垂下
●使腹部放松，自然呼气结束时进行腰围测量
●注意不要收紧腹部
●为避免饮食的影响，需在空腹时测量

（代谢综合征诊断标准制定委员会. 代谢综合征诊断标准 [J]. 日本内科学会杂志, 2005, 94：188-203.）

■图3-2　腰围的测量方法

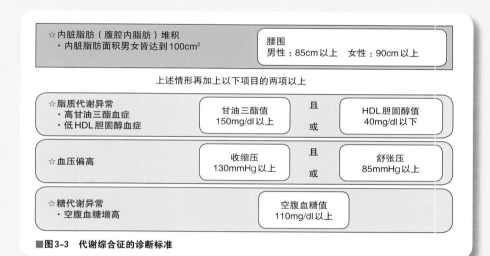

☆内脏脂肪（腹腔内脂肪）堆积
・内脏脂肪面积男女皆达到100cm²

腰围
男性：85cm以上　女性：90cm以上

上述情形再加上以下项目的两项以上

☆脂质代谢异常
・高甘油三酯血症
・低HDL胆固醇血症

甘油三酯值150mg/dl以上　且或　HDL胆固醇值40mg/dl以下

☆血压偏高

收缩压130mmHg以上　且或　舒张压85mmHg以上

☆糖代谢异常
・空腹血糖增高

空腹血糖值110mg/dl以上

■图3-3　代谢综合征的诊断标准

饮食疗法、药物治疗

运动疗法
行为治疗

手术治疗

BMI

腹部CT检查
腰围测量

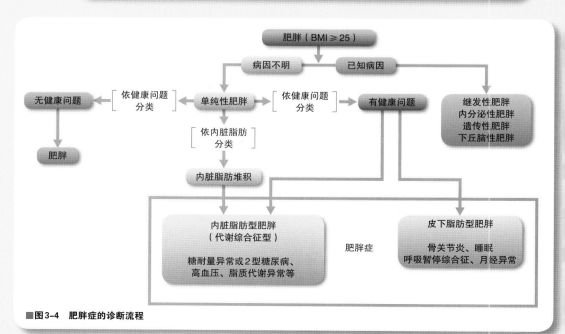

■图3-4　肥胖症的诊断流程

以饮食疗法、运动疗法和生活习惯改善作为治疗的基石。

- 肥胖症：须使饮食所摄取的热量少于运动所消耗的热量。饮食疗法的根本是限制饮食，以减少热量的摄取；运动疗法则是通过运动增加活动量，以增加热量的消耗。若实行饮食疗法和运动疗法后仍无法有效减重，则应考虑药物治疗或外科手术。
- 针对脂肪细胞分布异常所导致的肥胖症和代谢综合征，通常会设定3~6个月内减少体重的5%的治疗目标。对于脂肪细胞数量增加所导致的肥胖症，则应着眼于体重超标的改善，以减少体重的10%为目标。两者皆不需减重至标准体重。

■ 表3-3　肥胖症的主要治疗药物

分类	一般名称	主要商品名称	药效机制	主要不良反应
中枢性食欲抑制剂	Mazindol（马吲哚）	Sanorex	抑制食欲调节相关的儿茶酚胺于神经突触处再吸收	药物依赖、肺动脉高压

饮食疗法

- 摄取低热量食物。1kg脂肪组织约相当于7200kcal热量，因此若想在1个月内减少1kg脂肪组织（体重），须使每日的摄取热量少于消耗热量250kcal左右。建议每日的摄取热量为男性1500~1900kcal，女性1200~1600kcal。关于蛋白质的摄取，则以每千克标准体重需摄取1g以上的蛋白质为标准。此外，需减少淀粉和脂质的摄取，并兼顾维生素和矿物质的补充（图3-5）。

运动疗法

- 进行日常生活中容易做且热量消耗多的运动，如走路和慢跑。每周2~3次的规律运动，再加上日常活动量的增加（如步行），并尽量缩短坐着的时间，都是减重的有效方法（图3-5）。

行为治疗

- 发觉自己不良的生活习惯并加以修正，以不使体重增加为目标改善自己的行为，是预防肥胖和持续减重的不二法门。医护人员需引导患者发现自己的问题所在，而非强制执行，如此才能得以有效执行体重、腹围及日常行为的记录。

药物治疗

Px 处方范例　适用于BMI 35以上、饮食和运动疗法无效的肥胖症患者

- Sanorex片（0.5mg）：1片／日（早餐前），可逐渐增加至3片／日（共1.5mg）　←食欲抑制剂
  ※给药时间以3个月为限度。目前具中枢性食欲抑制作用的肥胖症治疗药物仍处于临床试验阶段。

外科手术治疗

- 除了消化道绕道手术外，可施以胃缩小术、腹腔镜胃紧缚术等，但目前在日本并不普遍。

代谢综合征的治疗

- 代谢综合征的治疗基础是以饮食和运动为主的生活习惯改善，须使患者对自身的高危险状态有所警觉，以减少体重（减少目前体重的5%）和腹围（腰围）为目标，切实维持良好的生活习惯，以有效治疗脂肪细胞分布异常型肥胖症。

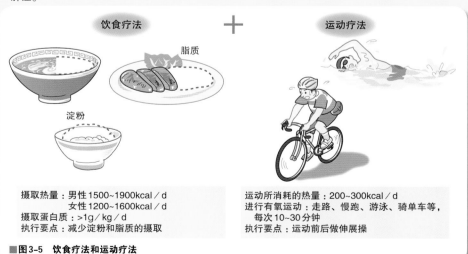

饮食疗法　＋　运动疗法

脂质

淀粉

摄取热量：男性1500~1900kcal／d
　　　　　　女性1200~1600kcal／d
摄取蛋白质：>1g／kg／d
执行要点：减少淀粉和脂质的摄取

运动所消耗的热量：200~300kcal／d
进行有氧运动：走路、慢跑、游泳、骑单车等，
每次10~30分钟
执行要点：运动前后做伸展操

■ 图3-5　饮食疗法和运动疗法

■肥胖症的治疗方式

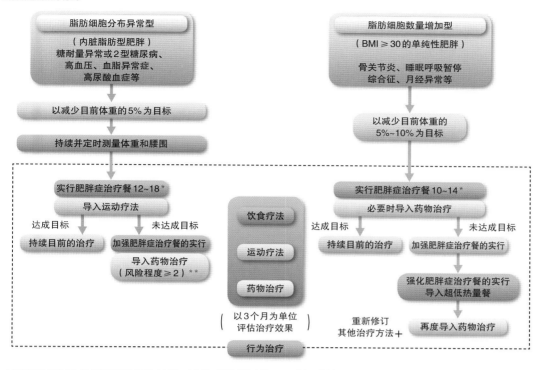

＊肥胖症治疗餐12~18指每天摄取1200~1800kcal热量；肥胖症治疗餐10~14指每天摄取1000~1400kcal热量
＊＊风险程度：指高血糖、高血压、脂质代谢异常三项中的两项异常

■针对代谢综合征的治疗方针

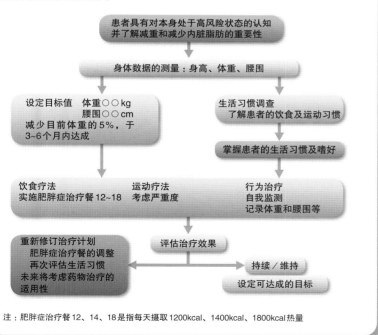

注：肥胖症治疗餐12、14、18是指每天摄取1200kcal、1400kcal、1800kcal热量

（宫崎滋）

治疗导入期须对患者进行健康教育，以确保饮食和运动疗法的实行；治疗执行期则需帮助患者缓解饮食限制所带来的空腹感和压力，从而有助于治疗的持续。

依不同病期、病态、严重度所给予的护理

【导入期】确认患者到目前为止的生活史和生活形态，以找出造成肥胖的主要原因。肥胖常不是由一种原因引起，因此收集各方面的相关情况是很重要的；而通过各方面情况的收集，也可了解患者本身对肥胖问题的认识和理解。此外，患者需对于治疗的目的和必要性有所了解，在"我想要摆脱肥胖"的动机之下主动地实行饮食和运动疗法，这样才能达到最大的功效。除了患者以外，对其家属的教育也十分重要，必须促使其了解治疗的目的和重要性，以帮助患者达到目标。然而，对大多数患者而言常常是知易行难，因此在考虑饮食和运动疗法的具体内容时，应尽可能适度配合患者较为习惯的生活形态，并和患者及家属达成共识，以制订可行的治疗计划。

【执行期】减少热量的摄取。随着热量消耗的增加，患者会出现饥饿感和空腹感，此时需考量缓解不适感的策略，并与家属一起给予患者一定的精神性支持。实行饮食和运动疗法时，要认同患者达到的成果，以维持其持续努力的动机；若患者在执行过程中产生困难，需告知肥胖反弹的可能性，并给予适当的精神援助，帮助患者渡过难关。

【维持期】出院或肥胖问题改善后，为防止发生反弹，需敦促患者定期就诊，并使其产生继续控制体重的动机。此外，也可通过患者互助团体等社会资源，帮助患者维持控制体重的动机。

护理要点

建立互信关系
- 有肥胖倾向者常会对自己抱有嫌恶感或自卑感，为取得与体重、饮食习惯等相关的隐私内容，需建立一个可让患者安心提供情况的环境。
- 面谈时，尽可能让患者有较多的说话机会，站在患者的立场进行情况的收集。
- 以具同理心的态度对待患者，并提供相关知识，以支持今后治疗计划的设定等，让患者对整个治疗过程充满放心感。

于治疗导入期给予的帮助
- 造成脂肪堆积的原因五花八门，需从各个角度切入评估。
- 患者本身可能不觉得自己过胖，需帮助矫正其扭曲的身体意识，以促进其减重的动机。
- 除了饮食内容、进食时间以外，还需详细收集以下与患者饮食状况相关的情况：
- 一次摄食量较多、进食太快、常吃三餐外的点心或零食、因工作等需要的应酬或宴会较多、较晚吃晚餐、常吃剩菜剩饭、精神压力较大时会有冲动性过度进食的情形，或一个人吃饭、一边做事一边吃饭等。
- 确认患者本身是否有"我想要变成……的人"的想法。
- 从患者过去和现在的日常生活行为中，着眼于其可做到的事情，并设法将此优点用于治疗计划中。
- 以"要怎么做才好呢"的正面思考取代"为什么就是做不到呢"的负面思考。
- 详细了解患者每日的行动模式和工作内容。
- 将运动融入日常生活活动中，并考虑运动的适当时间点。
- 若患者对于肥胖相关知识和治疗的必要性等没有正确的认知，可能会在动机不确实的情况下采取错误的行动，因此确认患者对于肥胖的认识和理解度十分重要。
- 患者若不主动采取行动，便无法达到其所期待的最大效果，因此需确认患者是否有积极的意志。
- 帮助制订治疗计划
- 配合患者的生活形式制订可行的治疗计划。
- 和患者及其家属一起制订治疗计划，设定共同的目标，让患者和家属同心协力为计划的实现而努力。
- 为了让患者取得成就感以提高执行的动机，可设定较易达成的阶段性目标。
- 为提高自我管理意识和对自己生活行为倾向的理解，可鼓励患者用日记记录每天的行动、饮食和运动情况（图3-6）。
- 需特别准备、较花时间和劳力的活动常不易持续下去，因此可由日常生活中易着手的事情开始执行。
- 根据营养师建议的具体饮食策略，给予患者和家属营养指导。
- 面对工作应酬等较难避免出席的场合，需视个别情况设想具体的应对方法。
- 为不让饮食限制所带来的压力持续增加，应事先考虑肚子饿时的应对方式，如放松法等。

针对饮食疗法给予的帮助
- 饮食疗法的难处在于无法得到饱腹感、热量计算较不容易、因生活形态而不可避免的零食常导致营养不均衡或热量摄取过多等，因此需了解患者的困难之处，量身定制个性化的治疗计划。
- 设定建议摄取热量：如肥胖症治疗餐的热量范围为每日1000~1800kcal，可以200kcal为单位分为五级。此外，需在患者住院时才能给予每日600kcal以下的超低热量餐。这里指的建议摄取热量是针对患者的年龄、性别、BMI值和活动量所做的全盘性的考量，可参考以下具体公式来计算：
- 每日的摄取热量（建议摄取热量）＝理想体重×基础代谢标准值×身体活动程度

上述公式中，理想体重＝身高$_{(m)}$×身高$_{(m)}$×22，基础代谢标准值请参考表3-4，身体活动程度请参考表3-5。

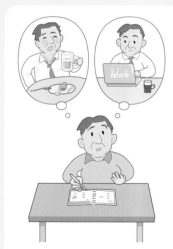

用日记记录每天的行动、饮食和运动情况可有效提高患者的自我管理意识

■图3-6　提高自我管理意识

■表3-4　基础代谢标准值（kcal/kg/d）

年龄（岁）	男性	女性
1~2	61.0	59.7
3~5	54.8	52.2
6~7	44.3	41.9
8~9	40.8	38.3
10~11	37.4	34.8
12~14	31.0	29.6
15~17	27.0	25.3
18~29	24.0	22.1
30~49	22.3	21.7
50~69	21.5	20.7
70以上	21.5	20.7

■表3-5　身体活动程度

	低（Ⅰ）	普通（Ⅱ）	高（Ⅲ）
身体活动程度	1.50 （1.40~1.60）	1.75 （1.60~1.90）	2.00 （1.90~2.20）
日常生活活动内容	生活中大多呈坐姿，主要进行静态活动	以坐姿为主的工作，但在职场内仍有移动、站立的作业，如接客等，有通勤、购物、做家事的机会，或进行轻度的运动等	从事移动和站姿较多的工作，或闲暇时常从事活动量大的运动

●每3个月进行一次饮食疗法执行效果的评估。一开始的目标为6个月内减重5kg，BMI值降低2kg／m²；之后的目标则提高为3个月内减重3kg，BMI值降低1kg／m²。

●配合患者的理解程度进行以下说明：
· 减少脂肪的摄取，此减少的部分由蛋白质取而代之。三大营养素的摄取比例建议为脂质15%、蛋白质25%、淀粉60%。
· 避免摄取甜食、脂肪、肥肉等，根据标准体重和日常生活活动量摄取适当的热量。
· 对患者说明时，若只告知营养素的名称较难建立鲜明的印象，应以具体的食物为例，并说明其中所含的营养素。
· 制作低热量餐时，应避免炸或炒等会用到油的烹调方式，而改以煮或烤等不用油的烹调方式。
·在调味料的选择上，应避免热量高、脂质含量高的色拉酱或美乃滋，而改用醋、柠檬汁或酱油等热量较低者（图3-7）。
· 时间越晚身体的代谢率越低，餐后活动的机会也较少，因此最好在晚上8点以前吃晚餐。
· 咀嚼次数越多、吃饭速度越慢，越容易得到饱腹感。

针对运动疗法给予的帮助

●虽然有热量摄取的限制，但若消耗的热量小于摄取的热量仍无法达到减重的效果，需和患者说明此一观念。

●需要花费金钱和时间的运动在执行上较为困难，因此可选择日常生活中也可执行的运动，如通勤时在前一站下车再走到目的地、不搭电梯而走楼梯等。

●需注意过度运动反而会促进食欲，故应依照生活形态考虑可持续进行的方案。

对患者及家属的心理社会问题的支持

●向患者及其家属说明生活方式的改变是需要时间的，并鼓励患者避免其动机减退。

●精神压力常导致不适当的过食行为，因此需注意缓解患者的精神压力。

●在治疗过程中常会遇到患者一个人无法解决的困难，因此家属所带来的精神支柱和持续护理是不可或缺的。

●介绍患者加入患者互助团体，以利于分享消除烦恼和减重心得。

出院指导、疗养指导

●使患者维持定期就诊的动机。

●维持写日记的习惯，帮助患者增强自我管理的能力。

（泉贵子）

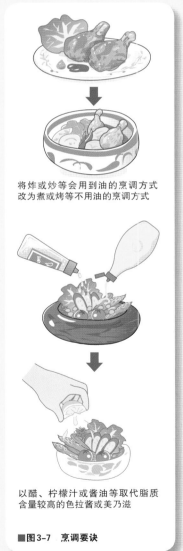

将炸或炒等会用到油的烹调方式改为煮或烤等不用油的烹调方式

以醋、柠檬汁或酱油等取代脂质含量较高的色拉酱或美乃滋

■图3-7　烹调要诀

备忘录

4 高尿酸血症（痛风）

樱田麻耶、七里真义／有田清子

总观导览

病因
- 若家族内50%以上的成员被诊断为高尿酸血症时，为遗传性因素所致。
- 饮食过量或饮酒等生活习惯相关因素。

〔加重因子〕生活习惯不良、肥胖。

流行病学
- 好发于中年男性。
- 患者的总数超过600万，但终身无症状的案例不在少数。

〔预后〕一般不影响生存期，但若引发心血管疾病，则会影响生存期。

病理学
- 痛风是指高尿酸血症患者关节中堆积的尿酸结晶所引发的急性关节炎（痛风发作）、痛风结节、慢性关节炎等。 （病理MAP p.32）
- 高尿酸血症可分为尿酸生成过多型（尿酸合成量增加）、尿酸排泄减少型（尿酸排泄功能降低）以及上述两型同时存在的混合型三型。
- 高尿酸血症也可分为病因不明的原发性和因其他疾病引起的继发性两种。

症状
- 高尿酸血症本身是没有症状的，但若长期不予治疗可能引发痛风（急性期主要为伴随红肿、发热的拇趾关节疼痛，间歇期和慢性期则在耳郭和许多关节周围产生痛风结节）。 （症状MAP p.34）

〔并发症〕肾功能衰退、尿路结石、动脉硬化。

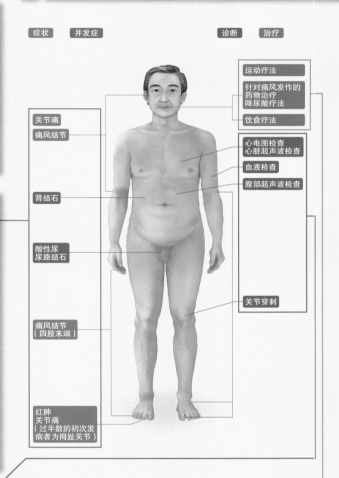

症状　并发症　　　　　　　诊断　治疗

关节痛
痛风结节

肾结石

酸性尿
尿路结石

痛风结节
（四肢末端）

红肿
关节痛
（过半数的初次发病者为拇趾关节）

运动疗法
针对痛风发作的药物治疗
降尿酸疗法
饮食疗法

心电图检查
心脏超声波检查
血液检查
腹部超声波检查

关节穿刺

诊断 （诊断MAP p.35）
- 使用日本痛风暨核酸代谢学会所发行的《高尿酸血症／痛风治疗指南》中的诊断标准。
- 高尿酸血症：不论性别及年龄，凡血清尿酸值（尿酸溶解度）超过7mg/dl即可确诊。
- 痛风性关节炎：尿酸盐结晶存在于关节液中，确认有痛风结节，并符合11项临床表征中的6项。
- 实验室检查：痛风发作时可发现C反应蛋白（CRP）阳性、白细胞增加、红细胞沉降率（血沉）升高，血清尿酸值较发作前常有大幅度降低。

治疗 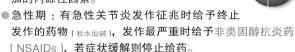（治疗MAP p.36）
- 除了服用药物使尿酸值降低外，也需因代谢综合征而全盘性地改善生活习惯，以根除尿酸增加的内源性因素。
- 急性期：有急性关节炎发作征兆时给予终止发作的药物（秋水仙碱），发作最严重时给予非类固醇抗炎药（NSAIDs），若症状缓解则停止给药。
- 慢性期：饮食疗法＋药物治疗（尿酸生成抑制剂、尿酸排泄促进剂、尿液碱化药物）。
- 缓解期：若大型的痛风结节对美观或关节有不良影响者，需考虑手术切除。

痛风是指高尿酸血症患者关节中堆积的尿酸结晶所引发的急性关节炎（痛风发作）、痛风结节、慢性关节炎等。

● 高尿酸血症是痛风的根本原因，会引发急性关节炎（痛风发作）、痛风结节、慢性关节炎等，常合并肥胖症、高血压、血脂异常症（高脂血症）、肾病、尿路结石、心肌梗死等疾病。虽然针对高尿酸血症的处理并非上述并发症的直接治疗，但高尿酸血症仍扮演着引起这些影响生存期的慢性疾病的关键性角色，故有其治疗的意义。

● 尿酸是核酸（DNA，RNA）的组成成分，也是嘌呤碱基的最终代谢产物。尿酸的日生成量约为700mg，和它的日排泄量几乎相同，其中500mg通过肾脏随尿液排泄至体外，200mg则通过汗、消化液等肾外途径排泄。

● 高尿酸血症可分为以下几类，但此分类对于治疗药物的选择并非必需：
1）生成过多型：尿酸的合成增加。
2）排泄减少型：尿酸的排出减少。
3）混合型：1）和2）同时存在。

● 高尿酸血症也可分为病因不明的原发性和因其他疾病所引发的继发性两种类型（表4-1）。

● 在可引发尿酸生成过多的血液疾病及恶性肿瘤患者中也可能看到继发性高尿酸血症，而引起频繁脱水的肾前氮血症、妊娠高血压综合征、肾衰竭、药物不良反应等也常导致尿酸排泄量降低、血清尿酸值偏高的倾向。

● 虽有明显的高尿酸血症，但若只是暂时性的尿酸增加，并不会引起痛风发作。随着温度和pH值的降低，尿酸的溶解度会急剧下降，因此若高尿酸血症持续存在，在体温较低的手脚和耳郭部分尿酸钠较易析出成为尿酸结晶，并沉积于关节滑膜，在关节内和周围引发发炎反应。

病因、加重因子

● 遗传因素的详细机制虽尚未明了，但若家族内患有高尿酸血症和痛风的人数达一半以上，或是具肥胖体形的痛风患者较多时，需考虑遗传相关的病因。

● 环境因素包含过量饮食、饮酒及其他不良生活习惯，再加上肥胖，都有可能是造成高尿酸血症的原因或诱发因子。

● 代谢综合征中，高尿酸血症和胰岛素抵抗、血清尿酸值增高、高脂血症相关，因此可作为内脏脂肪堆积的指标，其作用和作为罹患动脉硬化相关疾病风险指标的慢性代谢性疾病的部分症状相似。最近也有报告指出，高尿酸血症本身可能就是独立的危险因子，但其重要性和风险性与未受充分控制的高血压、糖尿病和高LDL胆固醇血症等相比仍是相当低的。

● 根据肥胖的分类，高尿酸血症的病因也可分为尿酸生成过多（内脏脂肪型肥胖）和排泄减少（皮下脂肪型肥胖）两类。饮酒一方面会促进有机酸排泄至尿液中，同时会减少尿酸的排出，而使血清尿酸值上升；另一方面也可能通过肝脏中ATP的利用和分解而促进嘌呤体的持续分解，导致尿酸生成过多。

流行病学、预后

● 好发于中年男性。高尿酸血症患者的数量因社会生活形态的改变而增加，目前已达到600万人，属于慢性代谢性疾病的一种。若病症的程度较轻，引发痛风的风险则较低，毕竟无痛风发作的无症状型患者也为数不少。

● 仅有关节炎单次发作的痛风基本上没有后遗症，也不会影响寿命。然而，高尿酸血症常造成肾功能损害、血管病变等各种代谢性疾病，若长期不予治疗，可能引发缺血性心脏病、脑梗死等疾病，此时便会影响寿命。

Key word

● 嘌呤碱基（嘌呤体）
嘌呤碱基和嘌呤体几乎为同义，是以嘌呤核苷酸为基本骨架的碱基化合物的总称，其包含腺嘌呤、鸟嘌呤等DNA和RNA的组成要素，功能相当重要。

痛风是指尿酸盐结晶堆积于关节中所引起的关节炎

尿酸堆积于胶原蛋白和黏多糖含量较多的组织，并于耳郭和手脚关节等体温较低处析出成为结晶，因此而引发的关节炎称为痛风

■表4-1 高尿酸血症的分类

1.原发性高尿酸血症	1）尿酸生成过多型：经重新合成途径所致的嘌呤核苷酸合成过剩 2）尿酸排泄减少型：虽无肾功能病变，但有尿酸排泄减少的情形 3）混合型：同时有尿酸生成过多及尿酸排泄减少的情形
2.继发性高尿酸血症	1）遗传性代谢疾病：莱希尼亨综合征（Lesch-Nyhan syndrome）、先天性肌原性高尿酸血症等 2）伴随细胞过度增殖的核酸分解过盛：肿瘤性（白血病、恶性淋巴瘤、骨髓瘤等）、急性肿瘤溶解综合征、寻常性牛皮癣 3）伴随组织破坏的核酸过度分解：非肿瘤性（溶血性贫血、红细胞增多症、挫伤/灼伤/运动负荷等） 4）外因性：高嘌呤含量食物摄取过多 5）其他：肾衰竭、药因性（Thiazide、Pyrazinamide等）酸中毒（尿酸性化所带来的尿酸排泄减少）、糖尿病、妊娠高血压综合征

（部分改编于治疗指南编辑委员会·高尿酸血症／痛风治疗指南[M].日本痛风暨核酸代谢学会，2002.）

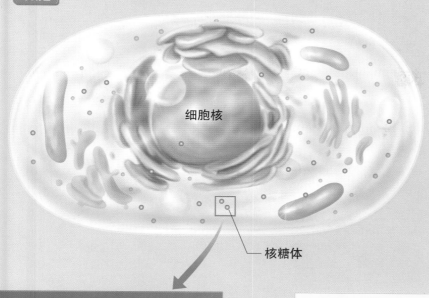

细胞核

核糖体

作为核酸组成成分的
嘌呤碱基的最终代谢
产物为尿酸

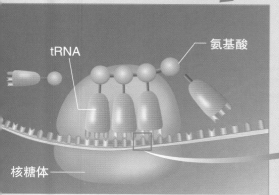

tRNA

氨基酸

核糖体

内存有大量的DNA和RNA，DNA在活细胞
被分解，而RNA则会不断被除旧汰新。上图
细胞核外的RNA（mRNA）进行转译的情形

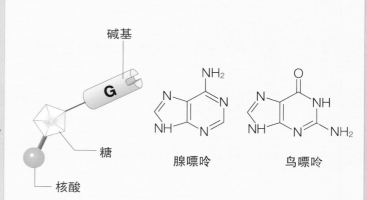

碱基

G

糖

核酸

腺嘌呤   鸟嘌呤

RNA的碱基有腺嘌呤（A）、鸟嘌呤（G）、胞嘧啶（C）、胸
腺嘧啶（T）和尿嘧啶（U）五种，其中腺嘌呤和鸟嘌呤属
于嘌呤碱基（嘌呤体）

**血中尿酸
浓度较高**

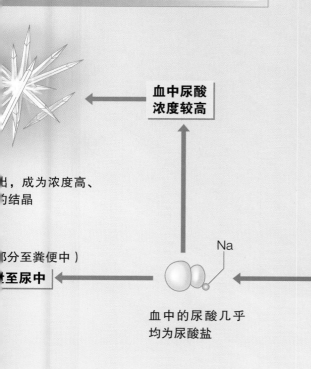

出，成为浓度高、
的结晶

部分至粪便中）

至尿中

Na

血中的尿酸几乎
均为尿酸盐

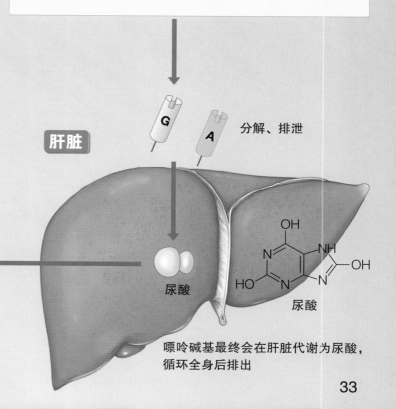

肝脏

G   A   分解、排泄

尿酸

尿酸

嘌呤碱基最终会在肝脏代谢为尿酸，
循环全身后排出

33

高尿酸血症本身是没有症状的，但有可能观察到痛风结节，而痛风发作则是由关节炎所引起的。

症状

● 急性痛风发作：主要发生于拇趾小关节，可发生伴随有红肿和发热的关节疼痛（急性单一关节炎→多关节炎）。超过一半的患者其关节疼痛一开始多发生于跖骨关节，也常发生在踝关节、膝关节、肘关节等部位。典型的单一关节炎其前驱症状为轻微的疼痛感，接着则产生历时数小时到3天的急剧疼痛发作，持续数天后疼痛会自然缓解。因其疼痛程度较一般疼痛更为剧烈，疼痛部位常以足部为主，故常造成步行困难的问题。痛风的"风"的由来为"风疾"一词，以"即使是风吹过都觉得痛"来形容疼痛的程度。

● 间歇期（数次痛风发作之间无症状的时期）到慢性期：显著的高尿酸血症长期未受控制，在耳郭和许多关节周围会产生痛风结节。无痛风发作的无症状型高尿酸血症常可通过健康检查筛检出来。

● 关于痛风结节：长于耳郭、手指、肘关节鹰嘴部位、四肢末端皮下的痛风结节可为数毫米到数厘米大，在析出后的尿酸盐结晶块上会产生反应性肉芽组织，但不会有疼痛或任何症状。结节内部会产生含有乳状或粉笔状白色尿酸盐的坏死组织。结节具可动性，但触摸时并不会产生波动，长于体表的结节尤其柔软且具有弹性（图4-1）。和骨头相接时结节下的骨膜会有反应，在X线片上可观察到圆形穿凿样透亮缺损（punched out像）。

● 在关节液中可观察到尿酸盐的针状结晶及增生的多核白细胞。

并发症

● 近2/3的高尿酸血症患者会出现持续性的酸性尿，尿酸溶解度会因此而降低，并成为尿酸结石的诱发因子。然而，除了酸性尿以外，尿酸结石形成的原因还有很多，其是否为高尿酸血症患者尿路结石的唯一原因至今尚无定论，因为虽然尿酸会促进结石的生成，但其他因素特别是尿中的草酸钙也是形成结石的原因之一；反之尿中的磷酸则为阻碍结石生成的代表性因子。

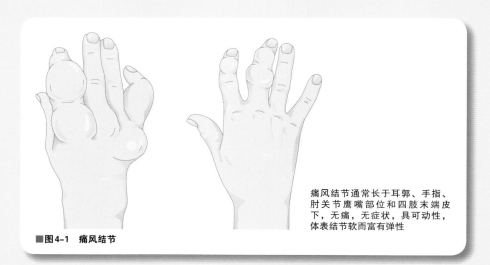

痛风结节通常长于耳郭、手指、肘关节鹰嘴部位和四肢末端皮下，无痛，无症状，具可动性，体表结节软而富有弹性

■图4-1　痛风结节

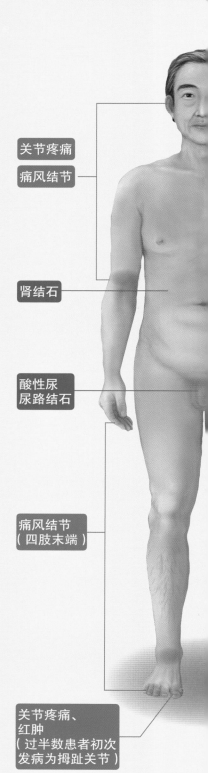

症状　　　并发症

关节疼痛

痛风结节

肾结石

酸性尿
尿路结石

痛风结节
（四肢末端）

关节疼痛、
红肿
（过半数患者初次
发病为拇趾关节）

根据《高尿酸血症／痛风治疗指南》，若血中尿酸值≥7mg/dl，即可诊断为高尿酸血症。

诊断　　**治疗**

运动疗法

针对痛风发作的药物治疗
降低尿酸的疗法

饮食疗法

心电图检查
心脏超声波检查

血液检查

腹部超声波检查

关节穿刺

诊断、检查值

● 除了日本痛风暨核酸代谢学会于2002年出版的《高尿酸血症／痛风治疗指南》外，日本肥胖学会于2006年发行的《肥胖症治疗指南》中也有提及对于高尿酸血症的处理。

● 痛风关节炎的诊断标准见表4-2。

● 有时可能出现和痛风症状一样的伪痛风情形，伪痛风和高尿酸血症无关，是指焦磷酸钙结晶沉积于软骨时造成的和痛风发作类似的急性关节炎，症状可能遍布膝、髋、肘、手、足等关节。

● 检查值

● 一般血尿酸的标准值为男性4~7mg/dl，女性3.5~6mg/dl。因血清尿酸值在早晨时较高，故以早上空腹时所测定的值为准。日本则不论年龄和性别，将血清尿酸值7mg/dl以上定义为高尿酸血症。

● 进行高尿酸血症的诊断时，应鉴别出如表4-1所示的继发性高尿酸血症的各种类型，并确认是否有高血压、血脂异常症（高脂血症）、糖尿病等问题。考量是否有合并心血管疾病的风险时，需做心电图、心脏或颈动脉超声波等检查进行详细确认。若有尿潜血阳性、持续性酸性尿等病史，则进一步实施筛检尿路结石的腹部超声波检查。

● 为了解高尿酸血症的病理状态，需调查是尿酸生成过多还是排泄减少的问题。每日的尿酸排泄量可反映体内尿酸的生成量，故为检验是否有生成过多的指标；至于有无尿酸排泄减少，则由尿酸廓清率/肾小球滤过率的比值所求出的尿酸排泄指数（FE$_{UA}$）来判定。若欲用简易的方法判定，可将肾小球滤过率作为24小时尿肌酐清除率（C$_{CR}$）进行概算。根据以下公式可由尿酸／尿肌酐清除率的比值来推测FE$_{UA}$的数值：

$$尿酸排泄指数（FE_{UA}）=\frac{尿中尿酸浓度 \times 血中肌酐浓度}{血中尿酸浓度 \times 尿中肌酐浓度} \times 100$$

● 然而，用此公式求出的FE$_{UA}$会受到饮水量、静脉滴注等的影响而有较大变动，书面上记载5.5以上就可判定为混合型或生成过多型，但这并非绝对正确。此外，在糖尿病肾病初期尿肌酐清除率虽无下降，但所显示的FE$_{UA}$值仍较高；肾功能加重时FE$_{UA}$值也有较高的倾向。

● 痛风发作时可观察到CRP阳性、白细胞增加、血沉升高等炎症反应，发作时的血清尿酸值较发作前大幅降低，因此不会将初诊患者发作时的尿酸值作为痛风诊断的依据。

■ 表4-2　痛风关节炎诊断标准

1. 尿酸盐结晶存在于关节液中
2. 痛风结节的证明
3. 以下项目中符合6项以上：
（1）有2次以上的急性关节炎病史
（2）24小时内发炎症状达最严重的程度
（3）有单一关节炎
（4）关节发红
（5）第1跖骨关节疼痛或肿胀
（6）单侧第1跖骨关节病变
（7）单侧足关节病变
（8）（确诊或疑似有）痛风结节
（9）血清尿酸值上升
（10）X线片中可看到非对称性肿胀的情形
（11）发作可得到完全的缓解

Key word

● 关节液相关病征
急性发作时采用关节穿刺抽取关节液作显微镜下观察，若看到尿酸单钠的针状结晶，即可确诊为痛风；若为伪痛风，则可看到焦磷酸钙结晶。

除了服用药物降低尿酸值外，也需因代谢综合征而全面地调整生活习惯，解决内脏脂肪堆积的问题，以根除尿酸增加的内因性因素。

治疗方针

● 发作时以改善炎症反应为目标，间歇期则以改善高尿酸血症为主。日本的介入方式除了生活习惯的指导外，患者若有尿路结石和痛风发作的病史，会采用降尿酸疗法（表4-3，从8mg/dl开始降低）；对于无生活习惯问题的患者，若尿酸值超过9mg/dl则仍属痛风发作的高危险群，需采用降尿酸疗法。然而在美国，若为无痛风发作的无症状型高尿酸血症患者，则通常不予治疗，故日、美的介入方式有许多不同之处（详细请参阅p.37）。

● 一旦发生了明显的痛风发作，再发率便会大幅度升高，因此对于无痛风发作的无症状高尿酸血症患者，理论上还是应以长时间将尿酸溶解度维持在6mg/dl为目标。对于这一点，日、美的介入方式是没有差异的。

■表4-3　高尿酸血症的主要治疗药物

分类	一般名称	主要商品名称	药效机制	主要不良反应
痛风治疗药物	Colchicine	Colchicine（可乐喜定）	抑制痛风发作时中性粒细胞的局部浸润作用	再生障碍性贫血、粒细胞减少症
非类固醇抗炎药物	Naproxen	Naixan（耐克爽）	抗炎、镇痛作用	休克、过敏反应、消化性溃疡、出血
	Indomethacin	Indocin Inteban（稳得满）		
	Pranoprofen	Niflan		
	Oxaprozin	Alvo		
肾上腺皮质激素	Prednisolone	Predonine（普力多宁）Prednisolone Predohan	抗炎作用	感染、糖尿病、消化性溃疡
尿酸生成抑制剂	Allopurinol	Zyloric（蕊落立克）Alositol Riball	抑制作用于嘌呤代谢路径最后阶段的黄嘌呤氧化酶的功能	皮肤黏膜–眼综合征
尿酸排泄促进剂	Benzbromarone	Urinorm Muirodine	抑制肾小管中尿酸的再吸收	肝功能损害、黄疸
	Probenecid	Benecid		溶血性贫血
尿液碱化药物	柠檬酸钾或其合成药剂	Uralyt–U Uralyt	改善尿中的尿酸溶解度	代谢异常→高血钾症

痛风发作时的药物治疗

● 针对痛风发作常使用非类固醇抗炎药物（NSAIDs）。有发作的预感或发作初期给予Colchicine可立即见效（图4-2）。须将患部维持不动并冷却之，并要求患者禁止饮酒。若发作时或刚发作完时即开始降尿酸药物的给予或增量，有可能使发作情形加重，因此须在急性发作完全控制下来后再开始降尿酸疗法；然而，若患者已经在服用降尿酸药物，原则上可继续服用无须中止。

Px 处方范例 痛风发作前兆期→初期（最迟2~3小时内）
● Colchicine片（0.5mg）：1片/次（第1日）　←发作治疗药物

Px 处方范例 痛风发作最严重期
● Naixan片（100mg）：1片/次，第一日每3小时1次（共8片），第二日起3次/日（共3片），之后视情况也可调整为2次/日，症状缓解后减量　←非类固醇抗炎药物
※可合并服用胃药

慢性期的治疗

● 慢性期的治疗包括饮食疗法和药物治疗。

● 饮食疗法中，虽不强调限制含嘌呤食物的摄取，但若能减少过度饮酒或摄食肉类等情形，尿酸值便会降低。无论如何，须尽量避免饱饮暴食。因预防肥胖的问题十分重要，故建议同时进行运动疗法。

● 日本在痛风肾病的预防上多着重于尿路管理，但即使检查再多由肾活检或尸检取得的组织标本，仍有许多专家认为并不存在高尿酸血症所引发的慢性肾病变的病理诊断。此外，虽建议给予尿液碱化药物进行尿路结石的预防，但日、美在这部分的介入却有所不同。因为促进尿酸排泄、使尿中尿酸浓度降低皆会大幅度影响尿量，故增加水分的摄取量以有效控制尿酸浓度是较无异议的。

● 进行药物治疗时，以不诱发痛风关节炎为目标，从最少量开始逐渐增至一定剂量。给药开始后必须注意有无不良反应发生。书面常记载着针对尿酸排泄减少型患者需给予尿酸排泄促进剂，而针对尿酸生成过多型患者则给予尿酸生成抑制剂，但如同前面所述，若仅给予少量的给药，并不能保证可有效降低尿酸值，必须在不引发不良反应的前提下适当选择并长期给予可充分控制尿酸值的药物种类和剂量。

Px 处方范例 慢性期的药物疗法
● Zyloric片（100mg）：1片/次，1~3次/日　←尿酸生成抑制剂
※开始给药后须确认皮肤症状、肝功能和血液相关数值。无论是何种高尿酸血症，常合并有肾功能损害和肾结石的问题。
● Urinorm片（50mg）：1~2片/次，1~2次/日　←尿酸排泄促进剂
※禁止用于肝功能损害者，服用时须定期追踪患者的肝功能。
● Uralyt–U散（1g）：1袋/次，1~2次/日　←尿液碱化药物
※须视尿pH值给药，若患者早晨的pH值较低，建议在晚餐后到就寝前的时间内服用。

外科手术治疗

● 因考虑美观及对关节产生的影响，常建议切除较大的痛风结节，但也有通过长期稳定的降尿酸疗法痛风结节自然消失的案例。

高尿酸血症（痛风）不同病期、病态、严重度的治疗流程

合并代谢综合征的高尿酸血症

切实治疗目前存在的痛风发作症状

在间歇期进行尿酸值和全身管理。若尿酸值超过7mg/dl，须考虑给予降尿酸疗法

三大独立治疗

治疗肥胖及风险因素的评估与管理

无痛风发作者，由血清尿酸值判定是否有异常

7mg/dl以下：正常 | 7mg/dl以上：高尿酸血症

8mg/dl以下 | 8mg/dl以上：考虑药物治疗

9mg/l以下 | 9mg/dl以上

生活疗法（饮食、运动疗法和控制饮酒）

尿路管理（饮水、柠檬酸制剂）

降尿酸疗法 | 若有痛风发作史、尿路结石家族史等，则考虑降尿酸疗法 | 发作风险高，须积极给予降尿酸疗法

初期目标：将尿酸值控制在6mg/dl以下

若有反复发作，可给予以更低尿酸值为目标的降尿酸疗法

（肥胖症治疗指南编辑委员会.肥胖症治疗指南2006[M].日本肥胖学会，2006.）

4
高尿酸血症（痛风）

Focus

● 日本和美国在治疗方针上的差异

美国关节炎财团及 American College of Physicians（美国内科医师学会）认为，无症状型高尿酸血症（不会引发痛风发作和尿酸结石等，仅尿酸值较高的状态）本身并非病态，故并不需要治疗，其治疗指南便以这样的理念编辑而成。在无症状型高尿酸血症患者中，由统计数据来推测不同尿酸值的痛风发病率时，若尿酸值超过9mg/dl，其一年中的痛风发病率也不一定会增加，因此美国认为无症状型高尿酸血症并不会成为心血管疾病和肾脏疾病的危险因子，对高尿酸血症患者一律进行终身的降尿酸疗法并非正确的做法，若有一次以上的痛风发作再开始给予治疗即可；相反地，日本却认为高尿酸血症是引发肾脏疾病及各种慢性病的重要因素，因此须特别注意不同国家在治疗理念上的差异。

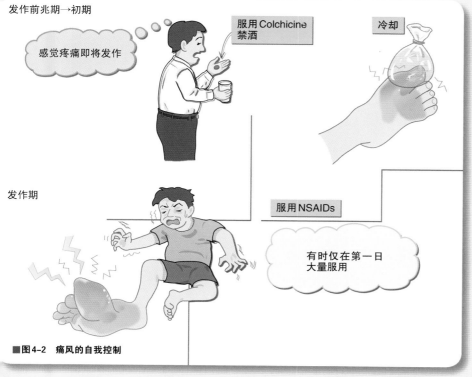

发作前兆期→初期

感觉疼痛即将发作

服用Colchicine
禁酒

冷却

发作期

服用 NSAIDs

有时仅在第一日
大量服用

■图4-2　痛风的自我控制

（樱田麻耶、七里真义）

急性期（痛风发作时）给予患者疼痛缓解和日常生活活动（ADL）方面的支持，慢性期则持续进行降低尿酸的治疗。针对患者的自我管理所给予的帮助非常重要，须指导患者避免摄食富含嘌呤的食物。

依不同病期、病态、严重度所给予的护理

【急性期】急性关节炎因会带来剧烈疼痛，常明显阻碍患者的日常生活活动（ADL），因此除了给予药物以缓解疼痛外，还要观察患者的饮食、排泄、清洁等状态，以不使生活质量（QOL）降低为目标给予ADL上的帮助。患者常因剧烈疼痛而对未来的生活及疾病发展感到不安，因此可向患者说明疼痛持续7~10天后便会消失，再通过持续的药物和饮食疗法控制症状，以减轻其不安的情绪。

【慢性期】为预防高尿酸血症（痛风）所伴随的动脉硬化、肾功能损害、尿路结石等并发症，必须终身持续进行饮食、药物、运动等治疗，将血清尿酸值控制在6mg/dl以下。因此，须在医师、药剂师、营养师等的合作下，让患者了解尿酸控制的必要性，指导患者进行服药和饮食疗法等的自我管理。

【恢复期】针对因饮食、药物、运动疗法等带来的生活习惯上的长期性改变，须给予患者足够的支持，以使其能够持续下去。

护理要点

发现急性关节炎（痛风发作）时的援助
- 发生急性关节炎时，指导患者尽量保持安静。
- 针对急性疼痛的第一处置为疼痛的缓解。

饮食疗法的指导
- 指导患者极力避免摄取嘌呤含量较多的食物（如鱼卵、啤酒、鱼干等）。
- 为促进尿酸的排泄，应鼓励患者增加水分的摄取，以达到每日2000ml以上的排尿量。

药物治疗的指导
- 若感觉急性关节炎即将发作，须指导患者立即服用一片Colchicine（0.5mg）。
- 指导患者定时定量并以一定的方式服用降尿酸药物。

出院指导、疗养指导

- 严密的饮食管理在出院后常难以持续，因此应指导患者在其可行的范围内尽量避免摄取嘌呤含量较多的食物（图4-3）。
- 为维持适当的体重（BMI＜25），除了饮食疗法外，可指导患者将运动导入日常生活之中。
- 指导患者了解通过持续性的饮食疗法及药物治疗可预防高血压、动脉硬化、肾功能损害等并发症的观念。

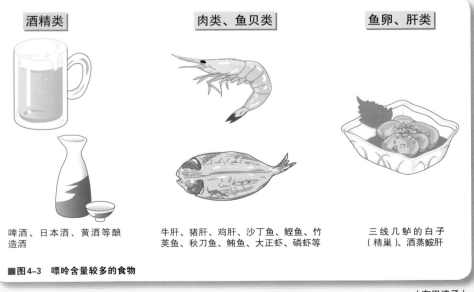

酒精类	肉类、鱼贝类	鱼卵、肝类
啤酒、日本酒、黄酒等酿造酒	牛肝、猪肝、鸡肝、沙丁鱼、鲣鱼、竹荚鱼、秋刀鱼、鲔鱼、大正虾、磷虾等	三线几鲈的白子（精巢）、酒蒸鮟肝

■图4-3　嘌呤含量较多的食物

（有田清子）

5 甲状腺功能亢进症（葛瑞夫兹病）

中野妙、泉山肇、平田结喜绪／间部知子

总观导览

病因
- 甲状腺功能亢进症简称甲亢，由遗传性因素加上环境因素刺激甲状腺激素（TH）分泌过多所导致。
- 〔加重因子〕吸烟、精神压力。

流行病学
- 约占甲状腺疾病总数的40%。
- 好发年龄为20~40岁，男女发病率之比为1：3~5。
- 〔预后〕一般来说预后良好，但甲状腺危象时的死亡率可达20%~30%。

病理学
- 葛瑞夫兹病（Graves disease）为伴有弥漫性甲状腺肿的甲状腺功能亢进症，属于自身免疫性疾病的一种。 病理MAP p.40
- TRAb会和TSH受体结合，持续刺激甲状腺而造成甲状腺肿大及甲亢。
- 甲状腺危象指感染或压力所引发的甲状腺中毒症状急剧且极端加重时的状态。

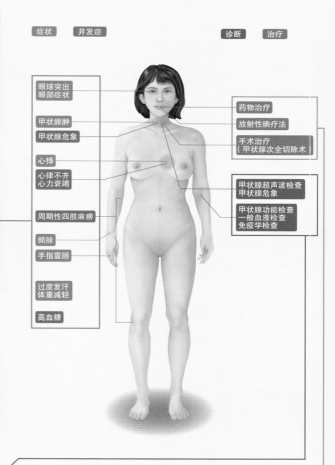

症状　并发症　　　　　诊断　治疗

眼球突出眼部症状
甲状腺肿
甲状腺危象
心悸
心律不齐心力衰竭
周期性四肢麻痹
频脉
手指震颤
过度发汗体重减轻
高血糖

药物治疗
放射性碘疗法
手术治疗（甲状腺次全切除术）
甲状腺超声波检查甲状腺危象
甲状腺功能检查一般血液检查免疫学检查

症状
- 甲亢的三大主要症状：甲状腺肿、频脉、眼球突出。 症状MAP p.42
- 甲状腺中毒症状：频脉、过度发汗、手指震颤、体重减轻。
- 眼部症状：眼球突出、眼球辐辏不良（Mobius征）、眨眼次数减少（Stellwag征）、上眼睑后缩（Graefe征）、眼裂扩大（Dalrymple征）。
- 〔并发症〕
- 不整脉、心力衰竭。
- 甲状腺危象。
- 周期性四肢麻痹。
- 高血糖。

诊断
- 根据日本甲状腺学会所编著的《葛瑞夫兹病诊断指南》进行诊断。 诊断MAP p.43
- 甲状腺功能检查：游离甲状腺素（FT_3、FT_4）数值偏高，促甲状腺激素（TSH）数值偏低。
- 血液检查：ALP（骨型碱性磷酸酶）上升，AST或ALT上升、胆固醇降低，糖耐量异常。
- 免疫学检查：抗TSH受体抗体（TRAb、TBⅡ）、甲状腺刺激抗体（TSAb）阳性，综合TBⅡ和TSAb的检查值可诊断出98%的葛瑞夫兹病。
- 影像学检查：甲状腺超声波检查（弥漫性甲状腺肿）、甲状腺闪烁造影（^{131}I或^{99m}Tc摄取率数值偏高）。

治疗
- 首要目标为通过药物使血中的甲状腺素浓度正常化，因产生抗药性或不良反应而无法给药时则施以手术或核素治疗。
- 药物治疗：抗甲状腺药物（Thiamazole、Propylthiouracil）或无机碘，甲状腺中毒症状明显者则合用β受体阻断剂。
- 手术治疗：甲状腺次全切除术。
- 放射性碘治疗：服用放射性^{131}碘（^{131}I）。

葛瑞夫兹病为伴有弥漫性甲状腺肿的甲状腺功能亢进症,可对甲状腺产生自体抗体
(抗TSH受体抗体,TRAb),属于自身免疫性疾病的一种。

- 葛瑞夫兹病患者的促甲状腺激素(TSH)受体抗体和TSH受体结合而持续刺激甲状腺,引发甲状腺肿大及甲状腺功能亢进症。
- 甲状腺激素于甲状腺滤泡上皮细胞合成后贮存于滤泡内,其99%会和血浆蛋白(TBG)结合存在于血液中,极少一部分呈现游离状态(FT$_4$,FT$_3$)且保持生理活性。甲状腺激素作用于全身各器官,不仅对于个体的成长和发育相当重要,也和能量生成、各种代谢及循环系统的调节等息息相关。(表5-1)

病因、加重因子

- 因在家族内常有病例累积的情形,故推测发病机制和遗传因素(HLA-Bw35)有关,再加上压力等各种环境因素的影响,最后促使甲状腺中TSH受体的刺激性抗体生成。
- 吸烟、精神压力为加重因子。

流行病学、预后

- 葛瑞夫兹病约占甲状腺疾病总数的40%、具甲状腺中毒症状疾病的90%。以20~40岁的年轻患者较多,男女发病率之比为1:3~5(女性较多见)。
- 一般来说预后良好,但由感染和压力所引发的甲状腺中毒症状急剧且极端加重(甲状腺危象)时,死亡率则高达20%~30%。

■表5-1 甲状腺激素的生理作用

产热作用	组织中氧气消耗量增加 → 基础代谢率上升
对心脏的作用	使β肾上腺受体的作用增强 → 心脏收缩力及心跳数增加
糖代谢作用	促进消化道吸收糖类 → 血糖值上升
对神经系统的作用	儿茶酚胺反应性增强 → 思考速度变快,大脑兴奋性增强
脂质代谢作用	LDL受体增加 → 血中胆固醇减少
对骨骼肌的作用	蛋白质异化作用
促进成长/成熟	促进身体及脑的正常发育、骨骼的成熟

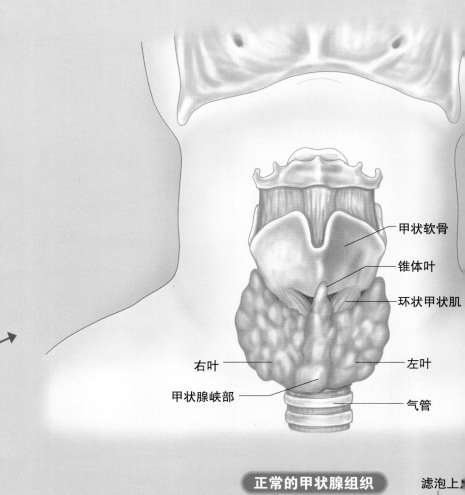

甲状软骨
锥体叶
环状甲状肌
右叶
左叶
甲状腺峡部
气管

病因
遗传因素
环境因素
(压力等)

正常的甲状腺组织

滤泡上皮

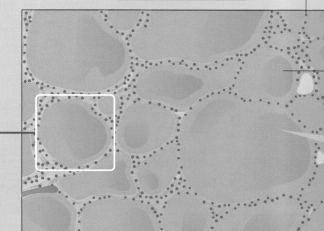

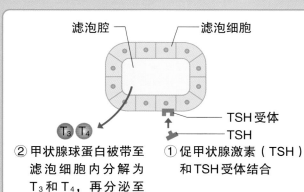

滤泡腔
滤泡细胞

T$_3$ T$_4$

TSH受体
TSH

② 甲状腺球蛋白被带至滤泡细胞内分解为T$_3$和T$_4$,再分泌至血液中

① 促甲状腺激素(TSH)和TSH受体结合

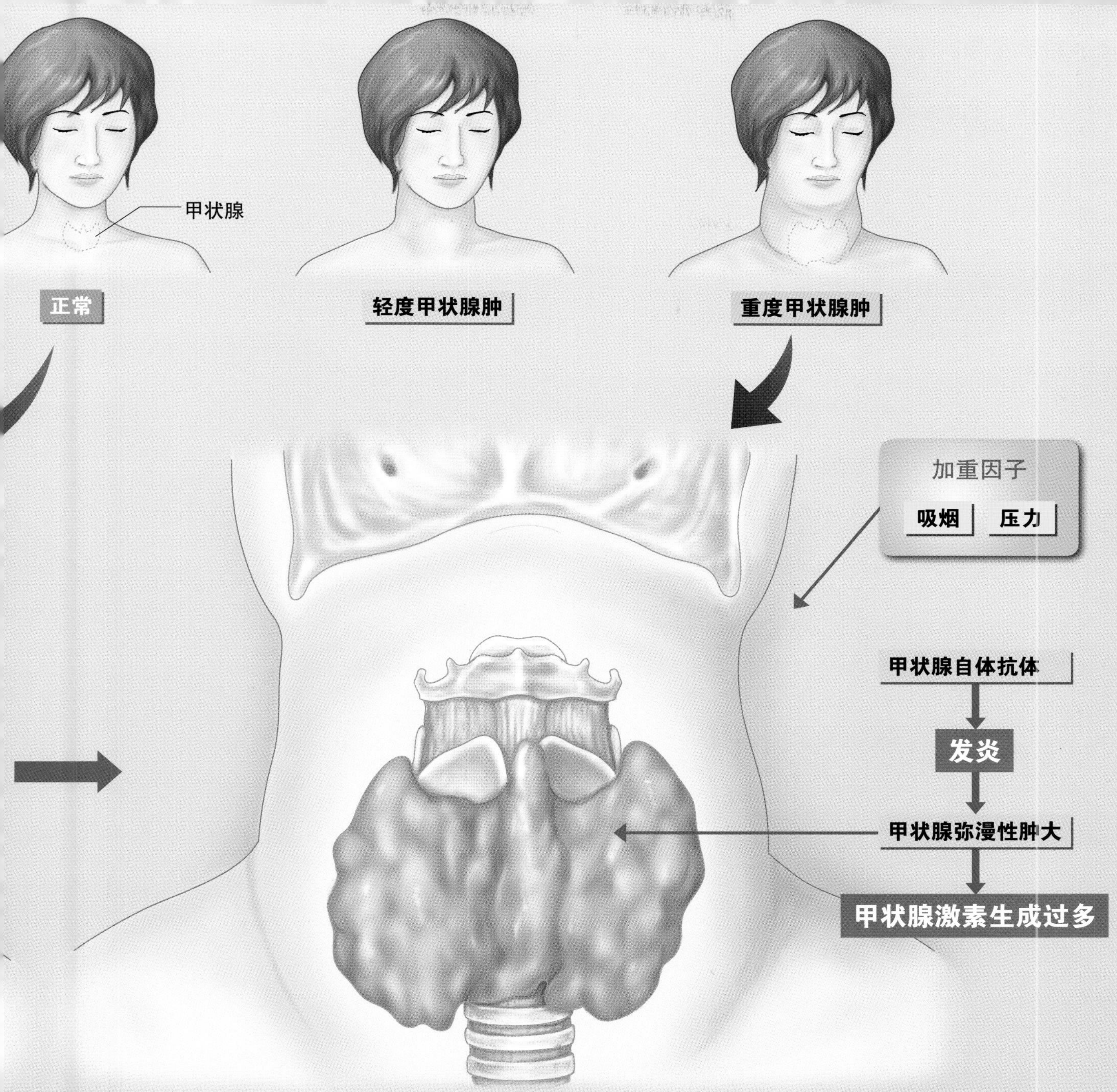

甲状腺

正常

轻度甲状腺肿

重度甲状腺肿

加重因子

吸烟　压力

甲状腺自体抗体

发炎

甲状腺弥漫性肿大

甲状腺激素生成过多

葛瑞夫兹病患者的甲状腺组织

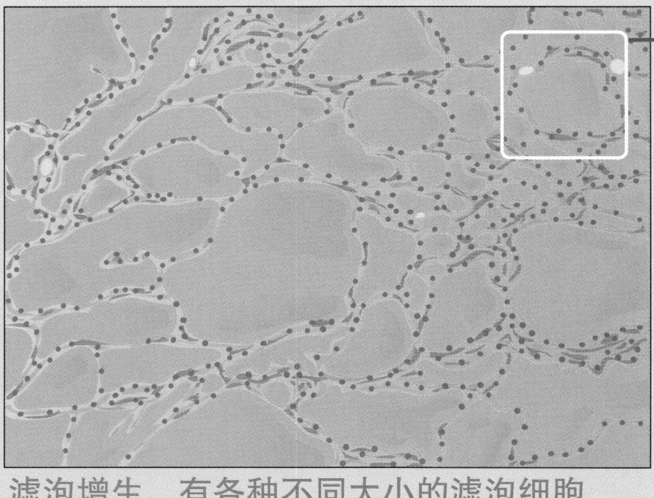

控
分泌甲状腺激素

胶体（colloid）的
物质堆积于组织中，
成分为甲状腺球蛋白

① 产生 TSH 受体抗体

抗体

T₃ T₄
T₃ T₄

② 抗体和 TSH
受体结合

③ 持续制造甲状腺
激素

滤泡增生，有各种不同大小的滤泡细胞

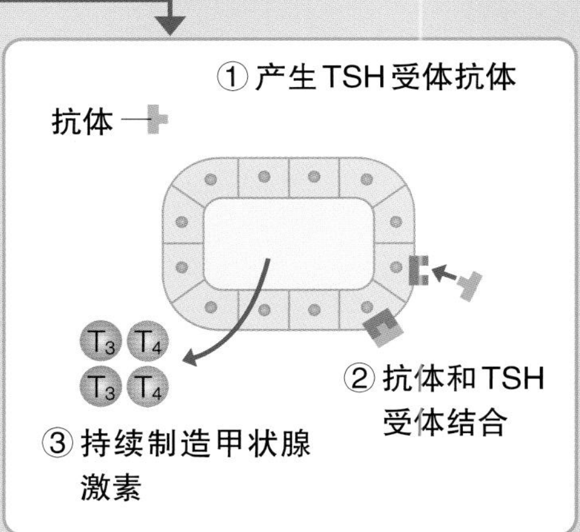

典型症状为甲状腺肿、频脉和眼球突出（图5-1）。

症状

- 甲状腺肿、频脉和眼球突出为甲亢的三大主要症状，甲状腺肿属于弥漫性，故触感柔软且表面平滑。甲状腺中毒症状除了频脉外，还包括过度发汗、手指震颤、体重减轻等。
- 眼球突出所引发的眼部症状主要为辐辏困难（Mobius征），即看近物时，两眼无法往内侧聚合；眨眼次数减少（Stellwag征）；若使患者从上方往下方看，可观察到其眼球运动较迟缓，出现上眼睑下方看得到眼白的现象（Graefe征，图5-2）。此外，像受到惊吓睁大眼睛一般的眼裂扩大（Dalrymple征）也是广为人知的症状（表5-2）。

并发症

甲亢的并发症有心律不齐、心力衰竭、甲状腺危象、高血糖（糖尿病）等。
甲状腺中毒性的周期性四肢麻痹会造成起立困难，常见于20岁以上男性，尤以东方人为多。

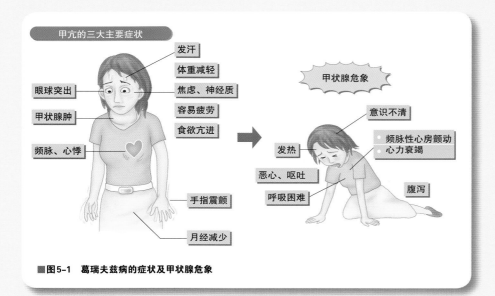

■图5-1 葛瑞夫兹病的症状及甲状腺危象

■表5-2 葛瑞夫兹病的主要症状

	甲状腺肿
眼部症状	眼球突出 辐辏（往内聚合）困难 眨眼次数减少 上眼睑后缩 眼裂扩大
全身症状	全身倦怠感 体重减少 怕热
精神症状	焦虑感 失眠
循环系统症状	频脉、心悸 脉压上升 心输出量增加
消化系统症状	食欲亢进 腹泻、软便
肌肉症状	肌力降低
神经系统症状	手指震颤、周期性四肢麻痹 深部肌腱反射亢进
月经	闭经
皮肤症状	局部性黏液性水肿 脱毛 过度发汗 皮肤湿润

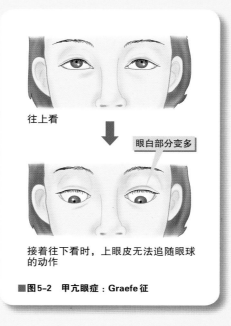

往上看

眼白部分变多

接着往下看时，上眼皮无法追随眼球的动作

■图5-2 甲亢眼症：Graefe征

症状　　　　并发症

眼球突出
眼部症状

甲状腺肿

甲状腺危象

心悸

心律不齐
心力衰竭

周期性四肢麻痹

频脉

手指震颤

过度发汗
体重减轻

高血糖

诊断MAP

根据甲状腺功能检查（FT₃和FT₄值偏高，TSH值下降）结果与免疫学检查（TBⅡ或TSAb呈阳性）进行诊断。

诊断　**治疗**

- 药物治疗
- 放射性碘疗法
- 手术治疗（甲状腺次全切除术）
- 甲状腺超声波检查 甲状腺危象
- 甲状腺功能检查 一般血液检查 免疫学检查

诊断、检查值（图5-3、表5-3）

● 甲状腺功能检查：FT₃和FT₄值用于评估甲状腺功能的异常程度，TSH则用于功能亢进或减退的质性诊断。甲状腺激素分泌的调控主要由脑垂体进行，若血中的甲状腺激素（主要为FT₄）降低，脑垂体便会分泌TSH以刺激甲状腺分泌甲状腺激素；反之，若血中的甲状腺激素增加，脑垂体则会抑制TSH的分泌，此调节机制称为负反馈。葛瑞夫兹病患者的FT₃和FT₄值偏高，而抑制TSH的分泌。

● 一般检查：可以观察到碱性磷酸酶（ALP）上升，AST（GOT）或ALT（GPT）上升，血胆固醇降低，糖耐量异常。

● 免疫学检查：抗TSH受体抗体（TRAb、TBⅡ）或甲状腺刺激性抗体（TSAb）阳性。TSAb会和TSH受体结合，但此时TSH也想和TSH受体结合，故TSH和TSAb便会互相竞争与TSH受体结合的位置，此结合的活性可由TBⅡ来观察。葛瑞夫兹病患者TBⅡ阳性的比例为90%。TRAb和TSH受体结合后，会刺激TSH受体的活化，此活性可以TSAb的作为指标。未接受治疗的葛瑞夫兹病患者其TSAb阳性的比例为92%。因此，综合TBⅡ和TSAb的检查值可诊断出98%的葛瑞夫兹病。

● 影像学检查：

① 甲状腺超声波检查：可观察弥漫性甲状腺肿，因其表面平滑，故比使用彩色多谱勒超声波更能观察到血液的增加。

② 甲状腺闪烁造影：放射性碘（¹³¹I）或锝（⁹⁹ᵐTc）摄取率偏高（¹³¹I摄取率＞35%~40%，⁹⁹ᵐTc摄取率＞3%~5%）。

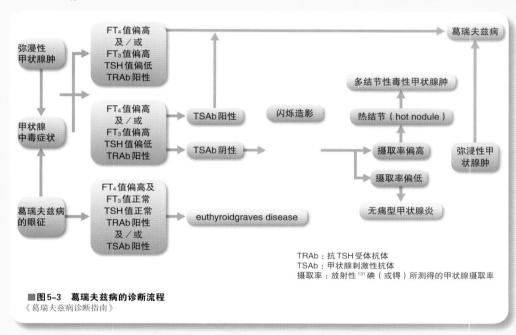

TRAb：抗TSH受体抗体
TSAb：甲状腺刺激性抗体
摄取率：放射性¹³¹碘（或锝）所测得的甲状腺摄取率

■图5-3　葛瑞夫兹病的诊断流程
《葛瑞夫兹病诊断指南》

■表5-3　葛瑞夫兹病诊断指南

1.）临床表现	a.频脉、体重减轻、手指震颤、发汗增加等甲亢症状 b.弥漫性甲状腺肿大 c.眼球突出或特有的眼征
2.）检查所见	a.游离T₄（FT₄）、游离T₃（FT₃）两者或其一数值偏高 b.TSH值低（0.1 μU／ml以下） c.抗TSH受体抗体（TRAb、TBⅡ）阳性，或甲状腺刺激性抗体（TSAb）阳性 d.放射性碘（或锝）造影显示甲状腺摄取率偏高，闪烁造影显示甲状腺弥漫性肿大
3.）诊断	a.葛瑞夫兹病：符合1.的1项以上，再加上2.）的4项 b.应是葛瑞夫兹病：符合1.的1项以上，再加上2.）的1、2、3项 c.疑似葛瑞夫兹病：符合1.的1项以上，再加上2.）的1、2项，且FT₃、FT₄值偏高持续3个月以上
〔附注〕	1. 常呈现胆固醇值降低、碱性磷酸酶值偏高的情形 2. FT₄值正常但FT₃偏高的情形很少 3. 有眼征、TRAb或TSAb阳性，但FT₄和TSH正常者称为正能葛瑞夫兹病（euthyroidgraves disease）或葛瑞夫兹病眼征（euthyroid ophthalmopathy） 4. 高龄患者的临床症状较少，且无法观察到较明显的甲状腺肿，需特别注意 5. 儿童患者常有学习能力降低、身高增加、无法冷静等各种行为表现 6. FT₃（pg／ml）／FT₄（ng／dl）的比值可用来排除无痛型甲状腺炎 7. 甲状腺血流测定可用来鉴别无痛型甲状腺炎

以血中甲状腺激素浓度正常为目标，进行以抗甲状腺药物为主的药物治疗。

治疗方针

● 以血中甲状腺激素浓度正常为目标，以药物抑制甲状腺激素的合成，或以手术和放射性碘（^{131}I）疗法来缩小甲状腺激素的合成处（表5-4）。介入基本上是从药物治疗开始的，若出现抗药性或不良反应而难以持续用药时才改用其他治疗方式。因各种治疗方法皆有其优缺点，须依患者的病态和病程来选择。

■表5-4　葛瑞夫兹病的治疗方法

	药物治疗	手术治疗	放射性碘疗法
优点	较不易发生手术和放射性碘疗法所致的不可逆性甲状腺功能减退	治疗效果快速而确实 可除去大型的甲状腺肿	确实、简单，可预期得到安全的治疗效果
缺点	较常发生不良反应 须数个月复诊一次 约半数患者在服药1~2年后症状缓解，但也有未缓解的个案	可能引发喉返神经麻痹或甲状旁腺功能减退 须住院 需负担的费用较多 有些个案须终身补充甲状腺激素	怀孕或哺乳妇女禁用 许多患者须终身补充甲状腺激素
适应证	拒绝接受手术和放射性碘疗法的患者 年轻娇小的轻度甲状腺肿患者	无法用药物控制者 因不良反应而无法服药者 拒绝接受放射性碘疗法者 合并有肿瘤者	无法用药物控制者 因不良反应而无法服药者 伴有心脏病或精神疾病等患者

■表5-5　甲状腺功能亢进症〔葛瑞夫兹病〕的主要治疗药物

分类	一般名称	主要商品名称	药效机制	主要不良反应
抗甲状腺药物	Thiamazole（MMI）	Mercazole	抑制甲状腺激素合成	粒细胞缺乏症 荨麻疹 肝损害
	Propylthiouracil（PTU）	Propacil Thiouracil		
β受体阻断剂	Propranolol hydrochloride	Inderal（思特来）	阻断交感神经β受体	充血性心力衰竭

药物治疗

● 治疗药物包括抗甲状腺药物和无机碘，若甲状腺中毒症状所造成的频脉和手指震颤明显时则并用β受体阻断剂（表5-5）。

● 抗甲状腺药物

● 包括Thiamazole（Mercazole）、Propylthiouracil（Propacil、Thiouracil），可抑制甲状腺过氧化物酶的作用，从而阻碍甲状腺激素的生成。

● 不良反应包括皮肤瘙痒感、荨麻疹以及肝损害等。若有皮肤瘙痒感或荨麻疹可合用抗组胺药物，并观察症状变化。出现肝损害、MPO（抗髓过氧化物酶抗体）–ANCA（抗中性粒细胞胞浆抗体）相关血管炎（好发于服用1年以上PTU的患者）、粒细胞缺乏症等严重不良反应时，可变更药物（MMI ⇆ PTU）或改用其他治疗方法。粒细胞缺乏症的发生率为2‰~4‰，且常在服药开始后数个月内发生，若延迟处置会危及性命。症状出现时须尽快停止用药，治疗开始时则须告诫患者"若突然发生高热，须立刻停止用药并尽速就医"。

● 以抗甲状腺药物治疗葛瑞夫兹病的5年症状缓解率为40%，若甲状腺肿较小且柔软，很可能在1~2年内就可以缓解；若甲状腺肿较大且TRAb值偏高，则须长期服用抗甲状腺药物。因并无停止用药的明确指标，故须对患者详细说明停药后的注意事项并定期追踪。

● 无机碘

● 给予大量（数十毫克）无机碘〔碘化钾或复方碘口服液〕会抑制甲状腺激素的合成，并同时抑制甲状腺激素的释放。因其具有速效性，故对必须使血中甲状腺激素浓度急速降低的患者来说较有效，通常1周内便可观察到临床症状的改善。

● 若只需给药2周左右可单独使用，但长期使用（3~4周）可解除70%左右的甲状腺分泌作用（称为逃脱现象escape）。因此，开始时可并用抗甲状腺药物，等症状稳定下来后停止碘的使用，仅以抗甲状腺药物进行控制。然而，若先给予碘，之后给予的抗甲状腺药物效果可能会较差，故应尽可能先给予1~2次抗甲状腺药物。

Px 处方范例

1）Mercazole片（5mg）：4~6片/日，分1~2次（餐后）服用　←抗甲状腺药物

2）Propacil片（5mg）或Thiouracil片（50mg）：6片/日，分3次（餐后）服用　←抗甲状腺药物
※给药开始后，在维持甲状腺功能的情况下逐渐减量。需费时数月才能使FT$_3$、FT$_4$值正常化。

Px 处方范例 因上述抗甲状腺药物而产生皮肤瘙痒感或荨麻疹时

● Zyrtec片（10mg）：1片/日，睡前服用　←抗组胺药

Px 处方范例 欲迅速降低血中甲状腺激素浓度时

1）复方碘口服液（碘含量为7.5mg／滴）：10~15滴/日，顿服　←无机碘

2）碘化钾丸（碘含量为38mg／丸）：2~3丸/日，顿服　←无机碘

Px 处方范例 合并有频脉症状时

● Inderal片（10mg）：3~6片/日，分3次（餐后）服用　←β受体阻断剂

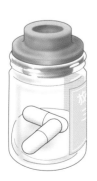

服用含有放射性碘的胶囊，从胶囊中会发出放射线

■图5-4　放射性碘疗法

手术治疗

● 甲状腺次全切除术可直接减少甲状腺激素生成细胞的数量（图5-5），适用于因抗甲状腺药物的不良反应而无法持续用药者、服用抗甲状腺药物后症状仍未缓解者、药物服从性差且甲状腺功能不稳定者。抑制甲状腺功能后若不施以手术，很可能引发甲状腺危象。手术治疗虽能得到确实的效果，但可能导致甲状腺功能减退症、喉返神经麻痹等术后并发症。

放射性碘疗法

● 放射性碘疗法是利用甲状腺可高效率吸收碘的特性，服用放射性碘（^{131}I），以达到破坏甲状腺滤泡细胞的目的（图5-4）。其适应证和手术治疗相同，禁用于18岁以下、怀孕（包含可能怀孕者）或哺乳期患者。此疗法的缺点为必须在具备特定医疗设备的情形下才能施行，且可能引发迟发性甲状腺功能减退症。

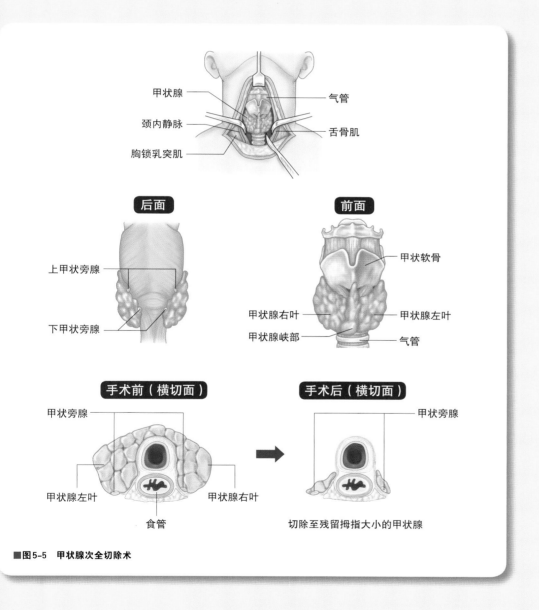

甲状腺　　气管　　颈内静脉　　舌骨肌　　胸锁乳突肌

后面　　上甲状旁腺　　下甲状旁腺

前面　　甲状软骨　　甲状腺右叶　　甲状腺左叶　　甲状腺峡部　　气管

手术前（横切面）　　甲状旁腺　　甲状腺左叶　　甲状腺右叶　　食管

手术后（横切面）　　甲状旁腺　　切除至残留拇指大小的甲状腺

■图5-5　甲状腺次全切除术

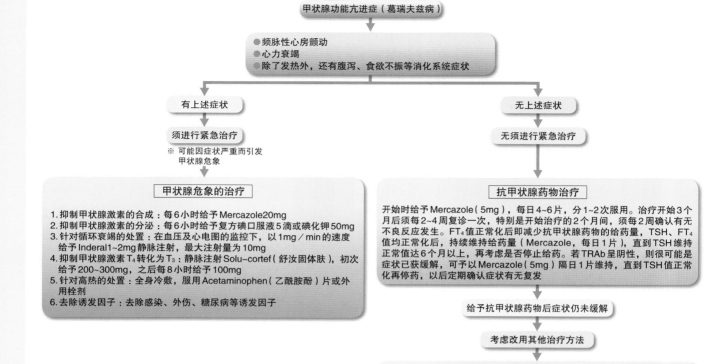

甲状腺功能亢进症（葛瑞夫兹病）

●频脉性心房颤动
●心力衰竭
●除了发热外，还有腹泻、食欲不振等消化系统症状

有上述症状

须进行紧急治疗

※ 可能因症状严重而引发
甲状腺危象

无上述症状

无须进行紧急治疗

甲状腺危象的治疗

1. 抑制甲状腺激素的合成：每6小时给予Mercazole20mg
2. 抑制甲状腺激素的分泌：每6小时给予复方碘口服液5滴或碘化钾50mg
3. 针对循环衰竭的处置：在血压及心电图的监控下，以1mg／min的速度给予Inderal1~2mg静脉注射，最大注射量为10mg
4. 抑制甲状腺激素 T_4 转化为 T_3：静脉注射Solu-cortef（舒汝固体肤），初次给予200~300mg，之后每8小时给予100mg
5. 针对高热的处置：全身冷敷，服用Acetaminophen（乙酰胺酚）片或外用栓剂
6. 去除诱发因子：去除感染、外伤、糖尿病等诱发因子

抗甲状腺药物治疗

开始时给予Mercazole（5mg），每日4~6片，分1~2次服用。治疗开始3个月后须每2~4周复诊一次，特别是开始治疗的2个月间，须每2周确认有无不良反应发生。FT_4值正常化后即减少抗甲状腺药物的给药量，TSH、FT_4值均已正常化后，持续维持给药量（Mercazole，每日1片），直到TSH维持正常值达6个月以上，再考虑是否停止给药。若TRAb呈阴性，则很可能是症状已获缓解，可予以Mercazole（5mg）隔日1片维持，直到TSH值正常化再停药，以后定期确认症状有无复发

给予抗甲状腺药物后症状仍未缓解

考虑改用其他治疗方法

手术治疗

以无机碘控制术前的甲状腺功能，若产生逃脱现象，则使用β受体阻断剂及肾上腺皮质激素

放射性碘治疗

治疗1周前限制碘的摄取→摄取率测定的1周前停止服用抗甲状腺药物→当日实施甲状腺闪烁造影，并决定 ^{131}I 的给药量→服用治疗用量的 ^{131}I 胶囊→治疗后第4天开始服用抗甲状腺药物→治疗后1周须持续禁止碘的摄取（表5-6）

（中野妙、泉山肇、平田结喜绪

患者护理

中度或轻度甲亢患者几乎都是经由门诊给予内服药物治疗，故指导患者进行良好的服药管理相当重要；重度甲亢患者则需住院治疗，且需特别注意避免甲状腺危象的发作。

依不同病期、病态、严重度所给予的护理

【中度、轻度】中度或轻度患者的治疗几乎都是经由门诊给予内服药物，故护理的重点是针对服药管理及日常生活上的注意事项给予指导。因甲亢的治疗多为长期性，可给予患者心理上的支持，以维持或提升其服药的依从度。

【重度】重度患者出现心力衰竭等症状时须住院治疗，有时须视症状的严重度给予活动上的限制，故对患者日常生活上的护理便显得十分重要。甲状腺功能控制不佳或加上感染等常引发甲状腺危象（症状加重、异常发汗、高热、严重腹泻及脱水，严重时可能陷入昏迷状态），其症状常相当严重，此时须积极抢救，同时对全身状态的监测也相当重要。

护理要点

对诊疗之援助
- 服药指导（使患者遵照医嘱服药，以及不良反应出现时的应对方法）。
- 持续观察症状出现的情形及程度，以评估服药的效果。
- 发现不良反应时，须立刻告知医师以给予适当的处理。

对日常生活之援助
- 根据患者症状出现的情形及程度，针对其日常生活上的不便给予适当的援助。
- 考量患者的倦怠感和疲劳度，指导其进行日常生活活动并注意适度休息。

对自我身体形象转变、对疾病感到不安等心理层面之援助
- 向患者说明经适当治疗后症状会有所改善，评估改善的情形并告知患者。
- 创造一个使患者易于倾诉的环境，并倾听其想法。
- 在确认患者对疾病的理解程度后以浅显易懂的方式说明，以解除患者对疾病的疑问及不安。
- 即使是细微的问题也应和医师、护理师及家属讨论，以给予患者适当的指导。

出院指导、疗养指导

- 指导患者遵医嘱服药，不可因症状有所改善而自行中断服药。
- 指导患者在高热、荨麻疹等药物不良反应出现时，立即联络医护人员或就诊。
- 考量患者的倦怠感和疲劳度，指导其进行日常生活活动并注意适度休息。
- 指导家属和身边的人理解此疾病，以合力帮助患者。
- 过度运动、饮酒、吸烟、过度摄取含碘食物等，都可能导致症状加重或影响药效，须指导患者进行适当的日常生活活动。
- 指导患者注意维持高热量、高蛋白质的均衡饮食及水分的摄取。

表5-6 放射性碘疗法的注意事项：碘摄取量的限制
治疗前后2周内须避免摄取含碘的食物及药物

禁止摄取的食物	海藻类食物	昆布、海带、羊栖菜、海苔等
	昆布加工食物	胧豆腐、山药昆布、昆布佃煮、昆布茶、加入海藻的拌饭料
	含有昆布高汤或萃取物的食物	昆布高汤、加入昆布高汤的调味料（面酱、高汤味精或酱油等）、昆布饮料
	添加碘的食物或药物	高碘蛋、复方碘口服液
限制摄取的食物	天草（石花菜）加工物及含有寒天的食物	寒天、心太（一种海藻胶质凝固物）、魔芋、羊羹、果冻、优格等
	含有海藻成分的食品添加物	豆奶、色拉酱、冰淇淋、布丁等
	鱼贝类	赤身鱼：鲔鱼、鲑鱼、鳟鱼、鲔鱼罐头等；青身鱼：竹荚鱼、沙丁鱼、鲭鱼、鲣鱼、柴鱼等；虾蟹类
	鱼贝类加工物	含有鳕鱼等的精制食品：鱼板、竹轮、半平（鱼肉山芋饼）
	动物内脏	动物的肝、肠等

（间部知子）

备忘录

甲状腺功能减退症、甲状腺炎、库欣病、爱迪生病、肾上腺危象

中野妙、泉山肇、平田结喜绪／几见智惠、酒井明子

A. 甲状腺功能减退症

病因

- 甲状腺功能减退症简称甲减，是由甲状腺激素的合成、分泌或生物效应不足所致的内分泌疾病。

流行病学

- 男女发病率之比为 1：3~7，以30~60岁女性多见。
- 自身免疫性原发性甲减最多见。

〔预后〕持续的甲状腺激素替代治疗可使病情稳定。

病理学

- 甲状腺激素不作用于体内组织的状态。
- 分类
  ①原发性甲减：由甲状腺本身疾病所致，占90%以上。
  ②继发性甲减：由垂体或下丘脑疾病引起的TSH分泌不足所致。
  ③促甲状腺素或甲状腺素不敏感综合征：为常染色体隐性或显性遗传性疾病，少见。

病理 MAP p.50

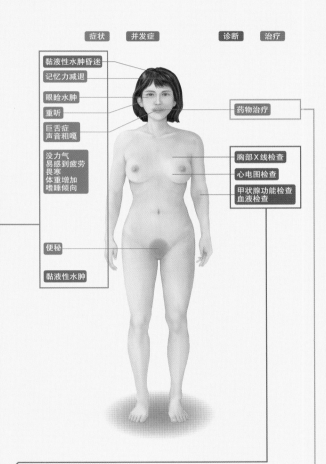

症状　并发症　　　诊断　治疗

黏液性水肿昏迷
记忆力减退
眼睑水肿
重听
巨舌症 声音粗嘎
没力气 易感到疲劳 畏寒 体重增加 嗜睡倾向

便秘

黏液性水肿

药物治疗

胸部X线检查
心电图检查
甲状腺功能检查 血液检查

症状

- 没力气，易感到疲劳，眼睑水肿，畏寒。
- 记忆力减退，便秘，体重增加，动作缓慢，有嗜睡倾向。
- 轻度患者可无临床症状。
- 重度患者会有意识不清、呼吸或循环衰竭、体温降低的情形。

〔并发症〕若不予以治疗，将引发各种并发症（如黏液性水肿昏迷等）。

症状 MAP p.52

诊断

- 甲状腺功能检查：测定血中的甲状腺激素（FT_4）及促甲状腺激素（TSH）水平有助于诊断。
- 原发性甲减：TSH值偏高，FT_4值偏低。
- 慢性甲状腺炎所致者：抗甲状腺过氧化氢酶抗体（TPOAb）或抗甲状腺球蛋白抗体（TgAb）呈阳性。
- 继发性甲减：FT_4值偏低，TSH值偏低或正常。
- 血液检查：胆固醇值偏高，CPK或LDH增加，贫血。
- 胸部X线检查：心脏阴影扩大。
- 心电图：心动过缓，低电位，T波低平或倒置。

诊断 MAP p.53

治疗

- 甲状腺激素替代治疗：甲状腺激素制剂有干甲状腺片（Thyradin）、T_4制剂（Thyradin S）、T_3制剂（Thyronamin）三种，半衰期长的T_4制剂为第一选择。
- 对症治疗：有贫血者可补充维生素B_{12}、叶酸等，胃酸少者可给予稀盐酸。
- 病因治疗：积极治疗慢性甲状腺炎、预防碘缺乏等。

治疗 MAP p.54

病理MAP

甲状腺功能减退症是指甲状腺激素不作用于体内组织的状态。

● 甲状腺功能减退症分为原发性甲减、继发性甲减、促甲状腺激素或甲状腺激素不敏感综合征三大类。

病因、加重因子

● 由甲状腺激素合成、分泌或生物效应不足所导致（表6-1）。

流行病学、预后

● 男女发病率之比为 1∶3~7，以30~60岁女性较多见。

● 原发性甲减患者较多，其中又以自身免疫性甲状腺疾病所致者最多。

■表6-1　甲状腺功能减退症的分类

原发性甲状腺功能减退症

1. 后天性（获得性）
   a. 自身免疫性〔慢性甲状腺炎（桥本甲状腺炎）、TSH受体刺激阻断性抗体（TSBAb）等〕
   b. 碘过剩或缺乏
   c. 甲状腺手术、颈部放射治疗、甲亢 [131]I治疗后
   d. 无痛型甲状腺炎、亚急性甲状腺炎等
   e. 药物〔抗甲状腺药物、锂盐制剂、Amiodarone（胺碘酮）等〕诱发
   f. 甲状腺浸润性病变（恶性淋巴瘤、甲状腺癌等）
2. 先天性
   a. 腺体生长异常（甲状腺未生长或发育迟缓、异位性甲状腺）
   b. 激素合成障碍（碘有机化过程障碍、甲状腺球蛋白异常等）

继发性甲状腺功能减退症

1. 下丘脑性
   a. 下丘脑肿瘤（颅咽管瘤、胚细胞瘤、脑垂体肿瘤往蝶鞍部延伸）
   b. 垂体手术或放射治疗后
   c. 外伤
   d. 类肉瘤病（sarcoidosis）、郎格罕细胞增生症等
   e. 特发性TSH分泌不足
2. 垂体性
   a. 肿瘤（脑垂体肿瘤、颅咽管瘤等）
   b. 下丘脑手术或放射治疗后
   c. 席恩综合征（Sheehan syndrome）、垂体出血性坏死
   d. 类肉瘤病（sarcoidosis）、郎格罕细胞增生症等
   e. 淋巴细胞性垂体炎
   f. 单一TSH缺损症
   g. 特发性TSH分泌不足

促甲状腺激素或甲状腺激素不敏感综合征

1. 促甲状腺激素（TSH）不敏感综合征
2. 甲状腺激素（TH）不敏感综合征

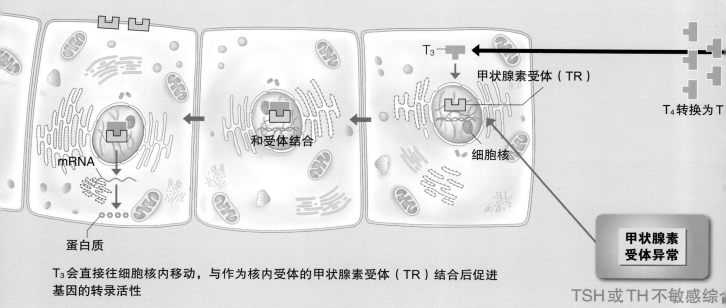

血中甲状腺
水平降低

T₃

甲状腺素受体（TR）

T₄转换为T

体细胞

和受体结合

细胞核

mRNA

蛋白质

甲状腺素
受体异常

T₃会直接往细胞核内移动，与作为核内受体的甲状腺素受体（TR）结合后促进基因的转录活性

甲状腺素受体存在于全身几乎所有的细胞核中

TSH或TH不敏感综合

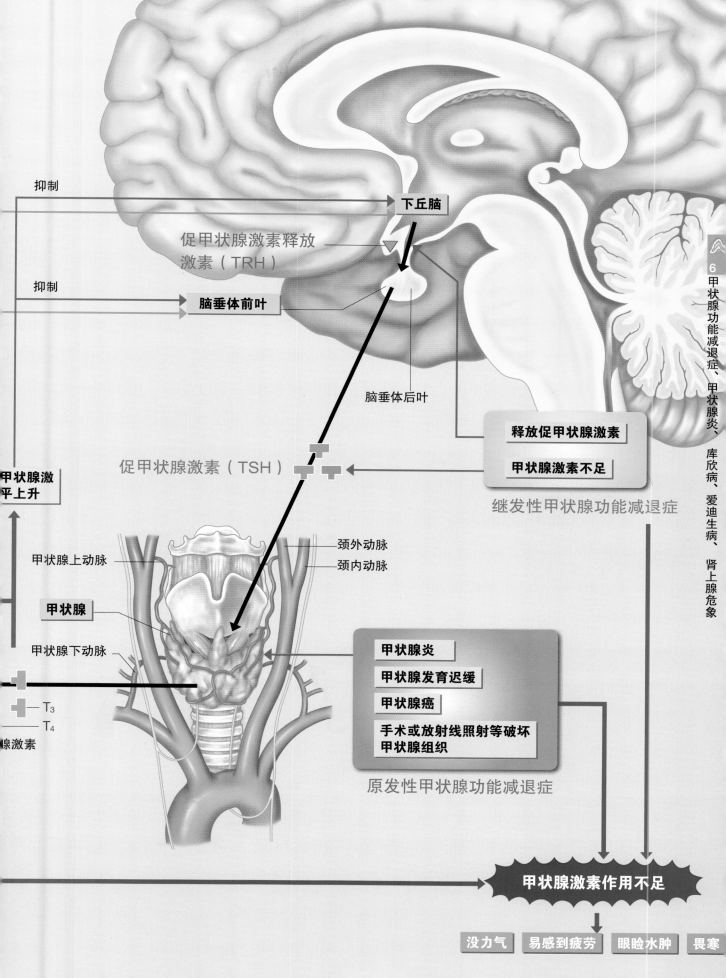

抑制

促甲状腺激素释放
激素（TRH）

抑制

下丘脑

脑垂体前叶

脑垂体后叶

释放促甲状腺激素

甲状腺激素不足

继发性甲状腺功能减退症

促甲状腺激素（TSH）

甲状腺激
平上升

甲状腺上动脉

甲状腺

甲状腺下动脉

颈外动脉
颈内动脉

T₃
T₄
腺激素

甲状腺炎

甲状腺发育迟缓

甲状腺癌

手术或放射线照射等破坏
甲状腺组织

原发性甲状腺功能减退症

甲状腺激素作用不足

没力气　易感到疲劳　眼睑水肿　畏寒

51

典型症状为没力气、易感到疲劳、眼睑水肿、畏寒等。

症状

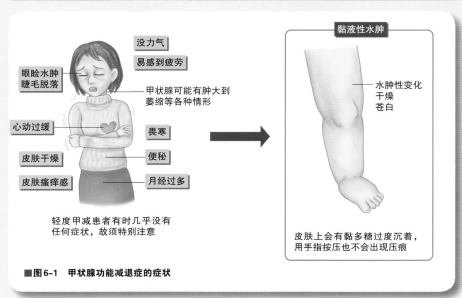

■图6-1 甲状腺功能减退症的症状

- **典型症状包括**没力气、易感到疲劳、眼睑水肿、畏寒、记忆力减退、便秘、体重增加、动作缓慢、嗜睡倾向等（图6-1）。轻度患者很少出现临床症状，重度患者常有意识不轻、呼吸或循环衰竭、体温降低（黏液性水肿昏迷）等情形。
- 有时会因精神状态低下而被误诊为老年痴呆症或抑郁症。此外，皮肤若有黏多糖沉着，会产生即使按压也不留压痕的水肿；若黏多糖沉积在舌头、声带、中耳等处，则会有巨舌症、声音粗嘎、重听的情形（表6-2）。

并发症

- 若不予以治疗，患者可能会陷入黏液性水肿昏迷。

■表6-2 黏多糖沉着所引发的症状

1.黏液性水肿：按压也不留压痕的水肿
2.黏液性水肿般面貌：口唇变厚，眼睑水肿，睫毛脱落
3.巨舌症：舌头运动变迟钝，说话速度变慢
4.声音粗嘎：由声带水肿所致
5.重听：由中耳水肿所致
6.喘不过气：由假性心肌肥大或心包积水所致
7.体重增加
8.肌肉假性肥大：肌肉肥大，肌力却降低
9.手指麻痹：黏多糖沉积于腕管可造成腕管综合征

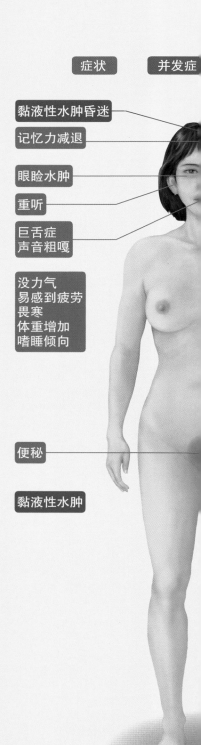

症状　　并发症

黏液性水肿昏迷

记忆力减退

眼睑水肿

重听

巨舌症
声音粗嘎

没力气
易感到疲劳
畏寒
体重增加
嗜睡倾向

便秘

黏液性水肿

诊断MAP

具有各种临床症状而怀疑可能罹患甲减时，可检测血中TSH及FT₄加以确认。

诊断　　**治疗**

—— 药物治疗

—— 胸部X线检查
—— 心电图检查
—— 甲状腺功能检查
　　血液检查

诊断、检查值

- 原发性甲状腺功能减退症可出现FT₄值偏低，TSH值偏高。
- 病因为慢性甲状腺炎时，抗甲状腺过氧化氢酶抗体（TPOAb）或抗甲状腺球蛋白抗体（TgAb）呈阳性。
- TSH受体刺激阻断性抗体（TSBAb）呈阳性时，可能有甲状腺功能减退症。
- 继发性甲状腺功能减退症可出现FT₄值偏低，TSH值偏低或正常。
- 生产后或摄取过多的碘可能引发暂时性甲状腺功能减退，或因下丘脑性甲状腺功能减退症而有TSH值上升（>5~10μU/ml），因此需特别注意其鉴别诊断。若为继发性甲减患者，在甲状腺中毒症恢复期间或合并有其他重症时，禁止服用TSH抑制剂。
- 血液检查可发现血胆固醇值偏高、CPK／LDH值增高、贫血，胸部X线检查可发现心脏扩大，心电图检查可发现心动过缓、低电位、T波低平或倒置。
- 怀疑有甲状腺功能异常时，从检查到诊断的流程如表6-2，表6-3所示。

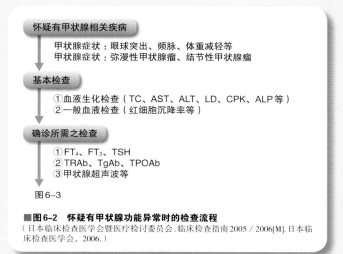

图6-3

■图6-2　怀疑有甲状腺功能异常时的检查流程
（日本临床检查医学会暨医疗检讨委员会.临床检查指南2005／2006[M].日本临床检查医学会，2006.）

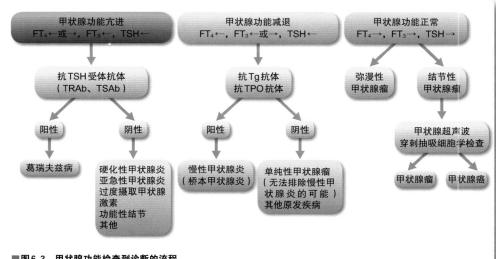

■图6-3　甲状腺功能检查到诊断的流程
（日本临床检查医学会暨医疗检讨委员会.临床检查指南2005／2006[M].日本临床检查医学会，2006.）

6
甲状腺功能减退症、甲状腺炎、库欣病、爱迪生病、肾上腺危象

实施以甲状腺激素替代疗法为主的药物治疗。

● 甲状腺功能减退症的治疗方法为给予甲状腺激素（表6-3），以弥补其不足。

■ 表6-3　甲状腺功能减退症的主要治疗药物

分类	一般名称	主要商品名称	药效机制	主要不良反应
甲状腺激素制剂	Sodium levothyroxine（L–甲状腺素钠水合物）	Thyradin–S	补充甲状腺激素（T₄）	心绞痛、肝功能损害
	Liothyronine sodium（碘塞罗宁钠）	Thyronamin	补充甲状腺激素（T₃）	

药物治疗

● 甲状腺激素制剂有干甲状腺片（Thyradin）、T₄制剂（Thyradin–S）、T₃制剂（Thyronamin）三种。

● 甲状腺激素中以T₃最具活性，虽保持T₃的浓度于一定范围十分重要，但其半衰期较短（约1天），必须少量多次给药（一次给予所需药物的总量是很危险的）。此外，干甲状腺片为牛或猪甲状腺的提取物，只含少许T₃及T₄成分（干燥粉末40~60mg相当于Thyradin-S 100μg），故较不常使用。

● T₄制剂的半衰期较长（约1周），因于末梢组织可被转换为T₃，故为现有治疗药物的首选。若TSH值偏高（10 μU／ml以上），可考虑开始给药；TSH轻度偏高（未满10μU／ml）但FT₄值偏低，或孕妇及即将怀孕者开始给药。因甲减患者对于甲状腺激素的敏感性会增加，故快速的甲状腺激素补充可能导致心悸加重、心绞痛、心律不齐等，特别是对于高龄患者、冠心病或心律不齐患者，Thyradin–S须由少量（12.5~25μg）开始给予。此外，对于伴有肾上腺皮质功能减退症的患者，若先给予甲状腺激素可能诱发肾衰竭，故务必先给予肾上腺皮质激素再给予甲状腺激素。T₄制剂的给药范例如图6–4所示。

Px 处方范例 高龄患者、冠心病或心律不齐患者

● Thyradin–S片：从12.5μg／d（顿服）或25μg／d（分2次服用）的剂量开始，每2~4周增加12.5~25μg，直至达到维持量　←甲状腺激素制剂（T₄）

Px 处方范例 上述以外的患者

● Thyradin–S片：从50μg／d（顿服）的剂量开始，视情况调整至维持量　←甲状腺激素制剂（T₄）

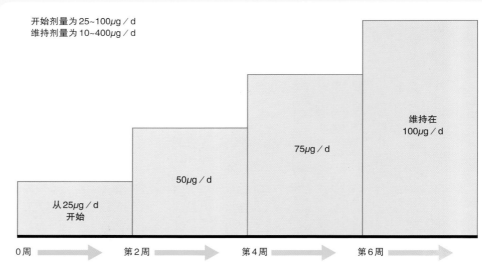

开始剂量为25~100μg／d
维持剂量为10~400μg／d

从25μg／d开始

50μg／d

75μg／d

维持在100μg／d

0周　　第2周　　第4周　　第6周

■ 图6–4　甲状腺激素制剂（T₄）的给药范例

B. 甲状腺炎

I. 慢性甲状腺炎（桥本甲状腺炎）

病理学·病因·流行病学

- ●除了弥漫性甲状腺肿大外，还伴有甲状腺组织的淋巴细胞浸润，滤泡上皮细胞变性或崩解、嗜酸性改变，间质细胞纤维化等症状，属于自身免疫性疾病。
- 〔病因〕由自身免疫反应所致。
- ●男女发病率之比为 1 : 10~20，好发于20~50岁的女性。
- 〔预后〕一般来说，病情长时间都无变化。
  →p.56

症状
- ●弥漫性甲状腺肿大。
- ●随着疾病加重，会于颈部产生压迫感或不适感。 →p.58

诊断
- ●TPOAb、TgAb 皆呈阳性。
- ●经细胞学检查确认有淋巴细胞浸润。 →p.59

治疗
- ●多数患者的甲状腺功能正常，无治疗之必要。 →p.60

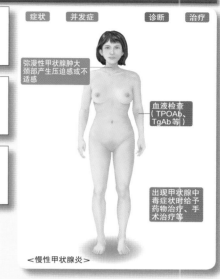

症状　并发症　诊断　治疗

弥漫性甲状腺肿大颈部产生压迫感或不适感

血液检查（TPOAb、TgAb等）

出现甲状腺中毒症状时给予药物治疗、手术治疗等

<慢性甲状腺炎>

II. 亚急性甲状腺炎

病理学·病因·流行病学

- ●以甲状腺局部炎症（激烈疼痛、发热、全身倦怠感）为特征，属于暂时性（3个月内）的甲状腺功能减退。
- 〔病因〕不明，但有报告指出可能和病毒感染或 HLA-Bw35 相关。
- ●男女发病率之比为 1 : 10，好发于40多岁的女性，少数见于20岁的女性。
- 〔预后〕数个月后症状会自然减轻。
  →p.56

症状
- ●有痛型甲状腺肿大。
- ●前驱症状类似上呼吸道感染。 →p.58

诊断
- ●血液检查可见 CRP、红细胞沉降率偏高，FT4 值偏高，TSH 值偏低；甲状腺超声波检查可发现和疼痛部位一致的低回声声波带。→p.59

治疗
- ●针对炎症和疼痛给予药物治疗（轻度症者给予 NSAIDs，重症者给予肾上腺皮质激素）。 →p.60

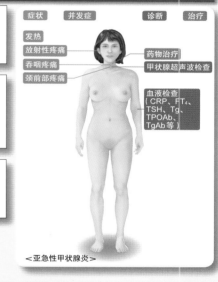

症状　并发症　诊断　治疗

发热
放射性疼痛
吞咽疼痛
颈前部疼痛

药物治疗
甲状腺超声波检查

血液检查（CRP、FT4、TSH、Tg、TPOAb、TgAb等）

<亚急性甲状腺炎>

III. 无痛型甲状腺炎

病理学·病因·流行病学

- ●以不伴随暂时性（3个月内）疼痛的甲状腺中毒症状为特征。
- ●产后的 2~4 个月为好发期。
- 〔病因〕常因慢性甲状腺炎（桥本甲状腺炎）加重为亚急性甲状腺炎。
- ●好发年龄为20~50岁，尤以女性为多见。
- 〔预后〕约3个月后症状会自然缓解。
  →p.56

症状
- ●轻度弥漫性甲状腺肿大及轻度甲状腺中毒症状（心悸、频脉、多汗、易感到疲劳）。 →p.58

诊断
- ●血液检查 FT4 值偏高，TSH 值偏低，抗 TSH 受体抗体（TRAb）阴性；甲状腺闪烁造影可发现 ^{131}I 摄取率降低。→p.59

治疗
- ●原则上不需要治疗。 →p.60

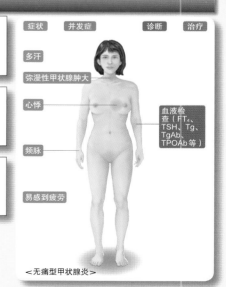

症状　并发症　诊断　治疗

多汗
弥漫性甲状腺肿大

心悸

频脉

易感到疲劳

血液检查（FT4、TSH、Tg、TgAb、TPOAb等）

<无痛型甲状腺炎>

6 甲状腺功能减退症、甲状腺炎、库欣病、爱迪生病、肾上腺危象

慢性甲状腺炎为自身免疫性疾病，亚急性甲状腺炎为原因不明的炎症性疾病，而大多数无痛型甲状腺炎常因慢性甲状腺炎加重为亚急性甲状腺炎而引发。

Ⅰ.慢性甲状腺炎

病理

● 除了弥漫性甲状腺肿大外，还伴有甲状腺组织的淋巴细胞浸润，滤泡上皮细胞变性或崩解、嗜酸性改变，间质细胞纤维化等症状。由于属于自身免疫性疾病，不论甲状腺功能是否正常，只要抗甲状腺过氧化氢酶抗体（TPOAb）或抗甲状腺球蛋白抗体（TgAb）任一项呈阳性，即可诊断为本病。

流行病学、预后

● 好发于成年女性（发病率约10%）。整体来说，女性患者压倒性地多于男性（约为男性的10~20倍），且发病率随着年龄的增加而增加。

Ⅱ.亚急性甲状腺炎

病理

● 亚急性甲状腺炎以甲状腺局部的剧烈疼痛、发热和全身倦怠感等为特征，有暂时性（3个月内）的甲状腺中毒症状，发病数个月后便会自然缓解。有报告指出，其病因可能和病毒感染或遗传（HLA-Bw35）相关，但目前仍无定论。

流行病学、预后

● 多于40多岁发病，少数则在不到20岁时发病。男女发病率之比为1：10，女性患者压倒性地多于男性。多数在夏天（6~9月）发病。

Ⅲ.无痛型甲状腺炎

病理

● 无痛型甲状腺炎和亚急性甲状腺炎一样都会伴有暂时性（3个月内）的甲状腺中毒症状，其特征为并无疼痛发生，其中大多数因慢性甲状腺炎（桥本甲状腺炎）加重为亚急性甲状腺炎而引发。

● 产后的2~4个月为高发期（10%）。暂时性的甲状腺中毒症状发作后虽会在6个月内自然缓解，但若甲状腺功能减退的情形仍持续，则需补充甲状腺激素。葛瑞夫兹病患者可能在甲状腺炎缓解期间发病，故须鉴别是否为葛瑞夫兹病复发。

流行病学、预后

● 好发年龄为20~50岁，女性患者占绝大多数。

病因

慢性甲状腺炎：自身免疫异常

亚急性甲状腺炎：不明

无痛型甲状腺炎：慢性甲状腺炎加重为亚急性甲状腺炎

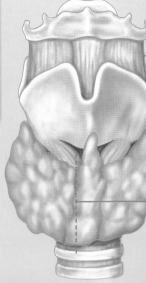

正常甲状腺

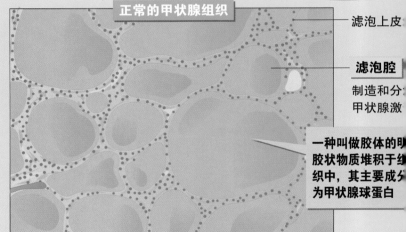

正常的甲状腺组织

滤泡上皮

滤泡腔

制造和分甲状腺激

一种叫做胶体的胶状物质堆积于组织中，其主要成分为甲状腺球蛋白

■图6-5　甲状腺炎的种类与发病机制

甲状腺炎

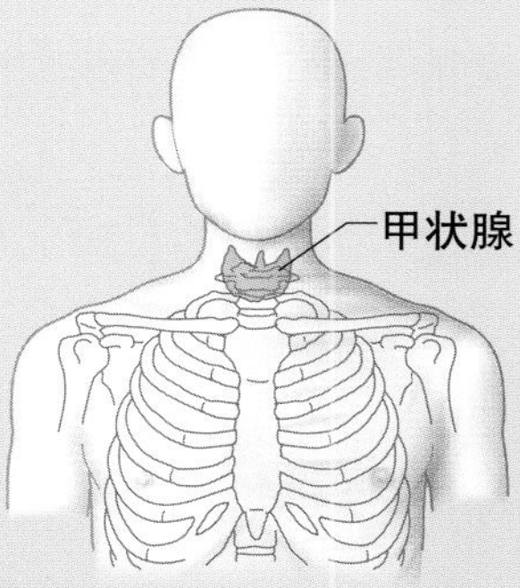

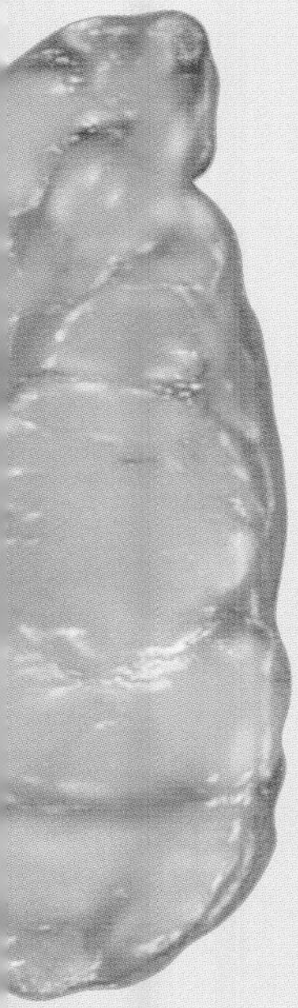

切面

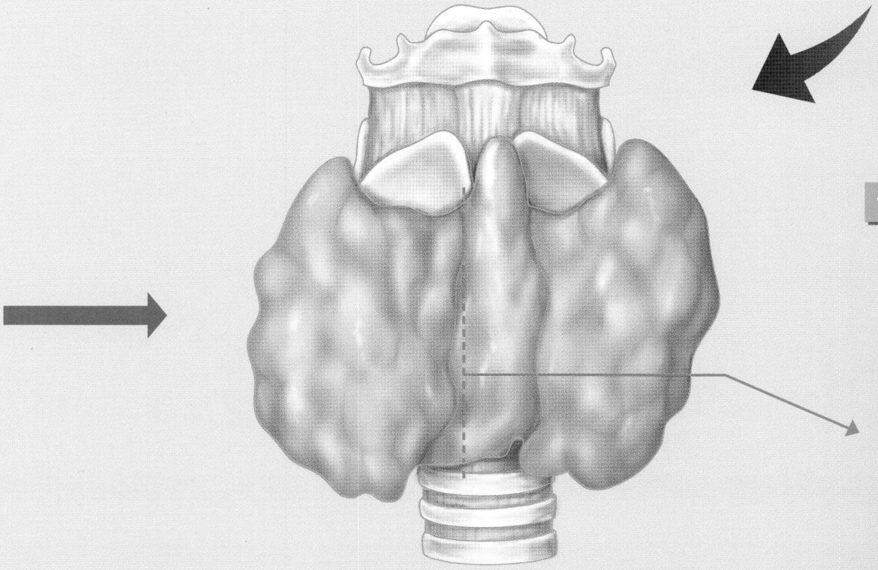

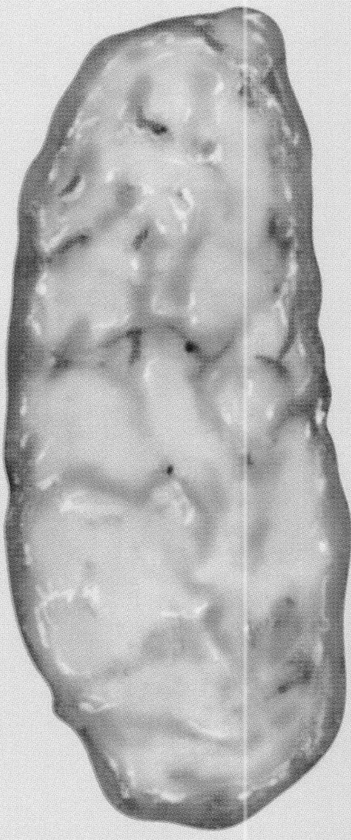

切面（慢性甲状腺炎）

整体呈白色肿大

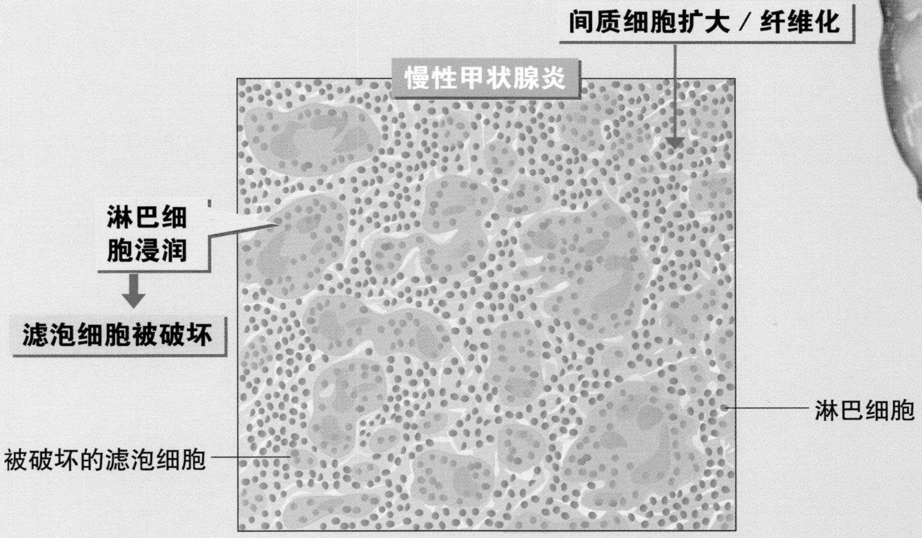

间质细胞扩大／纤维化

慢性甲状腺炎

淋巴细胞浸润

↓

滤泡细胞被破坏

淋巴细胞

被破坏的滤泡细胞

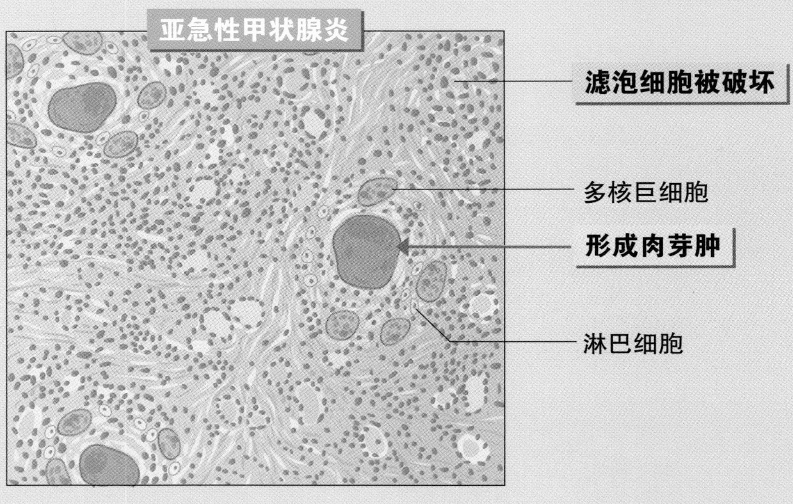

亚急性甲状腺炎

滤泡细胞被破坏

多核巨细胞

形成肉芽肿

淋巴细胞

57

症状MAP

不论何种甲状腺炎，其共同症状为甲状腺肿大。

Ⅰ.慢性甲状腺炎

症状

● 可观察到弥漫性甲状腺肿大，病情加重时肿大的部分会变得硬而有弹性或表面不平整，患者会于颈部感到压迫感或不适感。

● 大部分患者的甲状腺功能仍可维持，但约10%的患者会有甲状腺功能减退的情形，其症状包括没力气、易感到疲劳、眼睑水肿、畏寒、记忆力衰退、便秘、动作缓慢和嗜睡倾向，也可能合并无痛型甲状腺炎而出现甲状腺中毒症状（频脉、体重减轻、手指震颤、发汗增加等）。

Ⅱ.亚急性甲状腺炎

症状

● 主要症状为痛性甲状腺炎，前驱症状为上呼吸道感染，可伴随颈部的自发性疼痛、压痛和吞咽疼痛，有时会发生39℃高热以及从耳郭到头部的放射性疼痛，疼痛常会逐渐转移至对侧。

Ⅲ.无痛型甲状腺炎

症状

● 可观察到轻度弥漫性甲状腺肿大。和葛瑞夫兹病相比，其甲状腺中毒症状（心悸、频脉、多汗、易感到疲劳）较轻微，3个月左右便能自然缓解。

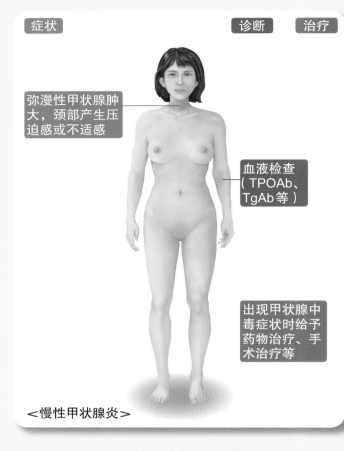

症状　　　诊断　　治疗

弥漫性甲状腺肿大，颈部产生压迫感或不适感

血液检查（TPOAb、TgAb等）

出现甲状腺中毒症状时给予药物治疗、手术治疗等

<慢性甲状腺炎>

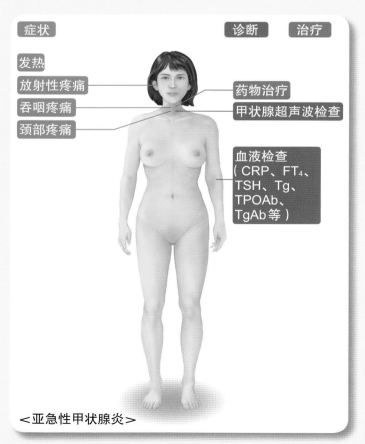

症状　　　诊断　　治疗

发热
放射性疼痛
吞咽疼痛
颈部疼痛

药物治疗
甲状腺超声波检查

血液检查（CRP、FT₄、TSH、Tg、TPOAb、TgAb等）

<亚急性甲状腺炎>

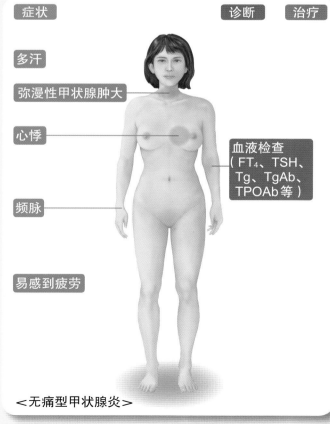

症状　　　诊断　　治疗

多汗
弥漫性甲状腺肿大

心悸

血液检查（FT₄、TSH、Tg、TgAb、TPOAb等）

频脉

易感到疲劳

<无痛型甲状腺炎>

诊断MAP

根据各疾病的诊断指南所定之抗甲状腺过氧化酶抗体、抗抗甲状腺球蛋白抗体、TSH、FT₄等的检查值来进行诊断。

Ⅰ.慢性甲状腺炎

诊断、检查值

● 慢性甲状腺炎诊断指南如表6-4所示。若观察到弥漫性甲状腺肿大，且TPOAb或TgAb任一项阳性时即可确诊；若抗体阴性但症状表现疑似桥本甲状腺炎时，可以根据细胞学检查确认淋巴细胞浸润的情形。

● 甲状腺超声波检查可观察到不均匀的低回声波带。

■ 表6-4　慢性甲状腺炎诊断指南

1.）临床表现
　　弥漫性甲状腺肿大，但并非因葛瑞夫兹病或其他原因所引发
2.）检查所见
　　a.抗甲状腺微粒抗体（或抗甲状腺过氧化酶抗体，TPOAb）阳性
　　b.抗甲状腺球蛋白抗体（TgAb）阳性
　　c.细胞学检查发现淋巴细胞浸润
3.）诊断
　　符合1.）和2.）中的一项或以上
〔附注〕
1. 无其他病因的原发性甲状腺功能减退症可怀疑是慢性甲状腺炎（桥本甲状腺炎）
2. 虽无甲状腺功能异常和甲状腺肿大的情形，但抗甲状腺微粒抗体／抗甲状腺过氧化酶抗体呈阳性时，可怀疑是慢性甲状腺炎（桥本甲状腺炎）
3. 自体抗体呈阳性的甲状腺腺瘤需考虑可能合并有慢性甲状腺炎（桥本甲状腺炎）和肿瘤
4. 甲状腺超声波检查发现内部呈不均匀的低回声波带时，非常有可能是慢性甲状腺炎（桥本甲状腺炎）

Ⅱ.亚急性甲状腺炎

诊断、检查值

● 亚急性甲状腺炎（急性期）诊断指南如表6-5所示。急性期可观察到红细胞沉降率激增、CRP值偏高、FT₄值偏高或TSH值偏低、甲状腺球蛋白（Tg）值偏高的情形。病程中也可能观察到TPOAb、TgAb、TSH受体抗体（TRAb）暂时出现阳性。

● 甲状腺超声波检查可发现和压痛（炎症）部位一致的低回声波带，甲状腺闪烁造影则发现¹³¹I摄取率降低。

● 急性期因甲状腺滤泡被破坏，贮存于其中的甲状腺激素大量释出至血液中而导致甲状腺中毒症状，尔后滤泡内的甲状腺激素耗竭，便转变为甲状腺功能减退症。随着滤泡的修复，甲状腺功能通常在2~4个月后恢复正常。

■ 表6-5　亚急性甲状腺炎〔急性期〕诊断指南

1.）临床表现
　　有痛型甲状腺腺瘤
2.）检查所见
　　a.CRP或红细胞沉降率值偏高
　　b.游离T₄（FT₄）值偏高，TSH值偏低
　　c.甲状腺超声波检查发现与疼痛部位一致的低回声波带
3.）诊断
　　a.亚急性甲状腺炎：符合1.）和2.）的所有项目
　　b.疑似亚急性甲状腺炎：符合1.）和2.）中的a、b
　　c.排除桥本甲状腺炎急性发作、出血至囊泡、急性化脓性甲状腺炎、甲状腺未分化癌
〔附注〕
1. 有时会出现上呼吸道感染的前驱症状，发生高热的情形也不少
2. 甲状腺疼痛有时会转移到对侧
3. 抗甲状腺自体抗体一般呈阴性，但病程中有时也可能呈轻度阳性反应
4. 细胞学检查可观察到多核巨细胞，但并无肿瘤细胞或桥本甲状腺炎特有的症状
5. 急性期甲状腺的放射性碘（或锝）摄取率下降

Ⅲ.无痛型甲状腺炎

诊断、检查值

● 无痛型甲状腺炎诊断指南如表6-6所示。几乎所有的此症患者皆有FT₄值偏高或TSH值偏低、Tg值偏高、TgAb或TPOAb阳性的情形。甲状腺超声波检查显示弥漫性低回声波带，甲状腺闪烁造影则发现¹³¹I摄取率降低。

■ 表6-6　无痛型甲状腺炎诊断指南

1.）临床表现
　　a.无伴随甲状腺疼痛的甲状腺中毒症
　　b.甲状腺中毒症状通常在3个月以内会自然缓解
2.）检查所见
　　a.游离T₄（FT₄）值偏高
　　b.TSH值偏低
　　c.抗TSH受体抗体（TRAb）阴性
　　d.甲状腺的放射性碘（或锝）摄取率下降
3.）诊断
　　a.无痛型甲状腺炎：符合1.）和2.）的所有项目
　　b.疑似无痛型甲状腺炎：符合1.）的所有项目和2.）的a、b、c
　　c.排除甲状腺激素摄取过度者
〔附注〕
1. 于病程中可能引发慢性甲状腺炎（桥本甲状腺炎）或葛瑞夫兹病
2. 有时可能于产后数个月发病
3. 多为轻度甲状腺中毒症状
4. 有时在疾病初期甲状腺中毒症状未被发现，之后因发生暂时性甲状腺功能减退症才发现有异常
5. 少数患者抗TSH受体抗体阳性

Key word 🗝

● 弥漫性甲状腺肿大和结节性甲状腺肿大
甲状腺肿大的状态称为甲状腺肿，整个甲状腺肿大时称为弥漫性甲状腺肿大，只有部分甲状腺肿大时则称为结节性甲状腺肿大。

针对亚急性甲状腺炎的炎症及疼痛须对症下药，然而慢性甲状腺炎或无痛型甲状腺炎未出现甲状腺中毒症状时，则无治疗之必要。

治疗方针

- 大多数甲状腺炎在数月内会自然缓解，故无治疗之必要。
- 针对亚急性甲状腺炎的剧烈疼痛和炎症症状，须给予非类固醇抗炎药物或肾上腺皮质激素。

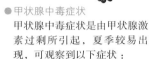

- **甲状腺中毒症状**

  甲状腺中毒症状是由甲状腺激素过剩所引起，夏季较易出现，可观察到以下症状：

  ○ 全身症状：疲倦感、怕热、低热、体重减轻、焦虑不安、神经质、发汗过多、性欲减退、无月经、不孕等

  ○ 循环系统症状：心悸、频脉等

  ○ 消化系统症状：食欲亢进、软便或腹泻等

  ○ 肌肉神经症状：手指震颤、肌力降低等

Ⅰ.慢性甲状腺炎

治疗

- 大多数患者的甲状腺功能正常，故无治疗之必要；若合并有甲状能功能减退症或无痛型甲状腺炎所导致的甲状腺中毒症状，则须针对症状进行治疗。

Ⅱ.亚急性甲状腺炎

治疗

- 因通常在数月后就会恢复正常，故基本上只需视炎症和疼痛的情形对症下药。轻症患者可给予非类固醇抗炎药物，重症患者则给予肾上腺皮质激素。使用激素数天后症状便会减轻，但若急速减少给药量可能会使症状复发，故应在2~3个月内逐渐减量。此外，在甲状腺中毒症状严重时可给予β受体抑制剂。

Px 处方范例 ）轻症患者给予1），重症患者给予2），心悸严重时则给予3）

1）Aspirin 片（0.5g）：2片/次，3次/日　←非类固醇抗炎药物

2）Predonine 片（5mg）：开始给药时为4片/日（早餐后顿服），之后每2周减量1片/日，2个月后停止给药　←肾上腺皮质激素

3）Inderal 片（10mg）：1片/次，3次/日，分3次服用　←β受体抑制剂

■ 表6-7　亚急性甲状腺炎的主要治疗药物

分类	一般名称	主要商品名称	药效机制	主要不良反应
非类固醇抗炎药物	Aspirin（阿司匹林）	Aspirin（阿司匹林）	抑制前列腺素合成、抗炎、解热镇痛作用	再生障碍性贫血、阿司匹林诱发的气喘
肾上腺皮质激素	Prednisolone	Predonine（普力多宁）Prednisolone	抗发炎、抗过敏、免疫抑制作用	可诱发感染、糖耐量异常、胃溃疡
β受体抑制剂	Propranolol	Inderal（思特来）	交感神经β受体阻断作用	心动过缓、房室传导阻滞、心力衰竭

Ⅲ.无痛型甲状腺炎

治疗

- 原则上不需治疗，甲状腺中毒症状严重时可给予β受体抑制剂（Inderal），甲状腺功能持续减退时则予以补充甲状腺激素（Thyradin-S）。

Px 处方范例 ）心悸严重时

- Inderal 片（10mg）：1片/次，3次/日　←β受体抑制剂

Px 处方范例 ）甲状腺功能持续减退时，给予高龄患者、合并冠心病或心律不齐的患者1）的药物，其他则给予2）的药物

1）Thyradin-S 片：起始给药量为12.5μg/d（顿服）或25μg/d（分2次服用），每2~4周增量12.5~25μg/d　←甲状腺激素制剂（T4）

2）Thyradin-S 片：起始给药量为50μg/d（顿服），每2~4周增量25~50μg/d　←甲状腺激素制剂（T4）

■ 表6-8　无痛型甲状腺炎的主要治疗药物

分类	一般名称	主要商品名称	药效机制	主要不良反应
β受体抑制剂	Propranolol	Inderal（思特来）	阻断交感神经β受体	心动过缓、房室传导阻滞、心力衰竭
甲状腺激素制剂	Sodium levothyroxine（L-甲状腺素钠水合物）	Thyradin-S	补充甲状腺激素（T4）	心绞痛、肝功能损害

C. 库欣病

<table>
<tr><td>病因</td><td>●因脑垂体肿瘤导致促肾上腺皮质激素（ACTH）分泌亢进，使血中皮质醇（cortisol）浓度过高。</td></tr>
</table>

流行病学

- 男女发病率之比为 1∶4~5，以 40~60 岁的中老年女性为多，少数为 15 岁以下的患者。
- 40% 的库欣综合征会演变为库欣病。
- 若不予以适当治疗则预后不良。

病理学

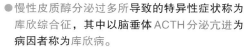

- 慢性皮质醇分泌过多所导致的特异性症状称为库欣综合征，其中以脑垂体 ACTH 分泌亢进为病因者称为**库欣病**。
- **脑垂体肿瘤**（通常为 10mm 以下的微小腺瘤）过度分泌 ACTH 时可引发两侧肾上腺肿大，并出现皮质醇及雄激素（androgen）过多的状态。

病理
MAP
p.62

症状

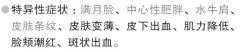

- **特异性症状**：满月脸、中心性肥胖、水牛肩、皮肤条纹、皮肤变薄、皮下出血、肌力降低、脸颊潮红、斑状出血。
- **非特异性症状**：皮质醇分泌过多所导致的高血压、糖耐量异常、骨质疏松症、水肿、精神异常，雄激素分泌过多所导致的月经异常、多毛、痤疮等。

症状
MAP
p.64

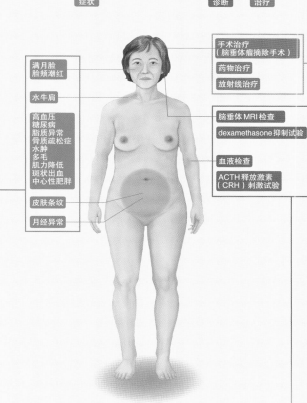

症状　　　　　诊断　治疗

满月脸
脸颊潮红

水牛肩

高血压
糖尿病
脂质异常
骨质疏松症
水肿
多毛
肌力降低
斑状出血
中心性肥胖

皮肤条纹

月经异常

手术治疗
（脑垂体瘤摘除手术）
药物治疗
放射线治疗

脑垂体 MRI 检查
dexamethasone 抑制试验

血液检查
ACTH 释放激素
（CRH）刺激试验

诊断

诊断
MAP
p.65

- **诊断标准**：以日本厚生劳动省 2009 年度所修订的《库欣病诊断及治疗指南》为准。
- **主要症状**：观察到特异性症状与非特异性症状各一种以上。
- **检查所见**：血 ACTH 与皮质醇值（同时测量）正常至偏高，尿游离皮质醇值正常至偏高。
- **诊断**：若符合以上情形，再进行**筛检**（夜间小剂量 dexamethasone 抑制试验、24 小时血皮质醇变化、desmopressin 试验）和确诊检查（CRH 试验、一晚高剂量 dexamethasone 抑制试验、影像学检查、选择性静脉窦采血）。

治疗

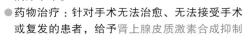

- **手术治疗**：第一选择为经由蝶窦进行脑垂体瘤摘除手术。
- **药物治疗**：针对手术无法治愈、无法接受手术或复发的患者，给予肾上腺皮质激素合成抑制剂（metyrapone、mitotane 等）。
- **放射线治疗**：手术效果不大或无法进行手术时可以脑部伽马机等定位进行放射线照射。因此疗法至效果出现所需时间较长，故也可考虑并用药物疗法或肾上腺摘除手术。

治疗
MAP
p.66

6
甲状腺功能减退症、甲状腺炎、库欣病、爱迪生病、肾上腺危象

病理 MAP

库欣病的原发病因为脑垂体过度分泌ACTH，从而导致脑垂体腺瘤。

● 糖皮质激素（皮质醇）是肾上腺皮质激素的一种，当其呈现慢性分泌过多的状态时就会引发具特异性症状的库欣综合征。属于其次分类的库欣病的病因为制造促肾上腺皮质激素（ACTH）的脑垂体前叶细胞增生为肿瘤，从而引起高皮质醇血症，其肿瘤通常为10mm以下的微小腺瘤。其他还有异位性ACTH肿瘤及肾上腺肿瘤等，皆可引起库欣综合征。

● 脑垂体瘤引发的ACTH过度分泌会导致两侧肾上腺肿大，出现皮质醇和雄激素分泌过多的症状。

流行病学、预后

● 好发于40~60岁的中老年女性，男女发病率之比为1：4~5，少数为15岁以下的患者。10%的脑垂体瘤患者会发生库欣病，而40%的库欣综合征由脑垂体瘤所致。

ACTH分泌过多会使皮质醇分泌过多，产生特殊的脂肪沉积

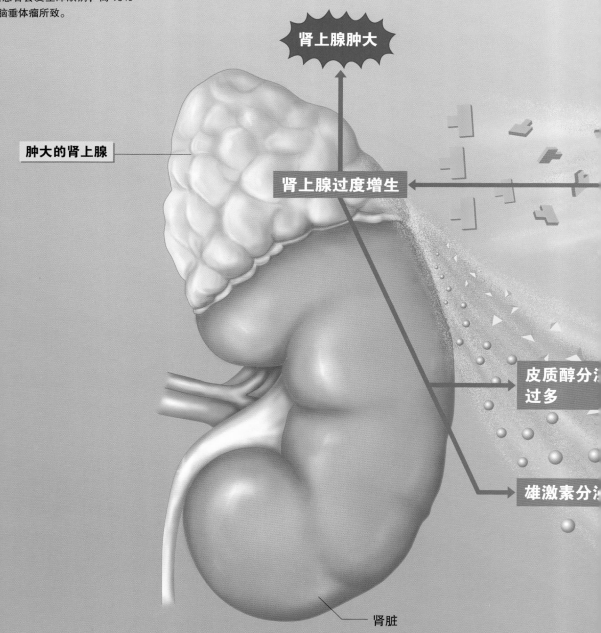

肾上腺肿大

肿大的肾上腺

肾上腺过度增生

皮质醇分泌过多

雄激素分泌

肾脏

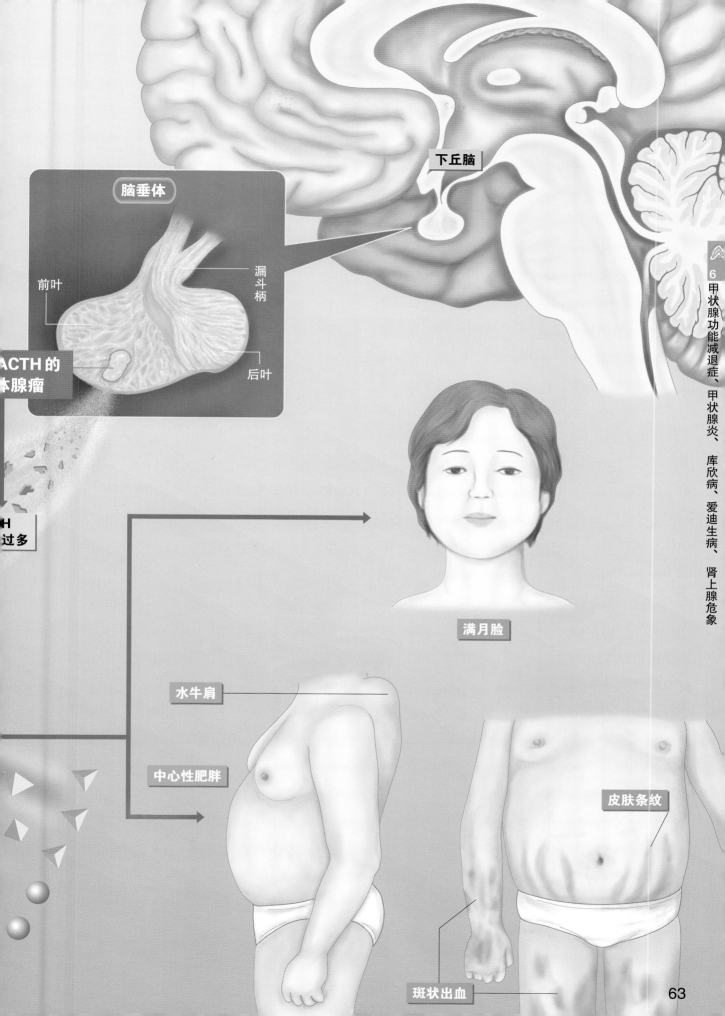

脑垂体

前叶

漏斗柄

后叶

ACTH 的
体腺瘤

下丘脑

H
过多

满月脸

水牛肩

中心性肥胖

皮肤条纹

斑状出血

出现满月脸、中心性肥胖、水牛肩、皮肤条纹等因皮质醇和雄激素分泌过多所导致的症状。

症状

● ACTH分泌过多的结果为皮质醇过多所引发的高血压、糖尿病、脂质异常症、骨质疏松症、水肿，以及雄激素过多所引发的多毛和月经异常。

症状

■表6-9　皮质醇/雄激素过多所导致的症状

	症状	发病机制
皮质醇过多	满月脸、中心性肥胖	体脂肪分布异常
	高血压	矿物性皮质素（mineral corticoid）的作用导致水钠潴留
	水牛肩	体脂肪分布异常
	红色皮肤条纹	蛋白质异化作用亢进使皮肤变薄，急速肥胖造成真皮层扩张
	水肿	类似矿物性皮质素（mineral corticoid）的作用
	肌肉萎缩	蛋白质异化作用亢进使肌力降低
	骨质疏松症	抑制骨质新生
	尿路结石	维生素D作用受抑制使肠道的钙质吸收减少，尿中的钙质排泄亢进
	糖尿病	糖异生亢进，胰岛素抵抗增加
	皮下出血、紫斑	血管壁的异化作用
	精神症状	中枢神经系统兴奋性大增
	易受感染	抑制免疫反应
雄激素过多	月经异常	抑制黄体生成素（LH）分泌
	多毛、痤疮	雄性化作用

满月脸
脸颊潮红

水牛肩

高血压
糖尿病
脂质异常症
骨质疏松症
水肿
多毛
肌力降低
斑状出血
中心性肥胖

皮肤条纹

月经异常

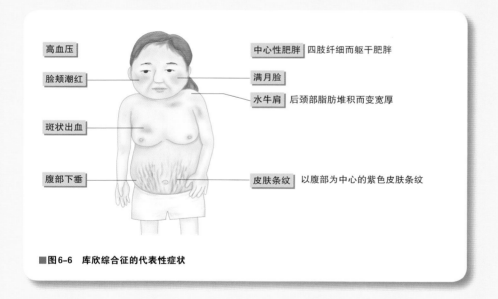

高血压

脸颊潮红

斑状出血

腹部下垂

中心性肥胖 ｜ 四肢纤细而躯干肥胖

满月脸

水牛肩 后颈部脂肪堆积而变宽厚

皮肤条纹 以腹部为中心的紫色皮肤条纹

■图6-6　库欣综合征的代表性症状

若发现库欣综合征的特异性症状与血皮质醇浓度上升的情形，须进一步做内分泌检查（dexamethasone抑制试验、ACTH释放激素刺激试验）和脑垂体MRI检查等确定诊断，再进行库欣综合征的鉴别诊断。

诊断　　　治疗

手术治疗
（脑垂体瘤摘除手术）

药物治疗

放射线治疗

脑垂体MRI检查

dexamethasone抑制试验

血液检查

ACTH释放激素
（CRH）刺激试验

诊断、检查值

● 诊断

● 库欣综合征的鉴别诊断流程如图6-7所示。若有库欣综合征的特异性症状，再加上尿游离皮质醇值偏高、小剂量（0.5mg）dexamethasone抑制试验显示皮质醇控制不良、夜间血皮质醇值偏高等情形，即可确诊为库欣综合征。

● 库欣病患者血中ACTH浓度为正常至偏高（ACTH依赖性）；若血中ACTH浓度偏低（ACTH非依赖性），则怀疑有肾上腺性库欣综合征，可往肾上腺病变的方向做进一步检查。若在脑垂体MRI检查中观察到肿瘤，夜间大剂量（8mg）dexamethasone抑制试验显示皮质醇浓度减少至基本值的50%以下，且ACTH释放激素刺激试验显示血ACTH浓度增加至基本值的1.5倍以上，即可诊断为库欣病。此外，若须与异位性ACTH综合征相鉴别，则施行下锥静动脉窦（IPS）或海绵状静脉窦（CS）采血，再配合影像学检查的结果来确认是否存在脑垂体腺瘤。

● 检查值

● 一般检查：显示中性粒细胞增加、嗜酸性粒细胞及淋巴细胞减少、低钠血症、代谢性碱中毒、高血糖、LDL胆固醇增加、HDL胆固醇减少、凝血功能亢进。

● 内分泌检查：血ACTH和皮质醇浓度（同时测量）正常至偏高、尿游离皮质醇浓度偏高、夜间血皮质醇浓度偏高。

● 影像学检查：用1.5特斯拉（tesla）的脑垂体MRI造影可观察到肿瘤的存在（检出率为60%~80%）。

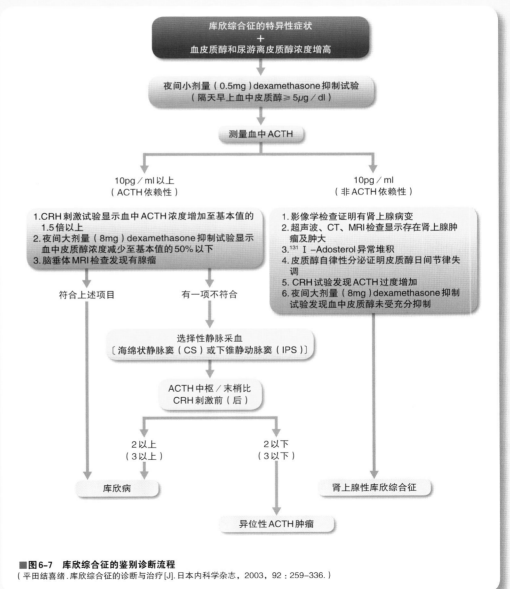

■图6-7　库欣综合征的鉴别诊断流程
（平田结喜绪.库欣综合征的诊断与治疗[J].日本内科学杂志，2003，92：259-336.）

治疗MAP

库欣病治疗的第一选择为脑垂体腺瘤摘除手术。

● 经蝶窦脑垂体腺瘤摘除术为治疗的第一选择（治愈率为75%~90%）；对于手术无法治愈、无法接受手术或复发的患者，则给予放射线治疗或药物治疗（表6-10）。

■表6-10 库欣病的主要治疗药物

分类	一般名称	商品名称	药效机制	主要不良反应
肾上腺皮质激素合成抑制剂	Metyrapone	Metopirone	11β-hydroxylase（11β-羟化酶）的特异性抑制作用	消化系统症状
	Mitotane	Opeprim	肾上腺皮质细胞毒作用	消化系统症状、中枢神经症状、肝损害

药物治疗

Px 处方范例

1）Metopirone胶囊（250mg）：1粒/次，4次/日 ←肾上腺皮质激素合成抑制剂

2）Opeprim胶囊（500mg）：1粒/次，3次/日 ←肾上腺皮质激素合成抑制剂

放射线治疗

● 执行脑部伽马机定位的放射线照射（缓解率为80%）。因此疗法至效果出现的所需时间较长，故也可考虑并用药物疗法或肾上腺摘除手术。

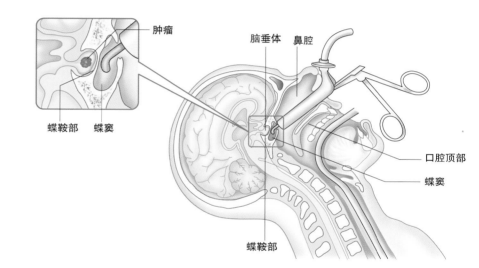

经由鼻腔和蝶窦摘除脑垂体腺瘤的方法

■图6-8 脑垂体腺瘤摘除手术

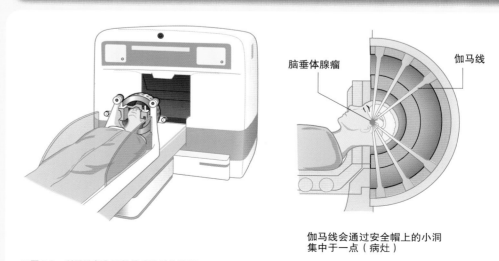

伽马线会通过安全帽上的小洞集中于一点（病灶）

■图6-9 利用脑部伽马机治疗脑垂体腺瘤

D. 爱迪生病

● 因结核、恶性肿瘤转移至肾上腺、肾上腺出血或梗死、感染所引发，使肾上腺产生特发性萎缩（自身免疫性）。

〔加重因子〕压力、感染性疾病。

● 男女发病率之比为 1：1，以 50~60 岁为多发。

● 特发性患者有不断增加的倾向（42%），而结核性患者也不在少数（37%）。

〔预后〕除了恶性肿瘤转移所造成的情形外，基本上预后良好。

● 由于两侧肾上腺皮质被破坏，导致肾上腺皮质激素慢性匮乏的状态。

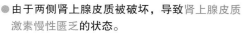

● 肾上腺皮质分为球状带、束状带、网状带三层，它们分别合成醛固酮、皮质醇和雄激素。

● 特发性肾上腺萎缩：90% 以上的肾上腺萎缩或破坏，因皮质醇浓度降低而导致促肾上腺皮质激素（ACTH）分泌增加，患者全身皮肤有色素沉着的情形。

● 自身免疫性多腺体综合征：Ⅰ型患者可出现甲状旁腺功能减退症，且合并有皮肤黏膜念珠菌病（HAM 综合征）；Ⅱ型患者则合并有桥本甲状腺炎（Schmidt syndrome）。

症状　并发症　　　诊断　治疗

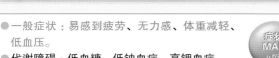

恶心、呕吐
食欲不振

色素沉着

腋毛脱落

阴毛脱落

精神症状
易感到疲劳
无力感
体重减轻
没力气

低血压
低血糖
低血钠症
高钾血症

急性肾上腺危象

药物治疗

血液检查
免疫学检查

ACTH 释放激素
（CRH）刺激试验

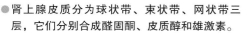

● 一般症状：易感到疲劳、无力感、体重减轻、低血压。

● 代谢障碍：低血糖、低钠血症、高钾血症。

● 生殖系统症状：腋毛、阴毛脱落，月经稀少或闭经。

● 皮肤：色素沉着。

● 消化系统症状：恶心、呕吐、食欲不振。

● 神经精神症状：淡漠、不安、抑郁。

〔并发症〕

● 急性肾上腺危象：因感冒等传染性疾病所引发。

● 一般检查：低钠血症、高钾血症、血尿素氮偏高、嗜酸性粒细胞增多、低血糖、正常细胞性贫血、代谢性酸中毒。

● 内分泌检查：肾素活性偏高、皮质醇浓度偏低、ACTH 值偏高、尿 17-OHCS 值偏低、尿 17-KS 值偏低、抗肾上腺皮质抗体阳性。

● ACTH 释放激素刺激试验：静脉注射 ACTH 后评估肾上腺皮质的储备功能。此试验为确诊不可或缺的检查。

● 须终身补充糖皮质激素，以速效型糖皮质激素（hydrocortisone）为主。一般来说，在发热或压力大的时候须增加服药量。产生色素沉着时使用长效型糖皮质激素（dexamethasone），低钠血症、低血压时则给予矿物性糖皮质激素（fludrocortisone）。

6 甲状腺功能减退症、甲状腺炎、库欣病、爱迪生病、肾上腺危象

病理MAP

爱迪生病是指两侧肾上腺皮质萎缩或破坏所导致的肾上腺皮质激素慢性匮乏状态。

- 肾上腺皮质分为球状带、束状带、网状带三层，它们分别合成醛固酮、皮质醇和雄激素。
- 爱迪生病为肾上腺病变所引发的肾上腺皮质激素慢性匮乏状态。
- 由于90%以上的肾上腺萎缩或破坏，导致血中皮质醇浓度降低，促肾上腺皮质激素（ACTH）分泌增加，患者全身皮肤有色素沉着的情形。

病因、加重因子

- 病因包括结核、恶性肿瘤（乳腺癌、肺癌、胃癌、大肠癌、恶性淋巴瘤、恶性黑色素瘤等）转移至肾上腺、肾上腺出血或梗死、感染（真菌、巨细胞病毒、艾滋病等），导致肾上腺萎缩或破坏。
- 特发性爱迪生病属于自身免疫性疾病，患者血中存在抗肾上腺皮质抗体。
- 可能是自身免疫性多腺体综合征（PAS）的一种状态。若合并有甲状旁腺功能减退症、皮肤黏膜念珠菌病等，称为Ⅰ型（HAM综合征）；若合并有桥本甲状腺炎、性腺功能减退、1型糖尿病等，则称为Ⅱ型（Schmidt syndrome）。

流行病学、预后

- 男女发病率之比为1：1，以50~60岁为多见。日本和欧美一样，特发性爱迪生病患者有不断增加的倾向（42%），而结核性爱迪生病患者的数量一直以来都不在少数（37%）。

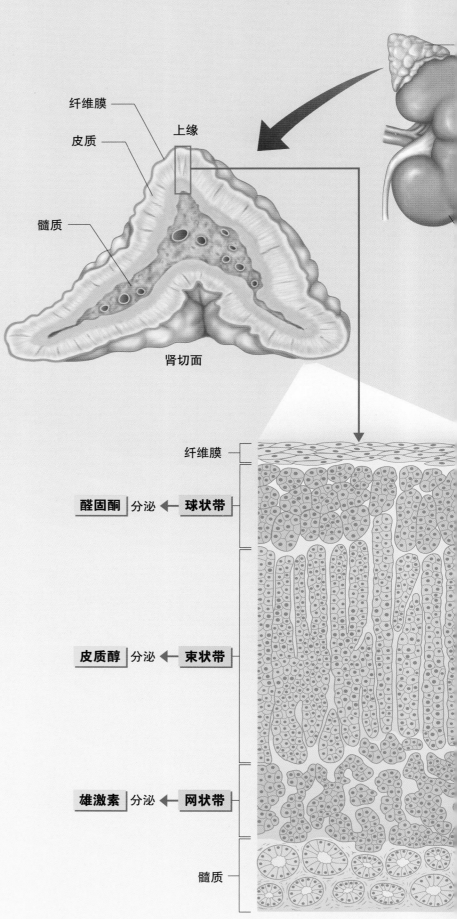

纤维膜

皮质

上缘

髓质

肾切面

醛固酮　分泌 ← 球状带

皮质醇　分泌 ← 束状带

雄激素　分泌 ← 网状带

髓质

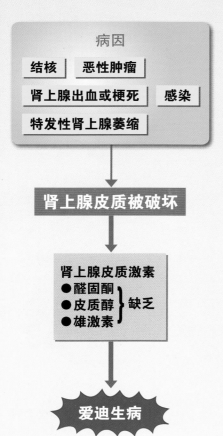

病因

结核	恶性肿瘤
肾上腺出血或梗死	感染
特发性肾上腺萎缩	

↓

肾上腺皮质被破坏

↓

肾上腺皮质激素
- 醛固酮
- 皮质醇 ⎫ 缺乏
- 雄激素

↓

爱迪生病

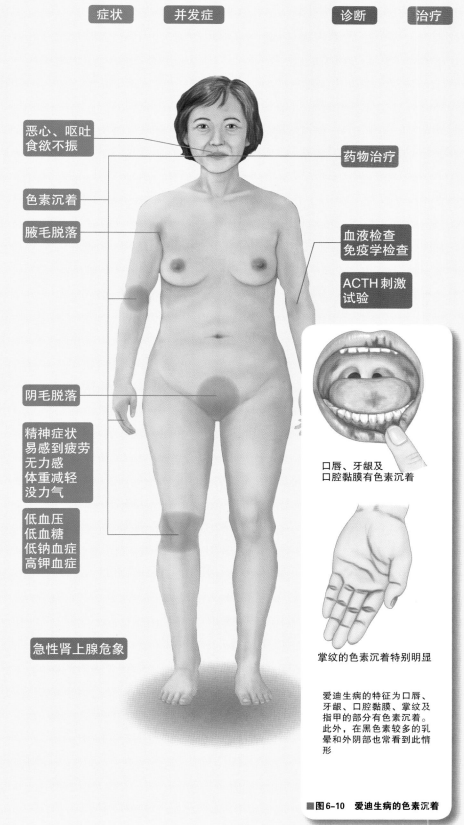

爱迪生病

症状MAP

肾上腺皮质激素缺乏可导致易疲劳感、体重减轻、血压降低等，且可观察到促肾上腺皮质激素（ACTH）浓度偏高所引发的色素沉着。

症状

缺乏特异性症状，但可观察到全身代谢失调的现象（易疲劳感、无力感、体重减轻、低血压），如糖代谢异常（低血糖）、电解质异常（低钠血症、高钾血症）、雄激素分泌减少（腋毛、阴毛脱落）、色素沉着（于皮肤、关节、甲床、口腔内），并出现消化系统症状（恶心、呕吐、食欲不振）、神经精神症状（淡漠、不安、抑郁）等。

并发症

可因感冒等传染性疾病而导致急性肾上腺危象。

爱迪生病

诊断MAP

除了临床症状的观察、一般血液检查和内分泌检查外，还要加上ACTH刺激试验评估肾上腺皮质的预备功能，以确定诊断。

诊断、检查值

诊断方法

可根据临床症状与一般检查初步判断是否为爱迪生病，但由于疾病的进展常相当缓慢，难以由非特异性的症状来进行早期诊断，因此可用ACTH刺激试验来评估肾上腺皮质的预备功能以利确诊。

检查值

一般血液检查：低钠血症、高钾血症、高尿氮血症、嗜酸性粒细胞增加、低血糖、正常细胞性贫血、代谢性酸中毒。

内分泌检查：早晨血皮质醇浓度偏低、血ACTH浓度偏高、尿游离皮质醇减少、尿17-OHCS值偏低、尿17-KS值偏低、抗肾上腺皮质抗体阳性。

ACTH刺激试验：进行合成ACTH（Cortrosyn250μg）的静脉注射。

注射ACTH后0、30、60分钟各抽取血清皮质醇一次，若未达最高值的18~20μg／dl或皮质醇浓度增加未达5~7μg／dl，即可诊断为肾上腺皮质功能减退症。

症状　　并发症　　诊断　　治疗

恶心、呕吐食欲不振

色素沉着

腋毛脱落

药物治疗

血液检查免疫学检查

ACTH刺激试验

阴毛脱落

精神症状易感到疲劳无力感体重减轻没力气

低血压低血糖低钠血症高钾血症

急性肾上腺危象

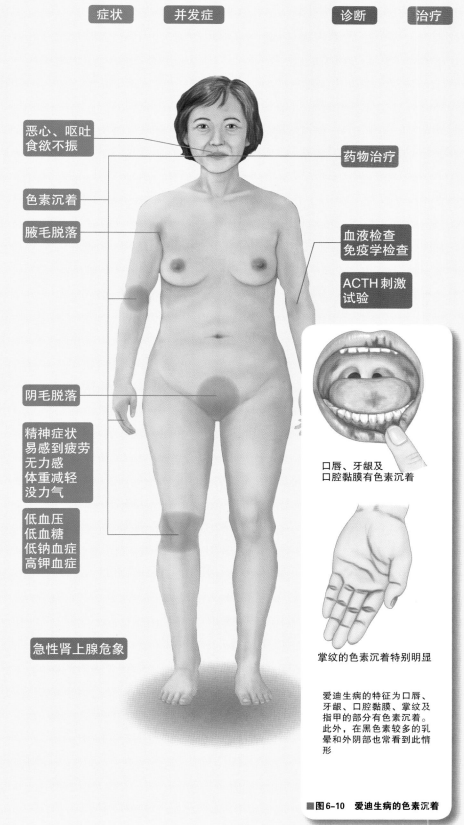

口唇、牙龈及口腔黏膜有色素沉着

掌纹的色素沉着特别明显

爱迪生病的特征为口唇、牙龈、口腔黏膜、掌纹及指甲的部分有色素沉着。此外，在黑色素较多的乳晕和外阴部也常看到此情形

■图6-10　爱迪生病的色素沉着

6 甲状腺功能减退症、甲状腺炎、库欣病、爱迪生病、肾上腺危象

69

须终身补充肾上腺皮质激素，糖皮质醇和矿物性皮质素的给药也不可或缺。

治疗方针

● 必须补充糖（葡萄糖）皮质醇，通常都是以 hydrocortisone（Cortril）的补充作为治疗。短效型糖皮质醇（cortisone、hydrocortisone）也具有矿物性皮质素的作用，而中效或长效型的糖皮质醇其矿物性皮质激素作用较低，若低钠血症和低血压的情形未改善，则须补充矿物性皮质素。为了配合24小时皮质醇浓度的变动，服用频率通常为早上1次或白天2次（早上服药量较多）。然而，早晨服用短效型糖皮质醇抑制ACTH分泌的作用较低，会出现色素沉着的情形，此时可于就寝前给予长效型皮质醇（dexamethasone），以减少此情形的发生。通常不需要再补充雄激素。

● 因发热或压力大时须增加糖皮质醇的给药量，有时可能引发急性肾衰竭，此时须针对增药给予患者良好的卫教（图6-12）。

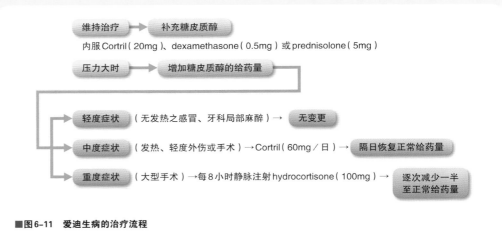

■图6-11　爱迪生病的治疗流程

■表6-11　爱迪生病的主要治疗药物

分类	一般名称	主要商品名称	药效机制	主要不良反应
糖皮质醇	hydrocortisone	Cortril	抗炎、抗过敏作用	感染性疾病加重、糖耐量异常、胃溃疡
	dexamethasone	Decadron		
矿物性皮质素	fludrocortisone acetate	Florinef	贮存水和钠	高血压、低钾血症

药物治疗

● 使用肾上腺皮质激素，有色素沉着的情形时给予 dexamethasone（Decadron），低钠血症或低血压时则给予 fludrocortisone acetate（Florinef）（表6-11）。

Px 处方范例

1）Cortril 片（10mg）：1.5~2片／日，分2次服用（早上1~1.5片，晚上0.5片）　←糖皮质醇
2）Decadron 片（0.5mg）：1片／日，（睡前）　←糖皮质醇
3）Florinef 片（0.1mg）：1片／日　←矿物性皮质素

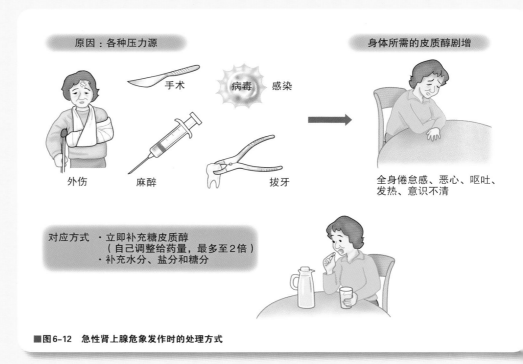

■图6-12　急性肾上腺危象发作时的处理方式

E. 肾上腺危象

病因
- 由皮质醇骤减或缺乏所引发。
- 由肾上腺本身（原发性）或下丘脑－脑垂体系统（继发性）的病变所致。

〔加重因子〕感染、外伤、手术等。

流行病学
- 爱迪生病患者的肾上腺危象发生率为37.4%。
- 诱因有感染性疾病（75%）、长期服用肾上腺皮质激素突然停药（7.5%）等。

〔预后〕若不立即抢救可能致死。

病理
- 肾上腺皮质激素骤减可引发肾上腺危象。
- 维持生命所必需的体液量及电解质平衡失调，引发低血压、低血糖、低钠血症。
- 原发性肾上腺危象：由爱迪生病、肾上腺出血、癌症转移等造成。
- 继发性肾上腺危象：由长期服用肾上腺皮质激素突然停药、单一ACTH缺乏症、泛脑垂体功能减退症等造成。

病理 MAP p.72

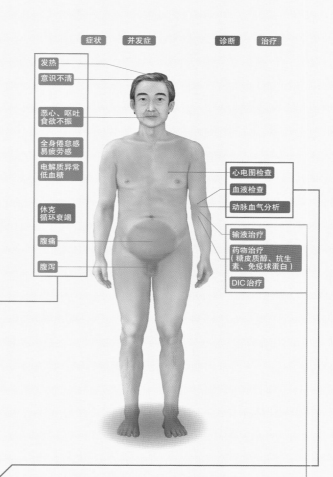

症状　并发症　诊断　治疗

发热
意识不清
恶心、呕吐食欲不振
全身倦怠感易疲劳感
电解质异常低血糖
休克循环衰竭
腹痛
腹泻

心电图检查
血液检查
动脉血气分析
输液治疗
药物治疗（糖皮质醇、抗生素、免疫球蛋白）
DIC治疗

症状
- 初始症状为全身倦怠感、易疲劳感、消化系统症状（恶心、呕吐、食欲不振、腹痛、腹泻）、发热、脱水等。
- 12小时后会出现神经精神症状（失认、误认、记忆力障碍），同时血压降低、低血糖、脱水症状持续加重，最后可能导致循环系统衰竭、休克而死亡。
- 败血症或肾上腺出血所带来的紫斑、皮下出血、发绀。

〔并发症〕
- 休克、昏迷等。

症状 MAP p.73

诊断
- 因症状不具特异性，故患者若有原因不明的意识不清或休克状态，须怀疑有罹患此症的可能性。
- 可出现低钠血症、高钾血症、血尿素氮增加、低血糖、嗜酸性粒细胞增加、代谢性酸中毒的情形。
- 也可能有贫血、高钙血症的情形。
- 血中皮质醇浓度偏低，但也可能在标准值内。

诊断 MAP p.73

治疗
- 若怀疑可能罹患此症，应立即给予治疗，不应等待ACTH和皮质醇的检查结果出来后才开始治疗。
- 一般治疗为给予皮质醇和输液；若有休克、弥散性血管内凝血（DIC）、感染性疾病等诱发因子的存在，则须同时采用针对上述情形的治疗方法。

治疗 MAP p.74

6 甲状腺功能减退症、甲状腺炎、库欣病、爱迪生病、肾上腺危象

71

病理MAP

由肾上腺皮质激素的皮质醇浓度急剧降低所引发。

- 初始症状多不具特异性，因维持生命所必需的体液量及电解质平衡失调而引发低血压、低血糖、低钠血症。患者往往存在肾上腺本身（原发性）或下丘脑–脑垂体系统（继发性）的疾病。
- 原发性肾上腺危象多因爱迪生病、肾上腺出血（Waterhouse-Friderichsen综合征）、癌症转移等引起，继发性肾上腺危象则是因中断肾上腺皮质制剂的长期服用、单一ACTH缺乏症、泛脑垂体功能减退症等造成。

病因、加重因子

- 正常情况下肾上腺每日会分泌20mg左右的皮质醇，因感染、外伤或手术等所带来压力，其分泌会增加100~300mg，作为身体对压力的防御机制。
- 罹患慢性肾上腺功能减退症时，平时患者并无自觉症状，但压力增加时便会出现急速的皮质醇分泌失调，造成皮质醇绝对分泌量的不足，或需要量增加但供给不足的相对性缺乏状态，从而引发肾上腺危象。

流行病学、预后

- 爱迪生病患者的肾上腺危象发生率为37.4%，其诱因包括感染性疾病（75%）、长期补充肾上腺皮质激素突然中断（7.5%）等。
- 若未立即接受诊断并得到适当处置可能致死。

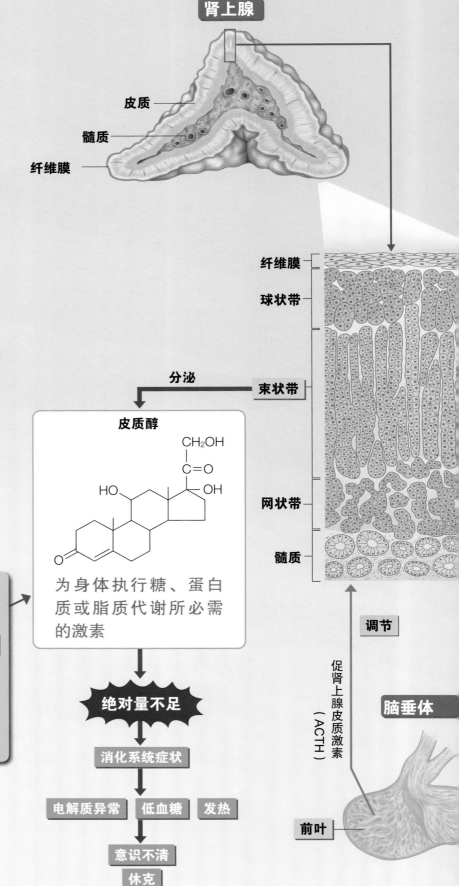

肾上腺

皮质

髓质

纤维膜

纤维膜
球状带
束状带
网状带
髓质

分泌

皮质醇

CH_2OH
$C=O$
OH
HO

为身体执行糖、蛋白质或脂质代谢所必需的激素

调节

促肾上腺皮质激素（ACTH）

脑垂体

前叶

病因

爱迪生病	肾上腺出血
癌症转移	泛脑垂体功能减退症

等

+

中断肾上腺皮质激素的长期服用

感染	外伤	压力

绝对量不足

消化系统症状

电解质异常	低血糖	发热

意识不清

休克

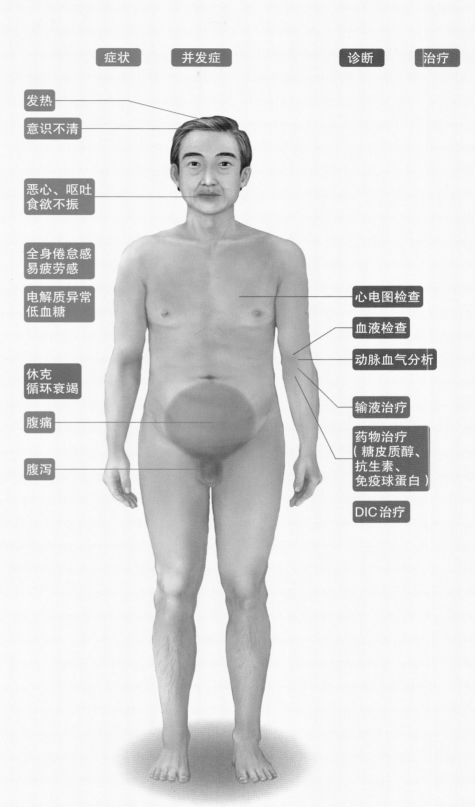

肾上腺危象的症状各式各样，不具特异性。

症状

- 初始症状为全身倦怠感、易疲劳感、消化系统症状（恶心、呕吐、食欲不振、腹痛、腹泻）、发热和脱水。
- 12小时后会出现神经精神症状（失认、误认、记忆力障碍），同时出现血压降低、低血糖、脱水症状并持续加重，最后可能导致循环衰竭、休克而死亡。
- 常有败血症或肾上腺出血所带来的紫斑、皮下出血、发绀等情形。

并发症

- 休克。

肾上腺危象

诊断MAP

出现电解质异常、低血糖、血肾上腺皮质激素减少、消化系统症状和意识不清等情况时应怀疑可能罹患此症。

诊断、检查值

- 因症状不具特异性，故患者若出现原因不明的意识不清或休克状态，须怀疑有罹患此症的可能性。
- 可出现低钠血症、高钾血症、血尿素氮增高、低血糖、嗜酸性粒细胞增加、代谢性酸中毒的情形，有时也可能有贫血、高钙血症等。一般来说，血皮质醇浓度会偏低，但也可能在标准值内，须特别注意。

症状　　　并发症　　　　　诊断　　　治疗

发热

意识不清

恶心、呕吐
食欲不振

全身倦怠感
易疲劳感

电解质异常
低血糖

休克
循环衰竭

腹痛

腹泻

心电图检查

血液检查

动脉血气分析

输液治疗

药物治疗
（糖皮质醇、
抗生素、
免疫球蛋白）

DIC治疗

6
甲状腺功能减退症、甲状腺炎、库欣病、爱迪生病、肾上腺危象

立即给予糖皮质醇静脉注射和输液，无须等待检查结果出来才开始治疗。

治疗

● 若怀疑可能罹患此症，须立即给予治疗，不应等待 ACTH 和皮质醇的检查结果出来才开始。一般治疗为给予糖皮质醇和输液；若有休克、弥散性血管内凝血综合征（DIC）、感染性疾病等诱发因子，则须同时采用针对上述情形的治疗（图 6-13）。急速补充钠可能引发桥脑中央髓鞘溶解症，须特别注意。

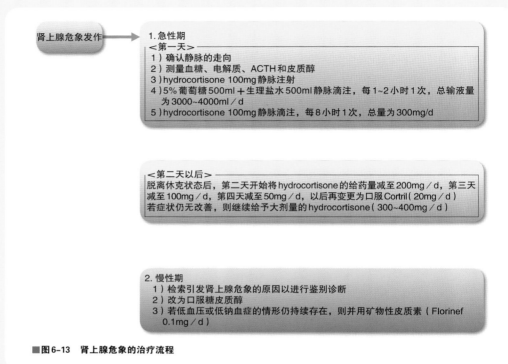

肾上腺危象发作

1. 急性期
<第一天>
1）确认静脉的走向
2）测量血糖、电解质、ACTH 和皮质醇
3）hydrocortisone 100mg 静脉注射
4）5% 葡萄糖 500ml ＋生理盐水 500ml 静脉滴注，每 1~2 小时 1 次，总输液量为 3000~4000ml／d
5）hydrocortisone 100mg 静脉滴注，每 8 小时 1 次，总量为 300mg/d

<第二天以后>
脱离休克状态后，第二天开始将 hydrocortisone 的给药量减至 200mg／d，第三天减至 100mg／d，第四天减至 50mg／d，以后再变更为口服 Cortril（20mg／d）
若症状仍无改善，则继续给予大剂量的 hydrocortisone（300~400mg／d）

2. 慢性期
1）检索引发肾上腺危象的原因以进行鉴别诊断
2）改为口服糖皮质醇
3）若低血压或低钠血症的情形仍持续存在，则并用矿物性皮质素（Florinef 0.1mg／d）

■图 6-13　肾上腺危象的治疗流程

（中野妙、泉山肇、平田结喜绪）

患者护理

调整环境，帮助患者维持日常生活的质量。向患者说明服药的必要性和不良反应，严格遵循说明书的指示以帮助患者持续服药。

依不同病期、病态、严重度所给予的护理

● 甲状腺功能减退症的治疗初期需考虑患者的心理层面，给予营养补给和排便控制，进行环境上的调整，以帮助患者维持日常生活的质量。即使在治疗后甲状腺激素的浓度已恢复至标准值范围内，且可独立进行日常生活活动，仍需让患者了解持续服药的必要性。

护理要点

诊疗上的帮助

● 因代谢率降低可能影响呼吸和循环系统，需随时注意呼吸、脉搏、血压、体温的变化，观察是否有体温降低、心动过缓、低血压或高血压、呼吸困难等情形。

● 观察患者是否有食欲不振、腹部膨胀、便秘等消化系统症状。

● 观察患者是否有全身倦怠感或疲劳感、肌力降低、没力气、神志淡漠等症状，以给予适当的护理和介入。

日常生活上的支持

● 因有强烈的倦怠感、活动度降低、力气或精神状态低下等情形，需尽可能地使患者在日常生活活动上能够自立。

● 患者常不会积极向医疗人员告知其不适，故需特别察觉其苦恼以给予帮助。

● 因有低体温、低血压、耐寒能力降低的情形，需特别注意保暖，并注意穿着和室温的调整。

● 因有明显的食欲不振和便秘倾向，故在增加食欲和排便控制上需特别注意。

● 有皮肤干燥且下肢胫骨产生按压也不留压痕的水肿（黏液性水肿）时，容易造成受伤和感染，故需特别注意保护肌肤。

● 需注意和避免行动力和注意力降低可能引发的事故。

服药指导

● 因甲状腺激素的补充为长期性的，须让患者充分理解服药的必要性和不良反应，以帮助患者持续服药。

对患者及其家属的社会心理援助

● 用浅显易懂的方式向患者及其家属说明疾病的相关信息，以帮助其消除不安和疑虑情绪。

● 倾听家属对疾病所感到的担忧以解除其负担，若患者和家属考虑利用社会资源时，则提供必要的相关情况。

出院指导、疗养指导

虽在适当的激素补充下仍能有正常的日常生活，有时需视情形给予饮食上的限制（图6-14）。

向患者说明服药的必要性和不良反应，严格遵循说明书的指示以帮助患者持续服药。

须让患者了解若有症状变化和疾病相关的不安和担心，应随时咨询专业人员。

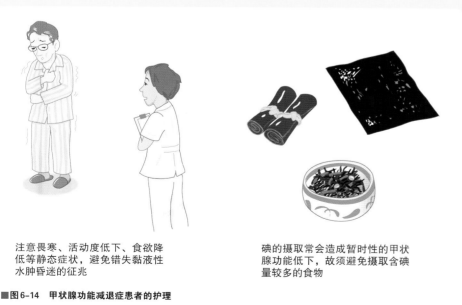

注意畏寒、活动度低下、食欲降低等静态症状，避免错失黏液性水肿昏迷的征兆

碘的摄取常会造成暂时性的甲状腺功能低下，故须避免摄取含碘量较多的食物

■图6-14 甲状腺功能减退症患者的护理

（几见智惠、酒井明子）

备忘录

7 贫血

檀和夫／有田清子

总观导览

病因

● 体内铁质缺乏（缺铁性）、红细胞异常（溶血性）、造血干细胞受损（再生障碍性）、维生素B₁₂和叶酸缺乏（巨幼细胞性）等。

〔加重因子〕饮食习惯不良、并发症。

流行病学

● 在各类贫血中，以缺铁性贫血的发病率最高。
● 再生障碍性贫血的发病率为每10万人中2.5~6人。

〔预后〕因治疗方法的不断发展，即使是再生障碍性贫血，也有90%的患者能够长期存活。

病理学

● 贫血是指体内各组织中运送氧气的红细胞不足所引发的病症。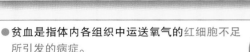
● 引发贫血的原因包括红细胞生成量减少、红细胞过度分解、红细胞流失至血管外等。
● 贫血可定义为血红蛋白降低至标准值（男性14g／dl，女性12g／dl）以下。
● 引发贫血的原因各式各样，根据其病因，贫血可分为缺铁性贫血、溶血性贫血、再生障碍性贫血、巨幼细胞性贫血等十几种。

病理 MAP p.78

症状

● 组织缺氧所致的症状：晕眩、体位性低血压、头重感、心绞痛、食欲不振、易疲劳感、全身倦怠感。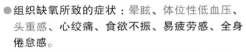
● 因氧气供应不足而引发的代偿性症状：频脉、心悸、喘不过气、过度呼吸。

〔特异性症状〕

● 缺铁性贫血：Plummer-Vinson综合征。
● 溶血性贫血：胆石症。
● 再生障碍性贫血：感染性疾病、出血、遗传性血铁沉着症（hemochromatosis）。
● 巨幼细胞性贫血：亚急性脊髓联合变性。

症状 MAP p.80

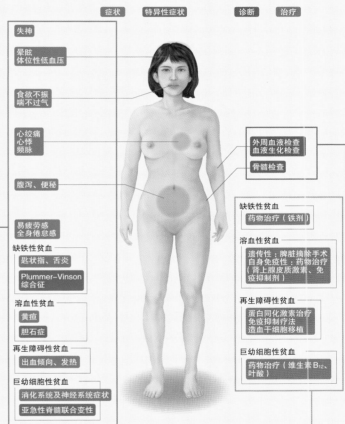

症状　特异性症状　诊断　治疗

失神

晕眩
体位性低血压

食欲不振
喘不过气

心绞痛
心悸
频脉

腹泻、便秘

易疲劳感
全身倦怠感

外周血液检查
血液生化检查

骨髓检查

缺铁性贫血
匙状指、舌炎
Plummer-Vinson综合征

溶血性贫血
黄疸
胆石症

再生障碍性贫血
出血倾向、发热

巨幼细胞性贫血
消化系统及神经系统症状
亚急性脊髓联合变性

缺铁性贫血
药物治疗（铁剂）

溶血性贫血
遗传性：脾脏摘除手术
自身免疫性：药物治疗（肾上腺皮质激素、免疫抑制剂）

再生障碍性贫血
蛋白同化激素治疗
免疫抑制疗法
造血干细胞移植

巨幼细胞性贫血
药物治疗（维生素B₁₂、叶酸）

诊断

● 若由症状表现怀疑有贫血的情形，须进行外周血液检查。
● 外周血液检查：根据平均红细胞容积和平均红细胞血红蛋白浓度，贫血可分为小细胞低色素性贫血、正细胞性贫血和大细胞性贫血三类。
● 血液生化检查：根据血清铁、总铁结合力、铁蛋白、间接胆红素、LDH、肝球蛋白、维生素B₁₂、叶酸浓度来判断贫血的类型，如缺铁性、溶血性、再生障碍性、巨幼细胞性或其他类型。
● 特殊检查：利用骨髓检查来确认巨幼细胞的变化和造血能力。

诊断 MAP p.81

治疗

● 缺铁性贫血：补充铁质（铁剂），针对造成贫血的原因进行治疗。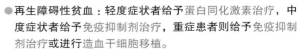
● 溶血性贫血：对遗传性溶血性贫血患者施行脾脏切除手术。若为温型自体抗体所引发的自身免疫性贫血，肾上腺皮质激素可作为优先选择，若治疗无效或有复发的情形，则给予免疫抑制剂或脾脏切除术。
● 再生障碍性贫血：轻度症状者给予蛋白同化激素治疗，中度症状者给予免疫抑制剂治疗，重症患者则给予免疫抑制剂治疗或进行造血干细胞移植。
● 巨幼细胞性贫血：若为维生素B₁₂缺乏所致，进行维生素B₁₂的肌内注射；若为叶酸缺乏所致，则给予口服叶酸制剂。

治疗 MAP p.82

病理MAP

贫血并非疾病的名称，而是指体内红细胞不足的病理状态。

- 引起贫血的原因非常多，不同原因引起的贫血有不同的名称（表7-1）。
- 健康状态下体内红细胞会平衡寿命已尽的红细胞丧失量和骨髓中的红细胞生成量，因此若有红细胞生成量减少、红细胞过度分解、红细胞流失至血管外的任一情形即可造成贫血。
- 表示红细胞数量的指标包括红细胞数、血红蛋白（hemoglobin）浓度和血细胞比容。贫血时，基本上上述指标值都会产生平行的变化，故利用它们来看是否有贫血并不会产生差错。然而，若考虑红细胞的主要功能为将经由肺呼吸而摄入体内并和血红蛋白结合的氧气搬运到各组织，则将血红蛋白较标准值低作为贫血的定义也是适当的。
- 血红蛋白的标准值依年龄和性别的不同而有所变化，大致上成年男性的血红蛋白值在14g／dl以下、成年女性的血红蛋白值在12g／dl以下即可视为贫血。
- 贫血有十几种类型（表7-1），本章就主要的四种贫血，即缺铁性贫血、溶血性贫血、再生障碍性贫血、巨幼细胞性贫血进行说明。

病因、加重因子

1）缺铁性贫血
- 由某些原因造成体内铁质（血红蛋白的原料）的缺乏所引发。
- 诸多病因中最重要的是子宫颈肥大或子宫内膜异位症所带来的月经过多和不正常出血，以及消化性溃疡或癌症等造成的慢性出血（含铁量多的红细胞因出血而流失）。

2）溶血性贫血
- 溶血性贫血包括红细胞本身异常引起的先天性溶血性贫血以及红细胞外部因素异常（如红细胞自体抗体或血管内皮异常）引起的后天性溶血性贫血。

3）再生障碍性贫血
- 由化学、物理、生物因素及不明原因引发造血干细胞破坏，导致红细胞数量减少。

4）巨幼细胞性贫血
- 维生素B$_{12}$或叶酸的吸收减少或需要量增加时，会发生巨幼细胞性贫血。

流行病学、预后

1）缺铁性贫血
- 为发病率最高的血液系统疾病，好发于育龄女性和婴幼儿。

2）溶血性贫血
- 先天性溶血性贫血以遗传性球形细胞增多症最

为多见，后天性溶血性贫血则以自身免疫性贫血最为多见。

3）再生障碍性贫血
- 估计每10万人口中有2.5~6人罹患此病。

■表7-1　贫血的种类

·缺铁性贫血	·免疫性溶血性贫血
·铁粒幼细胞贫血（sideroblastic anemia，SA）	·阵发性睡眠性血红蛋白尿（paroxysmal nocturnal hemoglobinuria，PNH）
·地中海贫血	·红细胞破碎综合征
·血红蛋白异常	·再生障碍性贫血
·巨幼细胞性贫血	·纯红细胞再生障碍性贫血（pure red cell aplasia，PRCA）
·遗传性球形细胞增多症	·继发性贫血
·红细胞酶缺陷	·骨髓增生异常综合征（myelodysplastic syndrome）

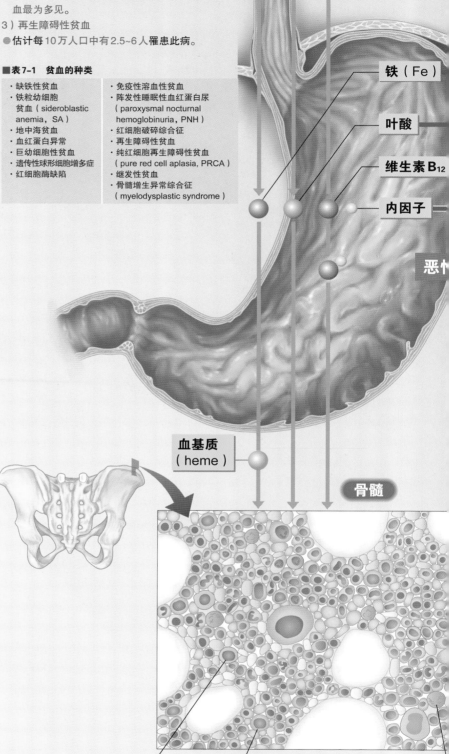

铁（Fe）

叶酸

维生素B$_{12}$

内因子

恶忄

血基质（heme）

骨髓

再生障碍性贫血

对造血干细胞造成免疫性破坏

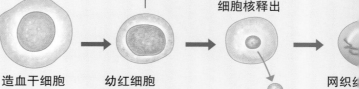

造血干细胞　　　幼红细胞　　　细胞核释出　　　网织纟

缺铁性贫血

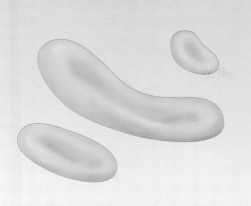

可观察到因合成红细胞的原料（血红蛋白）不足，造成红细胞体积不足、大小不均而变细变薄的情形

巨幼细胞性贫血

巨幼细胞

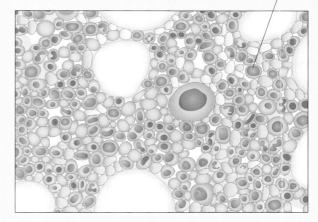

造血干细胞若未正常发育，便会形成巨幼细胞

发生贫血的原因
五花八门

先天性溶血性贫血

胞膜、血红蛋、酶等合成异常红细胞

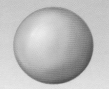

寿命较短的球形红细胞

血基质　球蛋白

血红蛋白

脾脏

异常红细胞（易被破坏）

破坏

红细胞

120天

脾脏内的巨噬细胞过度吞食并破坏红细胞

贫血是指运送氧气到各组织的红细胞（血红蛋白）不足的情形，因此贫血的基本症状就是
组织缺氧的症状。

症状

● 贫血的基本症状除了组织缺氧的症状外，还有体内氧气不足所引发的代偿性症状，以及各类贫血
特有的症状。

● 组织缺氧的症状包括晕眩、体位性低血压、头重感、失神、食欲不振、腹泻、便秘，还有易疲劳
感、全身倦怠感等。

● 贫血时，因心脏会输出较多的血液，故会有频脉、心悸、心绞痛等症状；因肺部需要吸入较多的
氧气，故可引起过度呼吸、喘不过气等情形。

● 各类贫血特有的症状包括缺铁性贫血的匙状指和舌炎、溶血性贫血的黄疸、再生障碍性贫血的出
血倾向及发热、巨幼细胞性贫血的消化系统及神经系统症状。

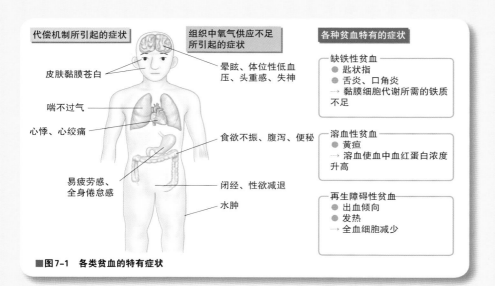

■图7-1　各类贫血的特有症状

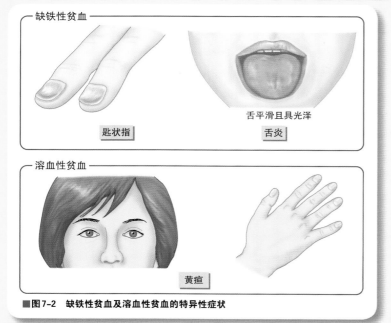

■图7-2　缺铁性贫血及溶血性贫血的特异性症状

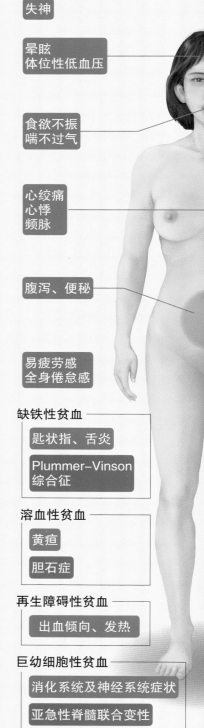

症状　　特异性症状

失神

晕眩
体位性低血压

食欲不振
喘不过气

心绞痛
心悸
频脉

腹泻、便秘

易疲劳感
全身倦怠感

缺铁性贫血

匙状指、舌炎

Plummer–Vinson
综合征

溶血性贫血

黄疸

胆石症

再生障碍性贫血

出血倾向、发热

巨幼细胞性贫血

消化系统及神经系统症状

亚急性脊髓联合变性

若观察到组织缺氧的症状以及各类贫血的特异性症状而有贫血之虑时，应进行外周血液检查。

诊断　　**治疗**

外周血液检查
血液生化检查

骨髓检查

缺铁性贫血
药物治疗（铁剂）

溶血性贫血
遗传性：脾脏摘除手术
自身免疫性：药物治疗
（肾上腺皮质激素、免疫
抑制剂）

再生障碍性贫血
蛋白同化激素治疗
免疫抑制剂治疗
造血干细胞移植

巨幼细胞性贫血
药物治疗（维生素B$_{12}$、
叶酸）

诊断、检查值

● 贫血可根据红细胞的大小（平均红细胞容积）和血红蛋白浓度（平均红细胞血红蛋白浓度）分成小细胞低色素性贫血、正常细胞性贫血和大细胞性贫血三类。

● 缺铁性贫血属于小细胞低色素性贫血，溶血性贫血及再生障碍性贫血属于正常细胞性贫血，巨幼细胞性贫血则属于大细胞性贫血（表7-2）。

● 检查值

1）缺铁性贫血

● 外周血液检查：显示小细胞低色素性贫血。

● 血液生化检查：血清铁偏低，总铁结合力偏高，血清铁蛋白偏低。

2）溶血性贫血

● 外周血液检查：若为正常细胞性贫血，可观察到网织红细胞增加的情形。若施行外周血液涂片检查，则可看到异常的红细胞形状。

● 血液生化检查：因溶血的关系，间接胆红素和LDH会偏高，肝球蛋白则偏低。

● 其他特殊检查：遗传性球形红细胞增多症患者会有红细胞渗透脆性减弱的情形，自身免疫性溶血性贫血患者则会在Coombs试验中呈阳性反应。

3）再生障碍性贫血

● 外周血液检查：显示正常细胞性贫血。须特别注意全血细胞、网织红细胞低于正常值下限的情况。

● 血液生化检查：血清铁偏高，总铁结合力偏低，血清铁蛋白偏高。

● 其他特殊检查：必须进行骨髓检查，骨髓分化不良或未分化会使骨髓巨核细胞减少。

4）巨幼细胞性贫血

● 外周血液检查：显示大细胞性贫血，并常出现全血细胞减少的情形。

● 血液生化检查：因无效造血而使LDH显著增高，间接胆红素也偏高。维生素B$_{12}$缺乏症患者血清中维生素B$_{12}$浓度偏低，而叶酸缺乏症患者则是血清中叶酸浓度偏低，以此可作为鉴别诊断。

● 其他特殊检查：利用骨髓检查确认巨幼细胞的变化（表7-3）。

■ 表7-2　依红细胞种类进行贫血的分类

红细胞种类	贫血
小细胞低色素性贫血	缺铁性贫血、地中海贫血、铁粒幼细胞贫血等
正常细胞性贫血	溶血性贫血、再生障碍性贫血、继发性贫血、失血性贫血等
大细胞性贫血	恶性贫血、叶酸缺乏症、骨髓增生异常综合征等

■ 表7-3　各种贫血特有的检查值异常

	外周血液检查	血液生化检查	其他特殊检查
缺铁性贫血	小细胞低色素性贫血	血清铁偏低 总铁结合力偏高 血清铁蛋白偏低	
溶血性贫血	正常细胞性贫血 网织红细胞增加 红细胞形状异常	间接胆红素偏高 LDH偏高 肝球蛋白偏低	红细胞渗透脆性减弱（遗传性球形红细胞增多症） Coombs试验阳性（自身免疫性溶血性贫血）
再生障碍性贫血	正常细胞性贫血 全血细胞减少 网织红细胞减少	血清铁偏高 总铁结合力偏低 血清铁蛋白偏高	骨髓分化不良 骨髓巨核细胞减少
巨幼细胞性贫血	大细胞性贫血 全血细胞减少	LDH显著增高 间接胆红素偏高 维生素B$_{12}$偏低 叶酸偏低	骨髓中出现巨幼细胞

Key word

● Plummer-Vinson综合征
又称为缺铁性吞咽困难，除了缺铁性贫血外，还伴有吞咽困难、口角炎、舌头异常等症状，但在缺铁性贫血患者中并不多见。

Key word

● 遗传性血铁沉着症（hemochromatosis）
是指铁质（Fe）过度沉积于全身细胞中而阻碍各器官运作的一种病理状态。初期几乎没有症状，然而随着器官运作出现困难，各种症状便开始出现。

针对最常见的缺铁性贫血，多给予铁剂并治疗造成贫血的原发疾病。虽以药物治疗为主要的治疗方式，但依贫血种类的不同，药物的种类和给药方式也随之不同。

治疗方针

- **缺铁性贫血**：补充铁质，找出造成贫血的原因并加以治疗。
- **溶血性贫血**：针对遗传性球形红细胞症须施以脾脏摘除术，而自身免疫性溶血性贫血（由温型自体抗体所引发）则使用肾上腺皮质激素。
- **再生障碍性贫血**：依严重度不同其治疗方式有所不同。轻症患者给予蛋白同化激素治疗；重症患者则给予免疫抑制剂或造血干细胞移植。
- **巨幼细胞性贫血**：对维生素B₁₂缺乏患者给予维生素B₁₂，对叶酸缺乏患者则给予叶酸。

■表7-4　贫血的主要治疗药物

分类	一般名称	主要商品名称	药效机制	主要不良反应
铁剂	柠檬酸亚铁钠（sodium ferrous citrate）	Ferromia	合成血红蛋白	消化系统症状
	含糖氧化铁（saccharated ferric oxide）	Fesin		休克、血铁过多症（hyperferremia）
肾上腺皮质激素	Prednisolone	Predonine Predohan	抑制免疫功能	胃溃疡、高血压、糖尿病、感染性疾病、精神症状
免疫抑制剂	Azathioprine	Imuran, Azanin		骨髓抑制
	Cyclosporin	Neoral		肝肾损害、多毛、牙龈肿胀
抗癌药物	Cyclophosphamide	Endoxan		致癌、骨髓抑制
蛋白同化激素	Metenolone acetate	Primobolan	刺激造血	肝损害、声音粗嘎
抗胸腺细胞球蛋白制剂	兔抗胸腺细胞免疫球蛋白	Thymoglobulin	抑制T淋巴细胞	肾损害、血清病、易受感染
维生素B₁₂	Hydroxocobalamin acetate	Fresmin-S, Docelan	促进叶酸代谢	过敏
叶酸	叶酸	Foliamin	促进DNA合成	

药物治疗

（1）缺铁性贫血
- 除了补充铁质外，找寻造成贫血的原因并加以治疗也是很重要的。
- 缺铁性贫血发作时体内的铁质几乎消耗殆尽，给予1个月的铁剂后贫血的情形虽有所改善，但治疗结束后不久仍可能再发，因此须持续进行4~5个月的治疗。

Px 处方范例
- Ferromia片（50mg）：1片／次，2次／日（餐后）　←铁剂

Px 处方范例 若因不良反应或并发症而无法服用铁剂时
- Fesin注射液（每支2ml，含铁40mg）：1~2支+20%葡萄糖20ml静脉注射（2分钟以上）　←铁剂

（2）溶血性贫血
- 遗传性球形红细胞增多症患者可通过脾脏摘除手术使贫血症状获得改善。
- 若为温型自体抗体所引发的自身免疫性溶血性贫血，应优先选择肾上腺皮质激素，若治疗无效或有复发的情形则给予免疫抑制剂或脾脏摘除术。

Px 处方范例 患有自身免疫性溶血性贫血时
- Predonine片（5mg）：0.5~1mg／kg／d，分3次（餐后）服用，待症状缓解后逐渐减量　←肾上腺皮质激素

Px 处方范例 上述治疗皆无效时，可使用以下任一处方
1) Lmuran片（50mg）：1~2片／日，餐后顿服（为功效以外的治疗目的）　←免疫抑制剂
2) Endoxan片（50mg）：1~2片／日，餐后顿服（为功效以外的治疗目的）　←抗癌药物

（3）再生障碍性贫血
- 治疗方法因病情严重程度而异，轻症患者给予蛋白同化激素，重症患者则给予免疫抑制剂或造血干细胞移植。

Px 处方范例 轻度症状时
- Primobolan片（5mg）：0.5mg／kg／d，分2次（餐后）服用　←蛋白同化激素

Px 处方范例 中度症状并用以下处方
1) Thymoglobulin注射液（50mg）：2.5~3.75mg／kg／d静脉滴注，共5日　←抗胸腺细胞球蛋白制剂
　※给予Thymoglobulin时可并用肾上腺皮质激素。
2) Neoral胶囊（50mg）：6mg／kg／d，分2次（餐后）服用，有效时可逐渐减少至维持量　←免疫抑制剂

Px 处方范例 重症时可使用和中度症状相同的处方，但中性粒细胞大量减少时须并用巨噬细胞株刺激因子（G-CSF）制剂

（4）巨幼细胞性贫血

Px 处方范例 为维生素B₁₂缺乏患者进行维生素B₁₂的肌内注射
- Fresmin-S注射液（1mg）：1支／日肌肉注射　←维生素B₁₂制剂
　※治疗开始时须连续给药14次，以补充枯竭的维生素B₁₂，之后约每3个月给予一定的药量。

Px 处方范例 患有叶酸缺乏症时
- Foliamin片（5mg）：1片／次，3次／日（餐后）　←叶酸

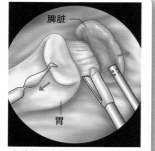

脾脏

胃

自从引入内视镜手术用的自动缝合器后，腹腔镜下脾脏摘除术变得更加普及。

■图7-3　腹腔镜下脾脏摘除术

贫血不同病期、病态、严重度的治疗流程

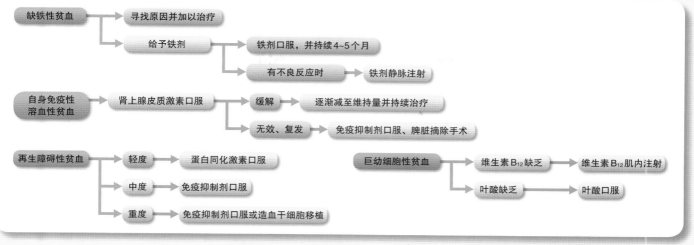

（檀和夫）

贫血

患者护理

贫血的病情发展会因其种类和治疗方法而异，因此，须视自觉症状和血液检查值与患者讨论并决定适当的活动范围，针对跌倒等ADL上的限制给予援助以预防其发生。此外，帮助患者进行持续的药物服用及饮食疗法也十分重要。

依不同病期、病态、严重度所给予的护理

【急性期】红细胞、血红蛋白等急速减少时，常有心悸、喘不过气、倦怠感等明显的自觉症状，病情呈慢性时自觉症状则不明显，因此，须全面性地参考血液检查和其他检查数值，并考量ADL和活动范围等，以利护理的进行。

【慢性期】贫血的病情发展会因其种类和治疗方法而异。一般来说，内服铁剂会使病情好转；若2周后贫血仍无改善时，可施以骨髓穿刺或消化道造影等，以找出贫血的原因。然而，许多患者常对检查有所疑虑，因此需解决其心理层面的不安，同时也需帮助患者持续服用铁剂并进行饮食疗法。

【恢复期】帮助患者持续服用铁剂并进行饮食疗法。

护理要点

†对ADL限制的支持
- 全面性地参考自觉症状及血液检查值进行判断，和患者讨论并决定适当的活动范围。
- 活动前后的组织氧气消耗量会增加，可能发生晕眩、失神等易造成危险的情形，须注意避免跌倒。
- 若须限制患者进行日常活动时，需帮助其清洁身体和排泄，并满足其日常生活之基本需求。

药物治疗的指导
- 观察有无服用铁剂所导致的不良反应，必要时和医师讨论是否需更改铁剂处方及剂量。
- 除了确实的给药外，为确保患者出院后可进行持续的药物治疗，应观察患者对药物的反应并加以指导。

饮食疗法的指导
- 即使从饮食中摄取铁质，若缺乏蛋白质则血红蛋白的生成仍呈迟缓的状态，故须指导患者摄取高蛋白质和高维生素食物。
- 指导患者多摄取动物性蛋白质以取代植物性蛋白质。
- 食欲不振时，可在烹调的变化上多花心思。

出院指导、疗养指导

- 为使患者能持续进行药物治疗和饮食疗法，应确认患者及其家属对疾病的理解，若有不充足的部分则予以指导。
- 说明药物治疗的作用和不良反应。
- 指导患者摄取高蛋白质和高维生素食物。
- 贫血症状包括晕眩和失神等，故应教导患者避免跌倒。

（有田清子）

7

贫血

备忘录

8 | 白血病

三木彻／高桥奈津子

总观导览

病因
- 后天基因突变导致造血细胞肿瘤化（白血病化）。
- 暴露于放射线、药物或病毒感染也可能为原因。

流行病学
- 广泛分布于幼儿至老年人群。
- 幼儿以急性淋巴细胞白血病（ALL）为多，成人则以急性非淋巴细胞白血病（AML）为多。
- 〔预后〕依疾病类型和年龄而异。

病理 MAP p.86
- 骨髓中造血细胞肿瘤化、外周血液中出现此肿瘤化现象之疾病的总称。
- 若有肿瘤细胞停止成熟且原始细胞不断增生的情形称为急性白血病，肿瘤细胞成熟且不断增生时则称为慢性白血病。
- 依肿瘤细胞的起源可分为非淋巴细胞白血病（LL）和淋巴细胞白血病（ML）两类。
- 肿瘤细胞有时会浸润于皮肤、牙龈、脾脏、淋巴结、髓膜等器官中。

症状 MAP p.88
- 无特异性症状。
- 易受感染（肺炎）、贫血症状（心悸、喘不过气、倦怠感）、出血症状（牙龈出血、鼻子出血、皮下出血）。
- 肿瘤细胞浸润，引发肝脾肿大、皮疹、牙龈肿胀、淋巴结肿大等。
- 急性白血病通常历时数周至数个月，症状不断加重时可能导致生命危险；慢性白血病则无症状。
- 〔并发症〕
- 传染性疾病（肺炎、败血症）。
- 颅内出血（脑出血、蛛网膜下腔出血）。

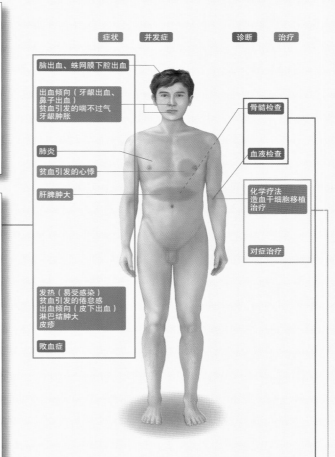

症状　并发症　　　诊断　治疗

- 脑出血、蛛网膜下腔出血
- 出血倾向（牙龈出血、鼻子出血）贫血引发的喘不过气牙龈肿胀
- 肺炎
- 贫血引发的心悸
- 肝脾肿大
- 发热（易受感染）贫血引发的倦怠感出血倾向（皮下出血）淋巴结肿大皮疹
- 败血症
- 骨髓检查
- 血液检查
- 化学疗法造血干细胞移植治疗
- 对症治疗

诊断 MAP p.89
- 血液检查：白细胞增加（初期为减少）、血小板减少、贫血、LDH值偏高。
- 骨髓检查：骨髓穿刺为诊断所必需，可利用瑞氏染色（Wright's staining）进行细胞形态分析、过氧化氢酶（MPO）染色进行阳性率的判定，并用细胞表面标记分析、染色体分析、基因分析等来确定诊断。
- 慢性非淋巴细胞白血病（CML）：费城染色体（Philadelphia chromosome）阳性、BCR–ABL融合基因阳性。
- 慢性淋巴细胞白血病（CLL）：白细胞增加，特别是小型成熟淋巴细胞增加较多，其中大多数为B细胞，小部分为T细胞。

治疗 MAP p.90
- 慢性白血病原则上给予化学治疗，难以治愈的患者才考虑进行造血干细胞移植；急性白血病患者须尽快住院，以施行强力的化学治疗。
- 药物治疗：用化学药物实施缓解导入疗法后，再给予缓解后疗法（巩固疗法和维持疗法）。即对AML患者给予Cytarabine和盐酸柔红霉素（Daunorubicin hydrochloride），对ALL患者给予Prednisolone和Vincristine sulfate，对CML患者则主要给予Imatinib mesylate。此外还要针对感染性疾病、贫血和出血给予支持性治疗（给予抗生素、输血等）。
- 造血干细胞移植：包括骨髓移植、外周血干细胞移植、脐带血干细胞移植。

病理MAP

白血病是指骨髓中造血细胞肿瘤化、外周血中出现此肿瘤化现象的疾病。

● 负责造血的骨髓中存在着一群叫作"造血干细胞"的未分化细胞，它们会分化为不同的血细胞类型（白细胞、红细胞、血小板）。造血细胞肿瘤化的现象称为白血病，其中多数为白细胞系统的肿瘤，有时红细胞系统或血小板系统也可能存在肿瘤。

● 若有肿瘤细胞停止成熟且原始细胞不断增生的情形称为急性白血病，肿瘤细胞成熟且不断增生时则称为慢性白血病。这里所称的急性和慢性并不是指临床上病程经过的急缓。

● 依肿瘤细胞的起源可分为非淋巴细胞白血病和淋巴细胞白血病两类。

● 因骨髓被肿瘤细胞所取代而阻碍了造血功能，正常白细胞减少使患者易受感染，红细胞减少引起贫血症状，而血小板减少则出现出血症状。

● 肿瘤细胞有时会浸润于皮肤、牙龈、脾脏、淋巴结、脑脊髓膜等器官中。

病因、加重因子

● 白血病的病因中，一部分包括暴露于放射线中、抗癌剂等的使用、HTLV-1 及 EBV 等病毒感染等；而大部分是因后天基因突变使肿瘤基因活化，且肿瘤抑制基因被抑制所致。

● 在白血病患者中常看到染色体易位的情形，由于异位的染色体种类不同，其临床表现、预后和治疗也随之不同。

流行病学、预后

● 广泛分布于幼儿至老年人群。

● 幼儿以急性淋巴细胞白血病（ALL）为多，成人则以急性非淋巴细胞白血病（AML）为多。

● 预后依疾病类型和年龄的不同而有差异。

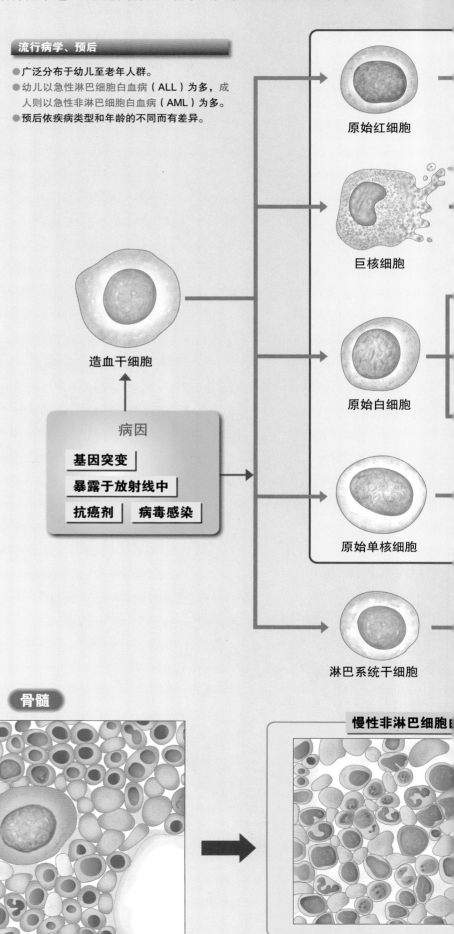

造血干细胞

病因

基因突变
暴露于放射线中
抗癌剂　病毒感染

原始红细胞

巨核细胞

原始白细胞

原始单核细胞

淋巴系统干细胞

骨髓

慢性非淋巴细胞由

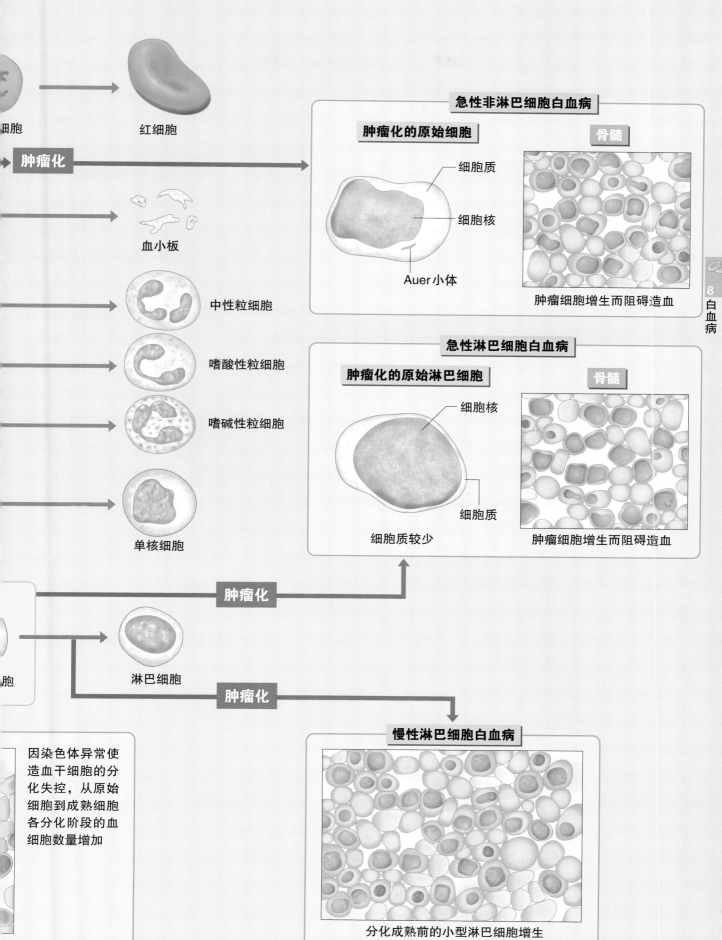

红细胞

肿瘤化

血小板

中性粒细胞

嗜酸性粒细胞

嗜碱性粒细胞

单核细胞

淋巴细胞

肿瘤化

肿瘤化

因染色体异常使造血干细胞的分化失控，从原始细胞到成熟细胞各分化阶段的血细胞数量增加

急性非淋巴细胞白血病

肿瘤化的原始细胞

骨髓

细胞质

细胞核

Auer 小体

肿瘤细胞增生而阻碍造血

急性淋巴细胞白血病

肿瘤化的原始淋巴细胞

骨髓

细胞核

细胞质

细胞质较少

肿瘤细胞增生而阻碍造血

慢性淋巴细胞白血病

分化成熟前的小型淋巴细胞增生

白血病

无特异性症状。

症状

● 白血症的症状包括贫血所导致的心悸、喘不过气、倦怠感，白细胞减少所导致的感染性疾病如肺炎等，还有与血小板减少相关的牙龈出血、鼻子出血、皮下出血等出血症状。

● 肿瘤细胞浸润可能产生肝脾肿大、皮疹、牙龈肿胀、淋巴结肿大等症状。

● 急性白血病可在数周至数个月内因症状不断加重而引发生命危险，慢性白血病有可能经过好几年都没有症状。

并发症

● 感染性疾病和出血是最严重的并发症。白血病患者的直接死因多为肺炎、败血症等感染性疾病或出血，特别是颅内出血（脑出血、蛛网膜下腔出血）。如何预防这些并发症并适当管理是白血病治疗上十分重要的课题。

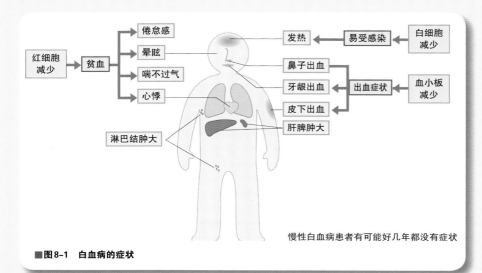

■图8-1　白血病的症状

慢性白血病患者有可能好几年都没有症状

症状 | 并发症

脑出血、蛛网膜下腔出血

出血倾向（牙龈出血、鼻子出血）
贫血引发的喘不过气、牙龈肿胀

肺炎

贫血引发的心悸

肝脾肿大

发热（易受感染）
倦怠感
出血倾向（皮下出血）
淋巴结肿大
皮疹

败血症

诊断 MAP

一般血液检查中若发现有白细胞、红细胞、血小板的数值异常而怀疑白血病的可能时，应以骨髓检查作进一步确认。

诊断 **治疗**

骨髓检查

血液检查

化学疗法
造血干细胞移植

对症治疗

诊断、检查值

- 一般血液检查中发现白细胞、红细胞、血小板的数值异常常成为白血病诊断的契机，然而，白细胞的数量并非一直增加，其数值也有可能呈现正常或偏低，故骨髓检查仍为确诊所必需。
- 对所采集的骨髓液须利用瑞氏染色进行细胞形态分析，并用过氧化氢酶（MPO）等进行染色，此外还有单株抗体的细胞表面标记分析、染色体分析和基因分析等，这些检查都有助于白血病的最终诊断、白血病类型的判断以及白血病治疗方式的决定。
- 一般血液检查中虽无特异性的检查项目，但有时乳酸脱氢酶（LDH）偏高可反映疾病的发展程度。合并有血管内弥散性凝血（DIC）的患者会有凝血酶原时间（PT）延长、凝血活酶凝集时间（APTT）延长、纤维蛋白原减少或纤维蛋白原降解物（FDP）增加的情形。
- 慢性非淋巴细胞白血病（CML）
- 外周血中白细胞（中性粒细胞、嗜碱性粒细胞）增多，血小板增多。
- 中性粒细胞碱性磷酸酶偏低、维生素B₁₂偏高。
- 费城染色体染色阳性、BCR-ABL融合基因阳性（FISH法、PCR法）。
- 慢性期间常无症状，有时会有脾脏肿大的情形。
- 慢性淋巴细胞白血病（CLL）
- 外周血中白细胞增多（小型成熟淋巴细胞增加）、淋巴结肿大、脾脏肿大。
- 几乎所有的白细胞均为B细胞（CD5＋、CD19＋），仅一部分为T细胞；有时会合并自身免疫性溶血性贫血，Coombs试验阳性。

■表8-1 急性白血病的FAB分类

分型		病理状态	MPO阳性率	染色体	其他
AML	M0	未分化型，MPO−	<3%		细胞内MPO+ CD13+、CD33+
	M1	未分化型，MPO+	≥3%		CD13+、CD33+
	M2	分化型		t（8：21）	预后良好
	M3	早幼粒细胞型（APL）		t（15：17）	合并DIC，预后良好
	M4	粒细胞单核细胞型			inv（16）预后良好，溶菌酶偏高、牙龈肿胀、皮肤浸润
	M5	单核细胞型			
	M6	红白细胞型			骨髓中原始红细胞≥50%，PAS+
	M7	巨核细胞型	<3%		血小板MPO+、CD41／42+、骨髓纤维化
ALL	L1	小细胞型，均匀	<3%	有时 t（9：22）	CD10+、CD19−等
	L2	大细胞型，不均匀			
	L3	Burkitt型		t（8：14）	SmIg+

（AML：急性非淋巴细胞白血病；ALL：急性淋巴细胞白血病）

Key word

● 中性粒细胞碱性磷酸酶

中性粒细胞碱性磷酸酶是一种存在于白细胞（尤其是中性粒细胞）中的酶，局部存在于称为phosphasome的胞内器官中，可用于慢性非淋巴细胞白血病和其他疾病（类白血病反应、真性红细胞增多症）的鉴别诊断，其数值偏低时多为前者，数值偏高时则多为后者。

● 费城染色体

费城染色体（Ph染色体）是指9号染色体和22号染色体相互易位，使22号染色体异常短小的情形。此染色体常可在90%以上的慢性非淋巴细胞白血病患者中看到。

● BCR-ABL融合基因

费城染色体会促使BCR基因和ABL基因结合成BCR-ABL融合基因，翻译为p210或p190异常融合蛋白。

治疗MAP

原则上须进行化学治疗。

治疗方针

● 因属于全身性疾病，故应以化学治疗为基本原则，难治愈的患者才考虑使用造血干细胞移植（骨髓移植、外周血干细胞移植、脐带血干细胞移植）。

● 对慢性白血病也可不进行积极治疗，仅以对症治疗观察疾病的发展。

● 急性白血病须尽快住院接受强力的化学治疗。

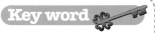

Key word

● 分子标靶治疗药物

和作用于正常细胞的传统型抗癌药物不同，分子标靶治疗药物是仅针对肿瘤细胞上特异的分子构造进行细胞毒杀的新型医药产品。如今，除了恶性肿瘤以外的疾病，只要是将相关的基因和基因产物作为标靶选择性地发挥作用，皆可称为分子标靶治疗药物。

■表8-2　白血病的主药治疗药物

	分类	一般名称	主要商品名称	药效机制	主要不良反应
抗癌剂	代谢拮抗剂	Cytarabine	Cylocide	抑制DNA合成	恶心、呕吐、骨髓抑制
	抗生素类抗癌剂	Idarubicin hydrochloride	Idamycin（伊达比星）		恶心、呕吐、骨髓抑制、心肌病变（心力衰竭、心律不齐）、脱毛
		Daunorubicin hydrochloride（盐酸柔红霉素）	Daunomycin		
	烷化剂	Cyclophosphamide	Endoxan（癌德星）		恶心、呕吐、骨髓抑制、脱毛
	生物碱类抗癌剂	Vincristine sulfate	Oncovin	抑制细胞分裂	手脚麻痹、麻痹性肠梗阻
	分子标靶治疗药物	Imatinib mesylate	Gleevec	通过抑制胺酸激酶而抑制细胞增生，诱导细胞自杀	水肿、恶心、呕吐、皮疹
	其他抗癌剂	Tretinoin Leunase（乐拿舒）	Vesanoid（凡善能）	诱导肿瘤细胞分化，诱导细胞自杀	中性脂肪增加、肝损害、皮炎、ATRA综合征（发热、呼吸困难、胸腔积水）
肾上腺皮质激素		Prednisolone	Predonine（普力多宁）	诱导肿瘤细胞（淋巴细胞）自杀	胃溃疡、糖尿病、高血压、易受感染、满月脸

药物治疗

● 先以将骨髓中肿瘤细胞数量减少至5%以下、使外周血液正常化为目标，用化学药物进行缓解导入疗法；接着再施行缓解后疗法（巩固疗法和维持疗法）根绝残存的肿瘤细胞，以治愈白血病。

● 针对急性非淋巴细胞白血病，常使用Cytarabine（Ara-C, Cylocide）和Idarubicin hydrochloride（IDR, Idamycin）或Daunorubicin hydrochloride（DNR, Daunomycin）的药物组合；对急性早幼粒细胞白血病（APL）则给予Tretinoin（ATRA, Vesanoid）较为有效。

● 针对急性淋巴细胞白血病，使用Cyclophosphamide（CPA-, Endoxan）、Daunorubicin hydrochloride、Adriamycin（ADR, Adriacin）、Vincristine sulfate（VCR, Oncovin）、L-asparaginase（L-ASP, Leunase）、Prednisolone（PSL, Predonine）等药物。

● 慢性白血病的治疗为门诊给予口服药物。

● 慢性非淋巴细胞白血病治疗的第一选择为Imatinib mesylate（Gleevec），多数患者可长期存活。

● 慢性淋巴细胞白血病患者即使未接受治疗，大多仍可长期存活；病情加重者可给予Cyclophosphamide等烷化剂以控制病情，但治愈是较为困难的。

● 无论哪种白血病，根据有无感染性疾病、贫血、出血倾向等情形给予支持性治疗是十分重要的。合并肺炎等感染性疾病时须给予抗生素。此外，为维持一般血红蛋白值在7g／dl以上、血小板数量在2×10^4／μl以上，须进行红细胞和血小板的输入。施行强力的化学治疗或骨髓移植时须注意无菌室的管理。

Px 处方范例 AML的缓解导入疗法（IDR／Ara-C治疗）

1）Cylocide注射液100mg／m^2＋生理盐水500ml静脉滴注（24小时），共7日 ←代谢拮抗剂

2）Idamycin注射液12mg／m^2＋生理盐水500ml静脉滴注（30分钟），共3日 ←抗生素类抗癌剂

Px 处方范例 AML的巩固疗法（大剂量Ara-C疗法）

● Cylocide注射液2000mg／m^2＋5%葡萄糖液300ml静脉滴注，每12小时1次，共5日 ←代谢拮抗剂

Px 处方范例 APL的缓解导入疗法

1）Vesanoid胶囊（10mg）：3粒／次，2次／日，至血液学上达到缓解或服用90日 ←其他抗癌剂

2）Idamycin注射液12mg／m^2＋生理盐水500ml静脉滴注（30分钟，第2、4、6、8日） ←抗生素类抗癌剂

Px 处方范例 ALL的缓解导入疗法

1）Endoxan注射液1200mg／m^2＋生理盐水500ml静脉滴注（3小时，第1日） ←烷化剂

2）Daunorubicin注射液45mg／m^2＋生理盐水20ml静脉注射（第1、2、3日） ←抗生素类抗癌剂

3）Oncovin注射液2mg＋生理盐水20ml静脉注射（第1、8、15、22日） ←生物碱类

4）Predonine片60mg／m^2口服（第1~21日） ←肾上腺皮质激素

5）Leunase注射液6000u／m^2肌内注射或静脉滴注（4小时，第5、8、11、15、18、22日） ←其他抗癌剂

Px 处方范例 CML

● Gleevec胶囊（100mg）：4粒／日，早餐后顿服 ←分子标靶治疗药物

Px 处方范例 CLL

● Endoxan片（50mg）：1~4粒／日，早餐后顿服 ←烷化剂

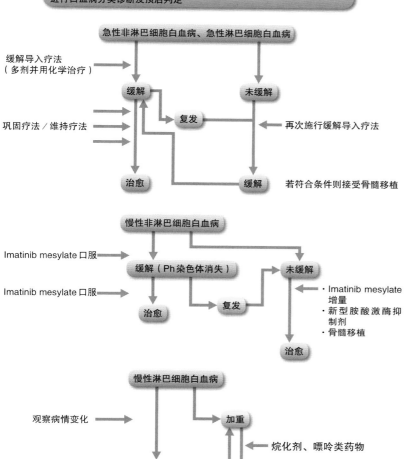

怀疑有白血病

外周血检查／骨髓检查
（形态学检查、组织化学检查、细胞表面标记检查、染色体分析、基因分析）
进行白血病分类诊断及预后判定

急性非淋巴细胞白血病、急性淋巴细胞白血病

缓解导入疗法
（多剂并用化学治疗）

缓解　　未缓解

巩固疗法／维持疗法

复发

再次施行缓解导入疗法

治愈

缓解　　若符合条件则接受骨髓移植

慢性非淋巴细胞白血病

Imatinib mesylate 口服

缓解（Ph 染色体消失）　　未缓解

Imatinib mesylate 口服

治愈　　复发

· Imatinib mesylate 增量
· 新型胺酸激酶抑制剂
· 骨髓移植

治愈

慢性淋巴细胞白血病

观察病情变化

加重

缓解

烷化剂、嘌呤类药物

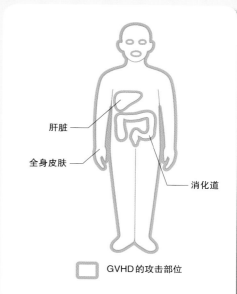

肝脏

全身皮肤

消化道

☐ GVHD 的攻击部位

慢性 GVHD：移植后 100 天以上发病

皮肤、黏膜：是否有发红、小丘疹、发痒，以及口腔内干燥或口腔炎等情形 眼睛：是否干燥，是否有疼痛等情形

急性 GVHD：移植后 100 天以内发病

皮肤、黏膜：是否有发红、小丘疹、发痒等情形，若病情加重会有水疱形成或脱屑 消化道：大便的性质、形态、量

■图8-3　GVHD（移植体对宿主反应）的观察要点

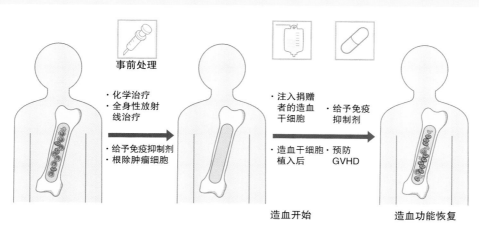

事前处理

· 化学治疗
· 全身性放射线治疗

· 给予免疫抑制剂
· 根除肿瘤细胞

· 注入捐赠者的造血干细胞
· 造血干细胞植入后

· 给予免疫抑制剂
· 预防 GVHD

造血开始

造血功能恢复

■图8-2　同种造血干细胞移植

（三木彻）

在化学治疗期间及骨髓抑制期，感染、出血、贫血的预防、早期发现及处理十分重要。为了克服长时间化学治疗引起的不良反应，患者的自我护理也不可或缺。除了症状控制外，患者的教育及精神护理也须加以重视。

依不同病期、病态、严重度所给予的护理

白血病为正常造血细胞的生成障碍、骨髓乃至全身被白血病细胞所浸润的一种疾病。其治疗以化学治疗为主体，当满足移植条件时可进行骨髓移植。

【急性期】在化学治疗期间及骨髓抑制期，全身状态易产生变化，严重感染及出血可能导致生命危险，因此，感染、出血和贫血的预防、早期发现和处理尤其重要。各种痛苦症状的出现会使患者的不安增加，故在控制症状发展的同时也应给予精神上的护理。

【慢性期】化学治疗所引发的骨髓抑制恢复后，须在此期间为下次治疗养精蓄锐，进行身体状况的管理，并根据患者的具体情况进行疾病的相关教育。

【恢复期】需定期至门诊就医。此期应支持患者使其能逐渐适应社会生活。

【末期】化学治疗的效果不佳、治愈困难时，症状痛苦程度的缓解、患者及家属的精神护理较为重要。

护理要点

化学治疗的相关支持

● 化学治疗所用药物的种类、剂量、时间、疗程等，须经医师和护理师确认无误后予以实施。

● 预测所用药物出现不良反应的时间和症状，以达到不良反应的预防、早期发现和应对。

● 感染的预防、出血和贫血的应对特别重要，须掌握相关检查的数值，以确认感染或出血的部位、症状及贫血的程度。

● 由于骨髓抑制期时跌倒可能导致脑出血等致命性的伤害，故预防跌倒十分重要。

● 使用抗癌药物所引发的恶心、口腔炎、腹泻等皆会带来痛苦的症状，故应设法缓解之。

● 脱发会使患者对自身的身体意象改变，故须考虑患者的感觉，向其说明调整或弥补外观的方法以应对此问题。

自我护理上的支持

● 为能坚持长时间的化学治疗，患者的自我护理也不可或缺，因此，应让患者了解化学治疗所需的自我护理的必要性，并实施健康教育。

● 感染不仅会使治疗中断，痛苦的症状也会随之出现，因此感染的预防十分重要。

● 根据患者的理解程度，向其说明血液检查的数值及其意义，让患者也能把握骨髓抑制的程度。

● 教育患者尽早发现自身感染、出血的征兆及贫血的症状，并向医疗人员报告。

● 若患者能够进行自我管理，应认同其成就，使其有持续下去的动机。

患者及家属心理社会问题的相关支持

● 确认患者及家属对于疾病和治疗有什么样的认识。

● 以浅显易懂的方式向患者及家属说明疾病、治疗和自我护理的相关信息，以减轻其不安。

● 治疗多为长期性的，在治疗期间患者的心情可能有所变化，须理解这一点并加以应对。

● 特别是第一次治疗时、复发时、治疗效果不佳时，患者的精神状态可能会较不稳定，故须努力维系医生患者间的信赖关系，并倾听患者的不安。

● 选择造血干细胞移植或治疗效果不佳时，应使患者了解上述情形并给予其选择治疗方法的权利。

● 无法顺利扮演家庭内或工作上的角色时较容易和身边的人产生摩擦，因此可进行家庭内职务的调整，必要时也可请求社工的帮忙。

● 介绍患者加入癌症俱乐部等社会资源。

● 若希望传宗接代，可视治疗情况引介患者咨询相关的专家。

出院指导、疗养指导

● 指导患者定期至门诊就诊。

● 若有发热等感染症状或出血症状，应尽快就诊。

● 实施门诊化学治疗时，须特别就感染和出血的预防、贫血的应对等进行说明，以使患者能持续进行自我护理。

● 指导患者遵医嘱服药。

● 一开始应指导患者根据自身的体力情况从事适当的家务或工作。

● 性生活上并无特别限制，但须向患者说明应注意感染等问题。

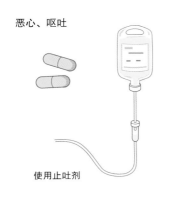

恶心、呕吐　　　　　　　　感染　　　　　　　　　　脱发

使用止吐剂

戴口罩、洗手、漱口，避免进入人多拥挤的场所

戴帽子或假发

■**图8-4　化学治疗引起的不良反应之对策**

（高桥奈津子

9 恶性淋巴瘤

福田哲也／片冈纯

总观导览

病因
- 多数原因不明。
- 也可能与 EB 病毒、HTLV-1 病毒、细菌感染等相关。
〔加重因子〕慢性发炎、免疫不全。

流行病学
- 发病率为每 10 万人中 10~12 人。
- 90% 的恶性淋巴瘤为非霍奇金淋巴瘤。
〔预后〕3/4 的恶性淋巴瘤可治愈，非霍奇金淋巴瘤则视类型的不同而有不同的预后。

病理学
- 若为淋巴细胞肿瘤化的血癌，其单一细胞来源的淋巴细胞会增生为单株性淋巴细胞。
- 淋巴细胞会循环至全身，故恶性淋巴瘤好发于全身的任一部位。
- 恶性淋巴瘤可分为霍奇金淋巴瘤（Hodgkin lymphoma）与非霍奇金淋巴瘤两大类，非霍奇金淋巴瘤又可分为 B 细胞性和 T／NK 细胞性两种类型。

病理 MAP p.94

症状　并发症　　诊断　治疗

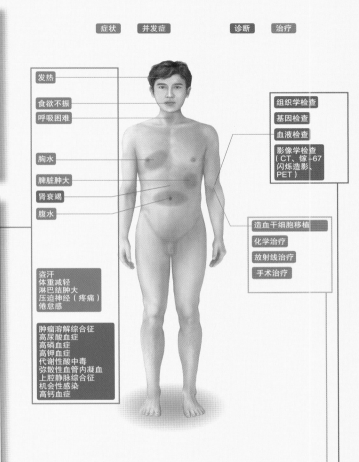

发热
食欲不振
呼吸困难
胸水
脾脏肿大
肾衰竭
腹水

盗汗
体重减轻
淋巴结肿大
压迫神经（疼痛）
倦怠感

肿瘤溶解综合征
高尿酸血症
高磷血症
高钾血症
代谢性酸中毒
弥散性血管内凝血
上腔静脉综合征
机会性感染
高钙血症

组织学检查
基因检查
血液检查
影像学检查（CT、镓-67 闪烁造影、PET）

造血干细胞移植
化学治疗
放射线治疗
手术治疗

症状
- 以无痛性淋巴结或器官肿大为初始症状，也可能伴随疼痛。
- 可伴有胸水或腹水，也可出现呼吸困难、器官浸润等症状。
- 可能出现全身症状，如发热、盗汗、体重减轻等（Ann Arbor 分期的 B 症状）。
〔并发症〕
- 伯基特淋巴瘤（Burkitt lymphoma）等会出现肿瘤溶解综合征。
- 依疾病的种类和病期不同分为弥散性血管内凝血（DIC）、上腔静脉综合征、机会性感染（opportunistic infection）、高钙血症。

症状 MAP p.96

诊断
- 组织学检查：须进行淋巴结切片检查，以进行诊断和疾病分类。
- 免疫和基因检查：细胞表面抗原检查、染色体检查、基因检查对于诊断十分重要。
- 血液检查：血清 LDH、SIL-2R 值上升。
- 影像学检查（CT、镓-67 闪烁造影、PET）：可显示全身淋巴瘤的分布情形。
- 脑脊液检查：进行腰椎穿刺做脑脊液检查，以确认有无淋巴瘤浸润的情形。
- 骨髓检查：进行骨髓穿刺做骨髓检查，以确认有无淋巴瘤浸润骨髓的情形。
- 非霍奇金淋巴瘤的恶性程度有低、中、高三种。
- 使用 Ann Arbor 法进行临床分期。

诊断 MAP p.97

治疗
- 治疗方针依疾病的种类和病期不同而有所差异。
- 化学治疗：一般用多种不同的化学药物联合治疗。霍奇金淋巴瘤患者接受 ABOD 疗法（Adriacin ＋ Bleo ＋ Oncovin ＋ Dacarbazine），非霍奇金淋巴瘤患者则接受 EAOP 疗法（Endoxan ＋ Adriacin ＋ Oncovin ＋ Prednisone）。
- 放射线治疗：低恶性度的患者可接受单一放射线治疗，针对局限期的患者则并用化学治疗。
- 手术治疗：大多为非根治性手术。
- 造血干细胞移植治疗：针对复发或难以治愈的个案，可进行自体外周血干细胞移植。

治疗 MAP p.98

恶性淋巴瘤指淋巴细胞发生肿瘤化的疾病。

- 因淋巴细胞会和各种外来物质（抗原）反应，故每个细胞都拥有各自的抗原识别分子（免疫球蛋白或T细胞受体）。一般来说，因病毒感染等引起淋巴细胞被激活时，许多种类的细胞会随着刺激同时增加（多株）；而恶性淋巴瘤源自单一细胞的肿瘤性增生（单株），会引起正常淋巴细胞的多株性增生或炎症细胞的活化（图9-1），从而出现发热等症状。
- 淋巴细胞于淋巴管中流动并循环于全身，受到淋巴结、扁桃体、脾脏等二次性淋巴组织的刺激而分化或增生，若此过程中发生染色体转位等基因异常，便可能引起淋巴细胞肿瘤化，且易发生于全身各部位。
- 恶性淋巴瘤可大致分为霍奇金淋巴瘤（霍奇金病）和非霍奇金淋巴瘤两种。
- 霍奇金淋巴瘤大多首先发生于颈胸部的淋巴结，再扩散至邻近的淋巴结。
- 非霍奇金淋巴瘤也可能发生于脑、肝脏、消化道、肺等淋巴结以外的器官。非霍奇金淋巴瘤依其组织学特征可有30种左右，依其起源则可分为B细胞性和T／NK细胞性两种。

病因、加重因子

- 大多数恶性淋巴瘤的病因不明。
- EB病毒（脓胸相关淋巴瘤等）、HTLV-I病毒（成人T细胞白血病／淋巴瘤）和幽门螺杆菌（胃MALT淋巴瘤）等感染可能和发病相关。

流行病学、预后

- 日本人的发病率为每10万人中10~12人，但近年有增加的倾向。
- 欧美的恶性淋巴瘤患者中约1/3为霍奇金淋巴瘤（霍奇金病）；而日本的霍奇金淋巴瘤患者只占一成，其他九成为非霍奇金淋巴瘤患者。有九成的霍奇金淋巴瘤为B细胞性。
- 约3/4的霍奇金淋巴瘤是可以治愈的，其预后依类型的不同而异。
- 发展中的霍奇金淋巴瘤预后因子有7个：①血浆球蛋白浓度＜4g／dl；②血红蛋白浓度＜10.5g／dl；③男性；④临床病期为Ⅳ期；⑤年龄在45岁以上；⑥白细胞总数≥15000／μl；⑦淋巴细胞总数＜600／μl或＜白细胞总数的8%。符合以上条件的项目越多，表示预后越差。
- 非霍奇金淋巴瘤的预后判定常使用国际预后指标（international prognostic index, IPI），详见表9-1。

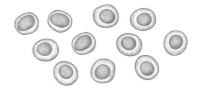

- 肿瘤性增生一般为单株性

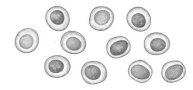

- 反应性增生则为多株性

恶性淋巴瘤是指淋巴细胞产生肿瘤性增生，但有时会伴有多株性增生

■图9-1　肿瘤性增生和反应性增生

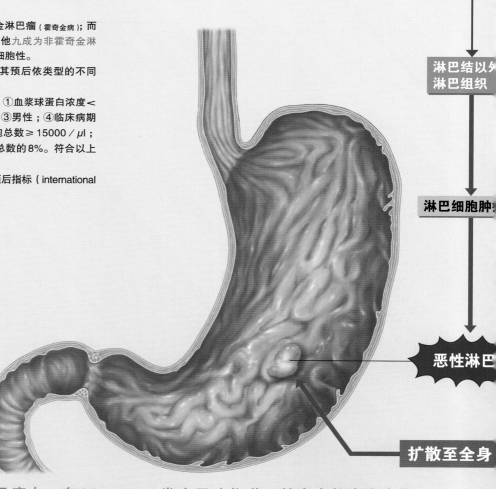

淋巴结以外淋巴组织

淋巴细胞肿瘤

恶性淋巴

扩散至全身

在淋巴结以外的结外性淋巴瘤中，有30%~50%发生于消化道，其中半数发生在胃

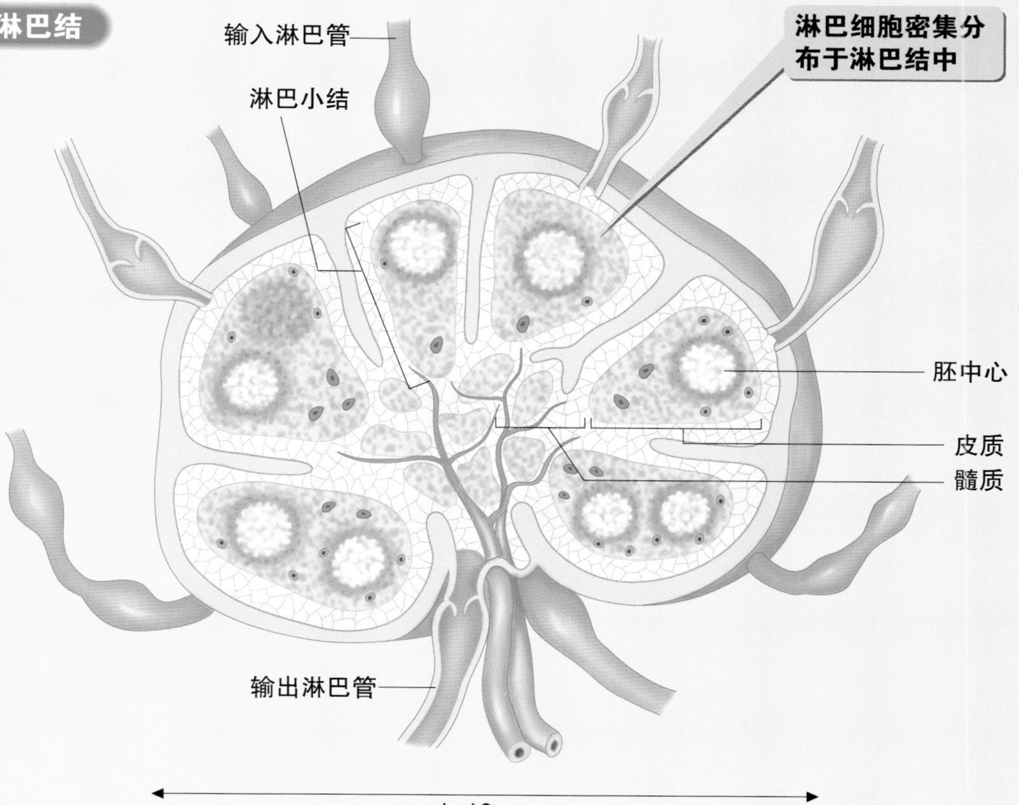

输入淋巴管

淋巴小结

淋巴细胞密集分布于淋巴结中

胚中心

皮质

髓质

输出淋巴管

1~10mm

病因

因不明

B病毒、HTLV-I病毒感染

门螺杆菌感染

恶性淋巴瘤

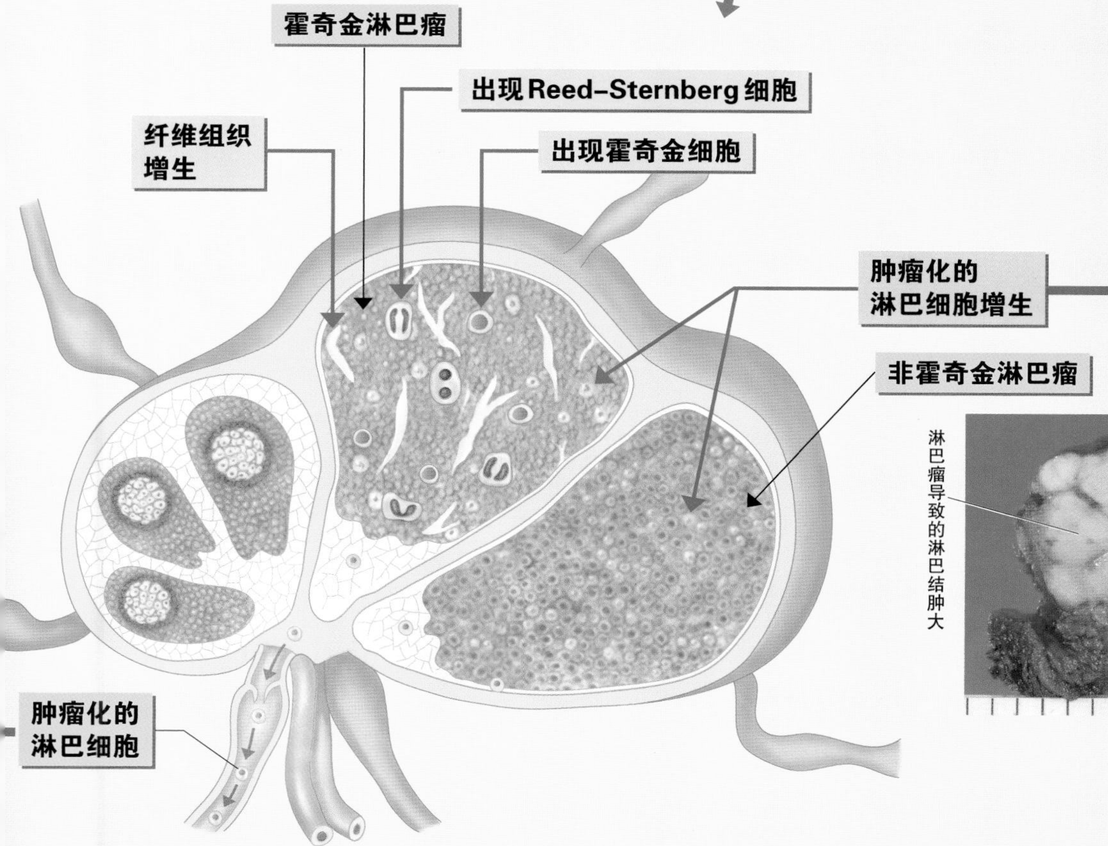

霍奇金淋巴瘤

出现 Reed-Sternberg 细胞

出现霍奇金细胞

纤维组织增生

肿瘤化的淋巴细胞增生

正常淋巴细胞增生炎症细胞活化

发热

非霍奇金淋巴瘤

肿瘤化的淋巴细胞

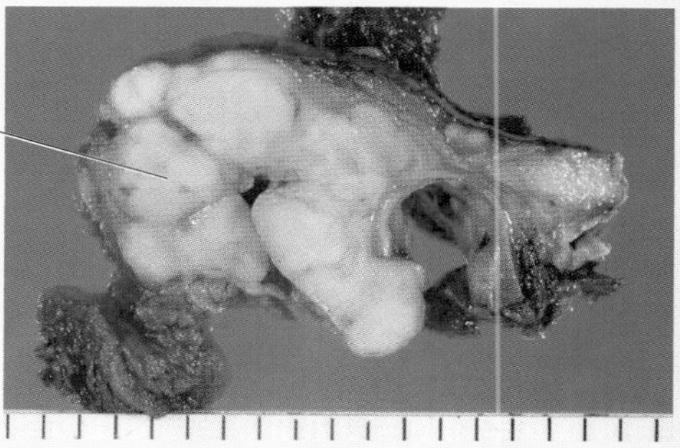

淋巴瘤导致的淋巴结肿大

95

症状MAP

初始症状为淋巴结及器官的无痛性肿大。

症状

● 淋巴结和器官肿大多为初始症状，一般来说此肿大为无痛性的，但若压迫到神经或快速肿大便会引发疼痛。

● 可伴有胸水或腹水，出现呼吸困难、器官浸润等症状。

● 也可能出现全身症状如发热、盗汗、体重减轻、倦怠感、食欲不振等，称为 Ann Arbor 分期的 B 症状（表9-2）。

并发症

● 霍奇金淋巴瘤在快速增生的同时可伴有细胞的大量死亡，其肿瘤细胞释放出的物质会引发高尿酸血症、高磷血症等，也可能引发导致肾衰竭的肿瘤溶解综合征。这些情形会随着治疗的开始而变得明显，有时可能因高钙血症、代谢性酸中毒而死亡。

● 依疾病的种类和病期不同可能合并有弥散性血管内凝血（DIC）、上腔静脉综合征、机会性感染（opportunistic infection）、高钙血症。

症状　　　　并发症

发热

食欲不振

呼吸困难

胸水

脾脏肿大

肾衰竭

腹水

盗汗
体重减轻
淋巴结肿大、疼痛（压迫神经）
倦怠感

肿瘤溶解综合征
高尿酸血症
高磷血症
高钾血症
代谢性酸中毒
弥散性血管内凝血
上腔静脉综合征
机会性感染
高钙血症

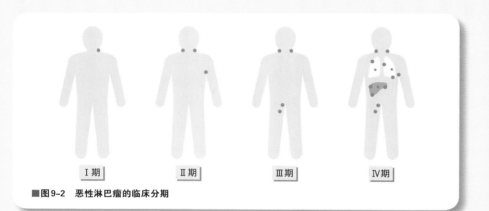

Ⅰ期　　　Ⅱ期　　　Ⅲ期　　　Ⅳ期

■图9-2　恶性淋巴瘤的临床分期

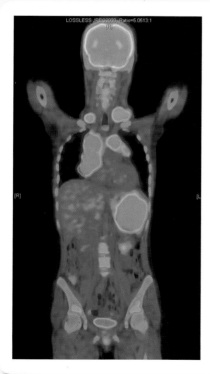

■图9-3　霍奇金淋巴瘤的FDG-PET/CT造影表现
两锁骨上淋巴结、纵隔、脾脏等处聚集着大量淋巴细胞（临床Ⅲ期）

诊断 MAP

须进行淋巴结等的组织学检查，以正确诊断和进行疾病分类。

诊断 **治疗**

诊断、检查值

- 细胞学检查中，正常淋巴细胞（特别是活化的淋巴细胞）和淋巴瘤细胞的区分常较为困难。此外，为决定治疗方针，须进行淋巴结活组织检查等，以判定组织的类型。
- 使用流式细胞仪（flow cytometry）可检测出细胞表面抗原，染色体检查、FISH法或南方墨点法（southern blotting）基因检查等，有时能带来重要的检查结果以利诊断。
- 非霍奇金淋巴瘤可依其加重程度分为以年为单位加重的低度恶性（indolent lymphoma）、以月为单位加重的中度恶性（aggressive lymphoma）、须立刻开始治疗的以周为单位加重的高度恶性（very aggressive）三类（表9-3）。
- 低度恶性也可能发展为高度恶性的类型。
- 临床分期（CS）多使用 Ann Arbor 病期分类（图9-2，表9-3），记录时，无B症状时在分期后加A，有B症状时则加B，如记录为临床分期ⅡA等。
- 检查值
- 常有血清LDH上升、可溶性interleukin-2受体（SIL-2R）增加的情形，可作为治疗效果判定的辅助。此外，也可能看到CRP或β_2-微球蛋白（β_2-microglobulin）上升的情形。
- 利用CT、镓-67闪烁造影、PET（FDG-PET）等影像学检查检视淋巴瘤是否扩散至全身淋巴结和器官（图9-3）。此外，也可用骨髓穿刺、腰椎穿刺（脑脊液检查）来确认是否有淋巴瘤浸润的情形，以判定分期。

組織學檢查

基因检查

血液检查

影像学检查
（CT、镓-67
闪烁造影、
PET）

造血干细胞移植

化学治疗

放射线治疗

手术治疗

9 恶性淋巴瘤

■ 表9-1　恶性淋巴瘤国际预后指标（IPI）

1.临床分期	Ⅲ或Ⅳ
2.LDH	较正常值偏高
3.performance status	2个以上（日常生活需辅助，白天需卧床）
4.淋巴结以外的病变	2个以上
5.年龄	60岁以上

计算符合1~5的项目数以判定预后及风险			60岁以下者计算符合1~3的项目数来判定		
符合项目数	风险	5年存活率*	符合项目数	风险	5年存活率*
0, 1	低（L）	73%	0	低（L）	83%
2	低中（LI）	51%	1	低中（LI）	69%
3	高中（HI）	43%	2	高中（HI）	46%
4, 5	高（H）	26%	3	高（H）	32%

* 5年存活率在1993年是指弥漫性大细胞型淋巴瘤的存活率，由于不同类型淋巴瘤的5年存活率有所差异，故目前的实际存活率可能较上表所示来得高。

■ 表9-2　恶性淋巴瘤的Ann Arbor病期分类

Ⅰ期	一个淋巴结区域或淋巴结外病变 例：右颈部有两个相连的淋巴结肿大
Ⅱ期	有两个以上区域发生病变（中间无横膈） 例：两侧颈部、右腋窝淋巴结肿大
Ⅲ期	跨越横膈上下的病变 例：颈部、腋窝及腹股沟淋巴结肿大
Ⅳ期	淋巴结外发生弥漫性病变 例：肝脏、肺的多发性结影，在骨髓、腹水、胸水中检测出淋巴瘤细胞

B症状
半年内体重减少10%、38℃以上的发热、盗汗（出汗量多到需替换睡衣）
若有超过10cm的巨大肿瘤时加注X，有淋巴结外病变时则加注E（例：CS Ⅱ BX）

■ 表9-3　非霍奇金淋巴瘤的恶性程度分类

	病况	症状	疾病类型
低度恶性	以年为单位加重	大多数无症状	滤泡性淋巴瘤、MALT（黏膜相关淋巴组织型）淋巴瘤
中度恶性	以月为单位加重	有时有症状出现	弥漫性大细胞型B细胞淋巴瘤
高度恶性	以周为单位加重	大多数有症状	伯基特淋巴瘤 淋巴母细胞型淋巴瘤

治疗MAP

由于恶性淋巴瘤的类型和病期不同，其治疗方针也有所不同。

治疗方针

- 恶性淋巴瘤在CT造影下可观察到局部性的病变。虽然其他病变并不明显，但淋巴瘤早期往全身扩散的倾向十分强烈，因此，其治疗以联合使用抗癌药物为大宗，也可根据具体情形使用放射线治疗进行局部控制。
- 由于恶性淋巴瘤的类型不同，其治疗方式也有所不同。在不同的病期，如局限期（临床分期Ⅰ、Ⅱ期）、扩散期（临床分期Ⅲ、Ⅳ期），其治疗的选择也不同。

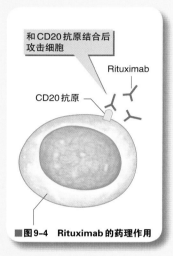

和CD20抗原结合后攻击细胞

Rituximab

CD20抗原

■图9-4　Rituximab的药理作用

■表9-4　恶性淋巴瘤的主要治疗药物

分类	一般名称	主要商品名称	药效机制	主要不良反应
抗生素类抗癌剂	Doxorubicin hydrochloride	Adriacin	抑制DNA、RNA合成	心脏毒性
	Bleomycin hydrochloride	Bleo	抑制DNA合成，切断DNA键结	过敏、间质性肺炎
生物碱类抗癌剂	Vinblastine sulfate	Exal	微管功能受损，使有丝分裂停止于中期阶段	神经病变、便秘
	Vincristine sulfate	Oncovin		
烷化剂	Dacarbazine	Dacarbazine	烷化作用所带来的抗肿瘤功效	血管炎、恶心
	Cyclophosphamide	Endoxan（癌德星）	阻碍肿瘤细胞的核酸代谢	出血性膀胱炎
肾上腺皮质激素	Prednisolone	Predonine（普力多宁）Predohan	抗炎作用，诱导淋巴细胞自杀	高血糖、高血压
分子标靶治疗药物	Rituximab	Rituxan	伤害具补体依存性或抗体依存性的细胞	低血压、血管性水肿、支气管痉挛

化学治疗

- 通常需要几种抗癌剂联合使用（表9-4）。
- 须注意各种药剂所带来的不良反应。大多数抗癌剂会因骨髓抑制功能而使白细胞（特别是中性粒细胞）和血小板减少，给予抗癌剂10~14天后此情形最为显著。若中性粒细胞减少至500／μl以下时，须特别注意避免继发感染；若到下次给予抗癌剂预定日时白细胞数量仍未恢复，则将治疗延后。
- 利用体重和身高计算体表面积（m²），根据体表面积决定药物的用量。
- ABOD疗法（表9-5）：霍奇金淋巴瘤患者一般接受ABOD疗法（Adriacin＋Bleo＋Oncovin＋Dacarbazine）。
- EAOP疗法（表9-6）：非霍奇金淋巴瘤患者多接受EAOP疗法（Endoxan＋Adriacin＋Oncovin＋Prednisone）。
- Rituximab（Rituxan）：多数B细胞性非霍奇金淋巴瘤常可在细胞表面发现一种叫做CD20的分子，和CD20结合的CD20单株抗体称为Rituximab（图9-4）。给予此剂时常出现注射反应（infusion reaction），如发热、寒战、头痛等（图9-5），为减轻此反应，在给予此剂前须给予抗组胺药物、解热镇痛药物等。
- R-EAOP疗法（表9-7）：Rituximab较少产生骨髓抑制等不良反应，和抗癌剂联合使用常产生相乘的效果。和EAOP疗法组合使用后即成为R-EAOP的标准治疗法。Rituximab可在EAOP疗法前、当日、后的任一时间点给药，肿瘤量多时为预防肿瘤溶解综合征等可先进行EAOP疗法。

Px 处方范例 ABOD疗法

1）Adriacin注射液：25mg／m²／d静脉注射（第1、15天）←抗生素类抗癌剂
2）Bleo注射液：10mg／m²／d静脉滴注（第1、15天）←抗生素类抗癌剂
3）Oncovin注射液：6mg／m²／d静脉注射（第1、15天）←生物碱类抗癌剂
4）Dacarbazine注射液，375mg／m²／d静脉滴注（第1、15天）←烷化剂
　　※28天（4周）为一个疗程（course），每隔4周重复此疗法。

Px 处方范例 EAOP疗法

1）Endoxan注射液：750mg／m²静脉滴注（第1天）←烷化剂
2）Adriacin注射液：50mg／m²静脉注射（第1天）←抗生素类抗癌剂
3）Oncovin注射液：1.4~2mg／m²静脉注射（第1天）←生物碱类抗癌剂
4）Predonine片（5mg）：100mg／d，早餐后顿服（第1~5天）←肾上腺皮质激素
　　※21天（3周）为一个疗程，每隔3周重复此疗法。

■表9-5　ABOD疗法

药剂	第一疗程				第二疗程	
	第1天	第2~14天	第15天	第16~28天	第29天	第30天
Adriacin	○	停药	○	停药	○	停药
Bleo	○	停药	○	停药	○	停药
Oncovin	○	停药	○	停药	○	停药
Dacarbazine	○	停药	○	停药	○	停药

Px 处方范例 Rituximab 单独治疗

●初次给药时将 375mg／m² 的 Rituximab 以生理盐水或 5% 葡萄糖 500ml 稀释，从少量开始给药；若无血压偏低、支气管痉挛、血管性水肿等症状时可增加给药量（25mg／h→100mg／h→200mg／h） ←分子标靶治疗药物

※第一次给药时不良反应强烈，但多于第二次给药后减轻。

■表9-6　EAOP疗法

药剂	第一疗程						第二疗程				
	第1天	第2天	第3天	第4天	第5天	第6~21天	第1天	第2天	第3天	第4天	第5天
Endoxan	○					停药	○				
Adriacin	○					停药	○				
Oncovin	○					停药	○				
Predonine	○	○	○	○	○	停药	○	○	○	○	○

■表9-7　R-EAOP疗法的治疗计划

药剂	第一疗程							第二疗程				
	−1~0天	第1天	第2天	第3天	第4天	第5天	第6~21天	第1天	第2天	第3天	第4天	第5天
Rituximab	○						停药	○				
Endoxan		○					停药	○				
Adriacin		○					停药	○				
Oncovin		○					停药	○				
Prednisolone		○	○	○	○	○	停药	○	○	○	○	○

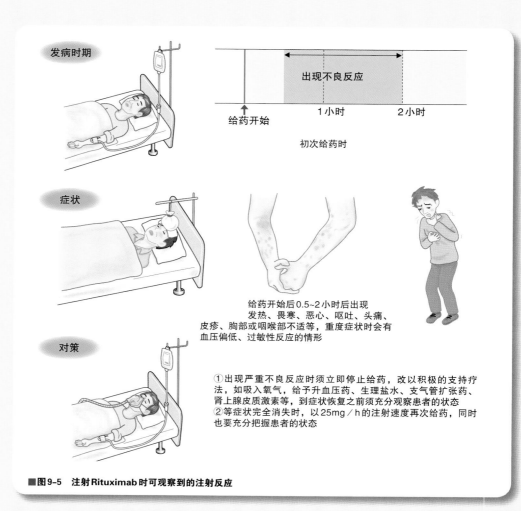

发病时期

出现不良反应

给药开始　　1小时　　2小时

初次给药时

症状

给药开始后0.5~2小时后出现
发热、畏寒、恶心、呕吐、头痛、
皮疹、胸部或咽喉部不适等，重度症状时会有
血压偏低、过敏性反应的情形

对策

①出现严重不良反应时须立即停止给药，改以积极的支持疗法，如吸入氧气，给予升血压药、生理盐水、支气管扩张药、肾上腺皮质激素等，到症状恢复之前须充分观察患者的状态
②等症状完全消失时，以25mg／h的注射速度再次给药，同时也要充分把握患者的状态

■图9-5　注射Rituximab时可观察到的注射反应

放射线治疗

● 须联合化学治疗来处置局限期的淋巴瘤。
● 仅低度恶性的淋巴瘤能够治愈。
● 针对巨大肿瘤，须进行放射线治疗，作为化学治疗后的追加治疗。

手术治疗

● Ⅰ期的MALT淋巴瘤除了部分案例外，大多无法根治。
● 对于消化道穿孔或出血的控制和预防、脊髓压迫的解除等，可进行对症治疗。

造血干细胞移植

● 针对较年轻（65岁以下）、全身状态良好、化学治疗接受度佳的复发患者，或是难以治愈的案例，常进行自体外周血造血干细胞移植（图9-6）。
● 根据疾病的种类和病期，可能会从HLA一致或骨髓银行的捐赠者身上进行造血干细胞移植。

其他

● 针对胃MALT淋巴瘤，常给予幽门螺杆菌的除菌治疗，对大多数患者来说是有效的。

恶性淋巴瘤不同病期、病态、严重度的治疗流程

抗癌剂治疗

↓

给予G-CSF

↓

造血干细胞从骨髓流至外周血液

↓

以成分分离装置从外周血中分离和提取造血干细胞，并进行冷冻保存

↓

大量化学治疗

↓

将冷冻的造血干细胞进行移植

■图9-6 自体外周血造血干细胞移植

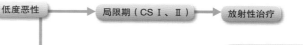

霍奇金淋巴瘤 → 局限期（CS Ⅰ、Ⅱ）→ 化学治疗（ABOD 2~4个疗程）+放射性治疗

霍奇金淋巴瘤 → 扩散期（CS Ⅲ、Ⅳ）→ 化学治疗（ABOD 6~8个疗程）

非霍奇金淋巴瘤

低度恶性 → 局限期（CS Ⅰ、Ⅱ）→ 放射性治疗

低度恶性 → 扩散期（CS Ⅲ、Ⅳ）→ 观察扩散情形+化学治疗（R-EAOP 6个疗程）

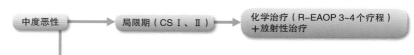

中度恶性 → 局限期（CS Ⅰ、Ⅱ）→ 化学治疗（R-EAOP 3~4个疗程）+放射性治疗

中度恶性 → 扩散期（CS Ⅲ、Ⅳ）→ 化学治疗（R-EAOP 6~8个疗程）

高度恶性 → 伯基特淋巴瘤 → hyper-EOAD疗法等

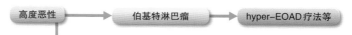

高度恶性 → 淋巴母细胞性淋巴瘤 → 以急性淋巴细胞白血病为标准进行治疗

＊ hyper-EOAD疗法：Endoxan + Oncovin + Adriacin + Dexamethasone

（福田哲也）

患者护理

罹患此疾病所带给患者的心理冲击和不安感常是相当大的，因此，为了减轻患者精神上的压力，缓解症状和不良反应所造成的痛苦，除了进行主要的治疗外，给予患者自我管理的支持也十分重要。

依不同病期、病态、严重度所给予的护理

【治疗期】克服罹患恶性淋巴瘤所带来的心理冲击，使患者能主动配合医师治疗。倾听患者的心声，并提供适当的信息。此外，在缓解疾病症状或治疗的不良反应的同时，也须指导患者进行自我管理。脱发等带来的外观上的变化，或一边接受门诊治疗一边进行工作或家务的情形，常引发患者的心理社会性的痛苦，须帮助患者减轻此方面的压力。

【缓解期】处理治疗后仍持续的不良反应（周围神经病变、唾液分泌量减少等）和体力降低等问题，同时教给患者在生活上遇到困难时的应对方法，以帮助其能恢复到适应一般的社区生活。此外，针对复发患者所产生的不安感，也须给予心理上的支持。

【复发期】体谅患者对于复发的苦恼，给予其治疗方法（救援性治疗、造血干细胞移植、缓解性化学治疗）选择的决定权。此外，给予患者不良反应的管理和日常生活上的援助，以使治疗能够安全而舒适地进行。

【末期】全面性地缓解淋巴瘤浸润、增大所带来的疼痛、出血、免疫抑制等症状，尽量减轻患者面对死亡的不安和痛苦，使患者能够有尊严地度过剩余的岁月。

护理要点

减轻恶性淋巴瘤给患者带来的心理冲击和不安感
- 倾听患者对罹患恶性淋巴瘤所感到的震惊和不安。
- 用浅显易懂的方式向患者说明疾病和治疗的相关信息，以减轻其不安感。

缓解恶性淋巴瘤的症状和治疗不良反应所带来的身体上的痛苦
- 观察恶性淋巴瘤症状的严重度，在症状出现时和医师讨论应对的方法。
- 帮助个案解决因症状而受到影响的日常生活问题。
- 了解治疗不良反应出现的时期，特别注意不良反应出现时的状况及其程度。
- 不良反应出现时须立刻向医师报告并商讨对策，预防过敏性反应（anaphylaxie）、电解质平衡紊乱、麻痹性肠梗阻（paralytic ileus）、严重感染等造成生命危险的情形。
- 向患者说明若症状过于痛苦而无法承受时须立即告知医疗人员。

支持患者进行自我管理
- 倾听患者对于治疗和自我管理的感觉和想法，帮助患者积极接受主要的治疗。
- 以浅显易懂的方式向患者说明治疗的内容、不良反应出现的时期及其应对方法。
- 若患者能够正确处理不良反应，应给予正面评价，以促进其对于自我管理的自信心。
- 了解并体谅患者持续治疗及自我管理的难处。

门诊帮助患者兼顾治疗和社区生活
- 倾听患者兼顾治疗和生活的困难，以及无法在社会中扮演好自己角色的难过。
- 治疗开始前讨论针对脱发的应对方法，将外表的改变控制到最小。
- 和患者一同考量在接受治疗的同时，如何在力所能及的范围内在社会上扮演自己的角色。

出院指导、疗养指导

- 把握患者对于治疗、不良反应及其应对方法的理解程度。
- 针对恶心、呕吐、便秘、脱发、放射线对皮肤造成的损害等，向患者说明应对和预防感染的方法。
- 教育患者若因38℃以上的发热、恶心、呕吐、腹泻而无法经口摄取食物等，应立即和医生联络。
- 倾听患者因长期接受治疗所感到的不安和负担。
- 患者于门诊接受治疗时，应询问其社区生活是否因治疗而受到影响，并考量可能的应对策略。

（片冈纯）

备忘录

10 | 多发性骨髓瘤

新井文子／片冈纯

总观导览

病因

● 分化为浆细胞的B细胞出现基因异常而产生癌变。

流行病学

● 罹患率约为每10万人中3人，约占全部血液恶性肿瘤患者的10%。
● 好发于高龄者，60多岁为发病高峰期。
〔预后〕自体外周血干细胞移植可延长寿命约1年。

病理学

● 属于血液恶性肿瘤的一种，是骨髓中负责制造免疫球蛋白的浆细胞发生肿瘤性增生所导致的疾病。 病理MAP p.104
● 肿瘤化的浆细胞（骨髓瘤细胞）可以活化破骨细胞（osteoclast），并抑制成骨细胞（osteoblast）的功能，从而导致骨质破坏。
● 骨髓为造血的场所，若其受损便会发生造血功能障碍。
● 骨髓瘤细胞分泌的M蛋白（单株免疫球蛋白）会沉积于组织，使肾脏等器官产生病变。
● 正常免疫球蛋白的制造会被抑制，而使感染较易发生。

症状

● 初始症状多为脊柱压缩性骨折所导致的疼痛。 症状MAP p.106
● 若因造血障碍而发生贫血、白细胞及血小板减少时，会引发喘不过气、易感染、出血等症状。
● M蛋白造成的器官病变包括蛋白尿、肾功能损害、高黏滞综合征，表现为头痛及意识不清。
〔并发症〕
● 骨折。
● 感染性疾病（机会性感染）。
● 肾功能损害、肾衰竭。

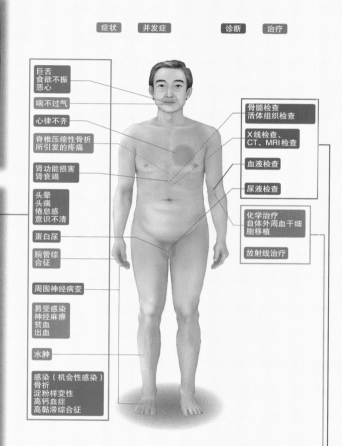

症状　　并发症　　　　诊断　　治疗

- 巨舌／食欲不振／恶心
- 喘不过气
- 心律不齐
- 脊椎压缩性骨折所引发的疼痛
- 肾功能损害／肾衰竭
- 头晕／头痛／倦怠感／意识不清
- 蛋白尿
- 腕管综合征
- 周围神经病变
- 易受感染／神经麻痹／贫血／出血
- 水肿
- 感染（机会性感染）／骨折／淀粉样变性／高钙血症／高黏滞综合征

- 骨髓检查／活体组织检查
- X线检查、CT、MRI检查
- 血液检查
- 尿液检查
- 化学治疗／自体外周血干细胞移植
- 放射线治疗

诊断

● 若由症状怀疑罹患本病则进一步进行以下检查。 诊断MAP p.107
● 电泳法：利用血清和尿的蛋白质电泳确认M蛋白的存在后，以免疫电泳法判定免疫球蛋白的等级和类型。
● 骨髓检查、活体组织检查：确认有无骨髓瘤细胞存在及其比例。
● 影像学检查（全身骨骼的X线、CT、MRI检查）：评估骨病变（骨破坏）的情形。
● 血液检查：血清钙上升，肌酐（creatinine）上升，血红蛋白减少，β_2微球蛋白上升，白蛋白（albumin）下降。
● 排除显示M蛋白异常的其他疾病。
● 若存在以上检查结果，应依照国际骨髓瘤研究小组（IMWG）的诊断标准进行诊断。

治疗

● 病情观察：若为未知临床意义的单株免疫球蛋白（MGUS）增高或无症状性骨髓瘤，仅需观察病情的发展。 治疗MAP p.108
● 药物治疗：治疗对象为症状性骨髓瘤、非分泌性骨髓瘤、多发性浆细胞瘤、浆细胞白血病，采用多剂抗肿瘤药（Vincristine sulfate、Doxorubicin hydrochloride、Melphalan、Bortezomib）联合治疗。针对复发或难以治愈的患者，则并用Thalidomide、Lenalidomide。
● 放射线治疗：若为孤立性浆细胞瘤、髓外性浆细胞瘤，可进行病变部位的放射线照射。
● 造血干细胞移植：未满65岁的症状性多发性骨髓瘤患者在接受缓解导入疗法后，再加上大量化学疗法和自体外周血干细胞移植。

10 多发性骨髓瘤

多发性骨髓瘤属于血液恶性肿瘤的一种，是浆细胞发生肿瘤性增生所导致的疾病；而浆细胞为淋巴细胞中分化最成熟的B细胞，具有制造免疫球蛋白（抗体）的功能。

- 骨髓瘤细胞于骨髓内不断增生，其会活化破骨细胞，并抑制成骨细胞的功能，从而导致骨质破坏。
- 骨髓为造血的场所，若其受损便会发生贫血、白细胞及血小板减少等造血功能障碍。
- 骨髓瘤细胞制造的单株免疫球蛋白（M蛋白）增加并沉积于组织中，导致肾脏等器官的损害。
- 正常免疫球蛋白的制造会被抑制，而使感染较易发生。

病因、加重因子

- 决定分化为浆细胞的B细胞基因突变或异常，导致细胞不再死亡或不受控制地增生，从而形成骨髓瘤细胞。报告指出，作为其特征的基因异常为13号染色体缺损，或位于14号染色体的免疫球蛋白重链基因和其他基因互相易位等，以上非单一原因的加重便引发了细胞的癌变。
- 在骨髓瘤细胞周边，即骨髓中造血细胞以外的基质细胞（stromal cell）所分泌的细胞因子（cytokine）、趋化因子（chemokine）等物质，以及连接骨髓瘤细胞的基质细胞或细胞间质（纤维蛋白原等）等，在疾病的发展中扮演了非常重要的角色。

流行病学、预后

- 日本的罹患率为每10万人中约3人，约占全部恶性肿瘤患者的10%。好发于高龄者，60多岁为发病高峰期。男女的发病率几乎无差别，但也有报告指出男性的发病率略高于女性。
- 目前虽有使用抗癌剂的化学治疗，但尚未出现能够治愈该病的治疗方法。
- 大量化学治疗后接受自体外周血干细胞移植的患者可延长寿命约1年。
- 虽然造血干细胞移植已被使用，但其效果尚未明了。

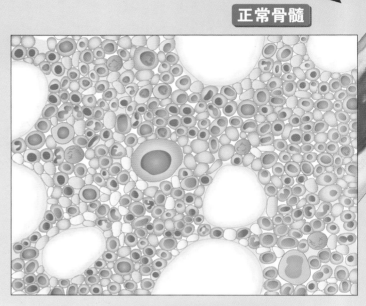

正常骨髓

除了造血干细胞外，还可看到许多分化中的血细胞

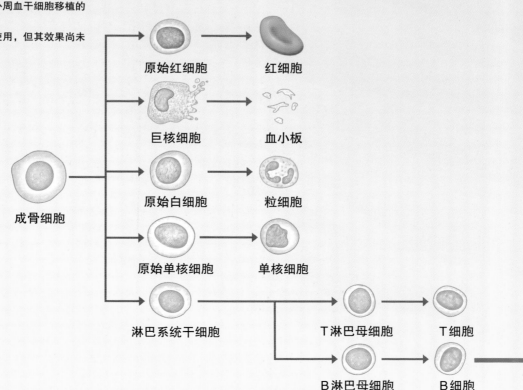

成骨细胞

原始红细胞 → 红细胞

巨核细胞 → 血小板

原始白细胞 → 粒细胞

原始单核细胞 → 单核细胞

淋巴系统干细胞 → T淋巴母细胞 → T细胞

B淋巴母细胞 → B细胞

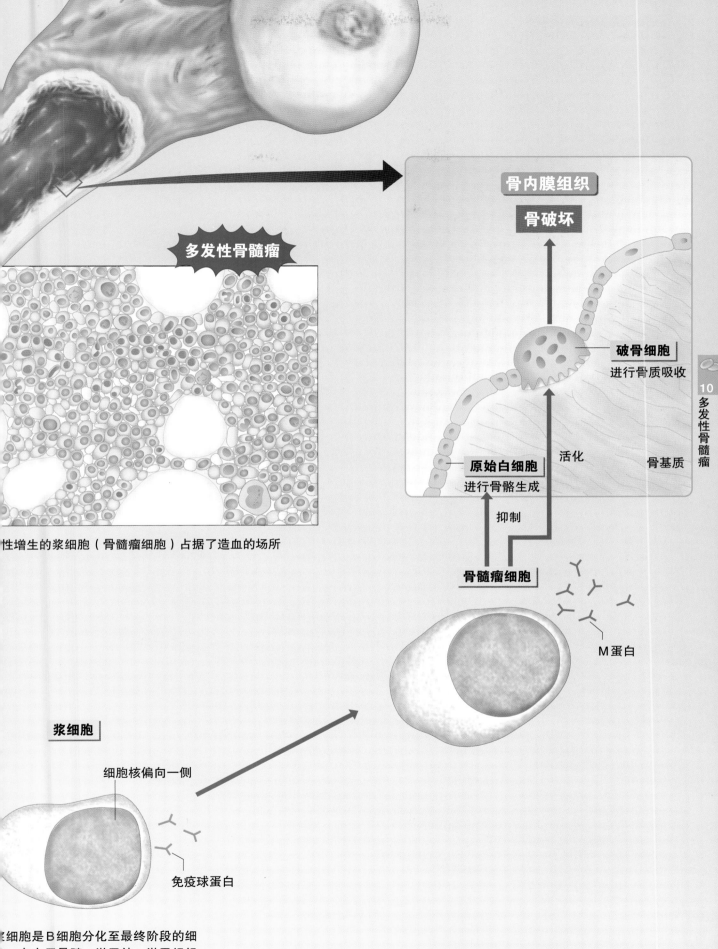

骨内膜组织

骨破坏

多发性骨髓瘤

破骨细胞
进行骨质吸收

原始白细胞
进行骨骼生成

活化

骨基质

抑制

骨髓瘤细胞

M蛋白

性增生的浆细胞（骨髓瘤细胞）占据了造血的场所

浆细胞

细胞核偏向一侧

免疫球蛋白

浆细胞是 B 细胞分化至最终阶段的细
胞，存在于骨髓、淋巴结、淋巴组织
等处，负责制造免疫球蛋白

多发性骨髓瘤的临床表现包括由骨病变引发的骨折，神经麻痹，肾功能损害所致的水肿、倦怠感，造血障碍所致的贫血、出血倾向等。

症状

● 约80%的患者存在骨病变，最常发生于脊椎部位，初始症状常为脊椎压缩性骨折所引发的疼痛，肿瘤压迫脊髓可能导致神经麻痹。

● 贫血、白细胞及血小板减少等造血功能障碍会引发喘不过气、易受感染、出血等症状。

并发症

● 骨折、感染性疾病（机会性感染）、肾功能损害、肾衰竭为主要的并发症。

● M蛋白常引发肾功能损害，可出现蛋白尿等。此外，M蛋白会以淀粉的形态沉积在器官中，从而引发多种器官的淀粉样变性，出现腕管综合征、巨舌、周围神经变性等。

● 血液中出现M蛋白会导致血液黏稠度增加，使血液流动困难（高黏滞综合征），从而引发头晕、头痛、意识不清等。

● 溶骨和肾功能损害会引发高钙血症，产生食欲不振、恶心、心律不齐、意识不清等症状。

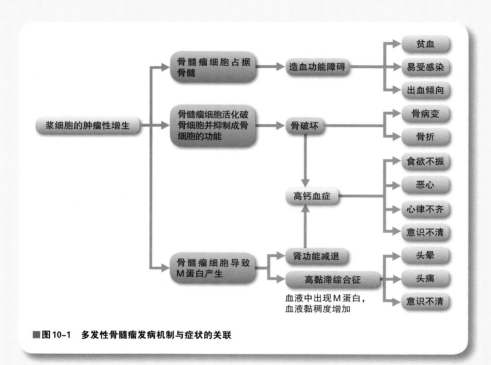

■图10-1　多发性骨髓瘤发病机制与症状的关联

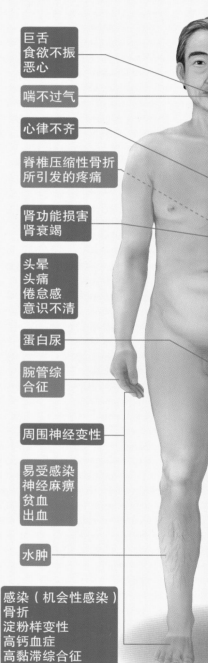

症状　　并发症

巨舌
食欲不振
恶心

喘不过气

心律不齐

脊椎压缩性骨折
所引发的疼痛

肾功能损害
肾衰竭

头晕
头痛
倦怠感
意识不清

蛋白尿

腕管综合征

周围神经变性

易受感染
神经麻痹
贫血
出血

水肿

感染（机会性感染）
骨折
淀粉样变性
高钙血症
高黏滞综合征

Key word

● 淀粉样变性（amyloidosis）

当纤维状的异常蛋白质沉积于组织器官而引发的疾病称为淀粉样变性，大致分为全身性和局部性两类。无特异性症状，但会有各器官功能障碍所引发的症状，包括全身倦怠感、肾功能损害、心力衰竭（心悸、呼吸困难、水肿）、心律不齐、肝肿大、食欲不振、吞咽困难、声音粗嘎、腹泻、便秘、神经变性、皮肤溃疡等，有时也会发生巨舌、腕管综合征、多发性神经炎等情形。

由身体症状怀疑患有骨髓瘤时，须检查血清或尿中是否存在M蛋白，骨髓中有无单株浆细胞增加，或做影像学检查观察有无骨破坏等情形，以明确诊断。

诊断 **治疗**

骨髓检查
活体组织检查

X线检查、CT、
MRI检查

血液检查

尿液检查

化学治疗
自体外周 血干细胞
移植

放射线治疗

诊断、检查值

- 由身体症状怀疑患有骨髓瘤时可进行以下检查。另外，健康检查时若检测出血液中总蛋白值偏高时，须怀疑有M蛋白存在的可能。
- 进行血清和尿的蛋白质电泳，以确认有无M蛋白存在，再以免疫电泳判定免疫球蛋白的等级和类型。
- 进行骨髓穿刺或活体组织检查，以确认是否存在骨髓瘤细胞及其比例。
- 施行全身骨骼的X线、CT、MRI检查，以评估骨病变的程度。
- 排除表现为M蛋白血症的其他疾病（原发性淀粉样变性、原发性巨球蛋白血症、B细胞性淋巴瘤、慢性淋巴细胞白血病）。
- 代表性的诊断标准为国际骨髓瘤研究小组（International Myeloma Working Group, IMWG）所确定的诊断标准（表10-1），可按照上述各项检查结果确定诊断。
- 表10-2为目前广泛使用的国际病期分类（International Scoring System, ISS），此分类较为简单，同时能够表示与预后的相关性。
- 检查值
- 检查值异常包括：①血清及尿中存在M蛋白（电泳）；②骨髓中单株浆细胞增加（骨髓检查、活体组织检查）；③影像学检查提示有骨破坏（骨骼X线、CT、MRI）；④血清钙（Ca）上升；⑤血肌酐上升；⑥贫血；⑦血清β_2微球蛋白上升；⑧血清白蛋白下降。
- ①②为骨髓瘤最具特征性的检查结果，③~⑧须视疾病的种类和病期来判定。

■ 表10-1　IMWG诊断标准

未知临床意义的单株免疫球蛋白（MgUS）	孤立性骨浆细胞瘤
血清M蛋白＜3g／dl 骨髓中单株浆细胞＜10% 排除其他B细胞增生性疾病 无器官病变※	血清及尿中未检测出M蛋白* 单株浆细胞增加使一处的骨骼被破坏 正常骨髓 病变部位以外的全身骨骼皆正常（X线及MRI显示） 无器官病变※ 　　*可能检测出少量
无症状性骨髓瘤	**髓外浆细胞瘤**
血清M蛋白≥3g／dl 骨髓中单株浆细胞≥10% 无器官病变※	血清及尿中未检测出M蛋白* 单株浆细胞增加造成髓外肿瘤 正常骨髓 造影显示全身骨骼皆正常※ 无器官病变※ 　　*可能检测出少量
多发性骨髓瘤	**多发性浆细胞瘤**
血清及尿中检测出M蛋白 骨髓中单株浆细胞增加或出现浆细胞瘤 有器官病变※	血清及尿中未检测出M蛋白* 单株浆细胞增加使一处以上的骨骼被破坏或有髓外肿瘤 正常骨髓 造影显示全身骨骼皆正常 无器官病变※ 　　*可能检测出少量
非分泌性骨髓瘤	**浆细胞白血病**
（以免疫固定法）血清及尿中未检测出M蛋白 骨髓中单株浆细胞≥10%或出现浆细胞瘤 有器官病变※	外周血中浆细胞＞2000／mm³ 白细胞分化中的浆细胞≥20%

※ 器官病变　高钙血症：血清钙＞11mg/dl或较标准值上升1mg/dl以上
　　　　　　肾衰竭：血清肌酐＞2mg/dl
　　　　　　贫血：血红蛋白较标准值减少2g／dl以上或在10g／dl以下
　　　　　　骨病变：伴随溶骨性病变或压缩性骨折的骨质疏松症（MRI或CT）
　　　　　　其他：高黏滞综合征、淀粉样变性、一年超过两次的细菌感染

■ 表10-3　针对主要并发症的治疗

并发症	治疗
感染性疾病	给予抗生素
骨折	手术
急性肾衰竭	血液透析
高黏滞综合征	重症时进行血浆交换
高钙血症	给予双磷酸盐（bispho-sphonate）制剂、抑钙激素（calcitonin）和输血

■ 表10-2　国际病期分类〔ISS〕

病期	标准	余命中间值
I	血清β_2微球蛋白＜3.5mg／L，血清白蛋白≥3.5g／dl	62个月
II	不属于I和III	44个月
III	血清β_2微球蛋白≥5.5mg／L	29个月

须接受治疗的对象为有症状的多发性骨髓瘤患者，可进行干细胞移植或化学治疗。自体外周血干细胞移植的适用对象为65岁以下的患者。若为无症状的骨髓瘤患者，仅需观察其病情变化，不需要接受治疗。

■表10-4　多发性骨髓瘤的主要治疗药物

分类	一般名称	主要商品名称	药效机制	主要不良反应
生物碱类抗癌剂	Vincristine sulfate	Oncovin	抑制肿瘤细胞增生	骨髓抑制、周围神经病变
抗生素类抗癌剂	Doxorubicin hydrochloride	Adriacin		骨髓抑制、心脏毒性
烷化剂	Melphalan	Alkeran（威克瘤）		骨髓抑制
蛋白酶抑制剂（Proteasome inhibitor）	Bortezomib	Velcade	促进肿瘤细胞自杀	骨髓抑制、周围神经病变
肾上腺皮质激素	Dexamethasone sodium phosphate	Orgadrone、Decadron		糖耐量异常 高血压 感染
	Dexamethasone	Dexamethasone、Decadron		
	Prednisolone	Predonine（普力多宁）、Predohan、Prednisolone		
双磷酸盐（bisphosphonate）制剂	Zoledronate acid	Zometa	抑制破骨细胞生成	颌骨坏死
抗多发性骨髓瘤药物	Thalidomide	Thaled	抑制血管新生	嗜睡、血栓症、周围神经病变
	Lenalidomide	Revlimid	抑制细胞激素产生	骨髓抑制

治疗方针

- 未知临床意义的单株免疫球蛋白（MgUS）增高、无症状的骨髓瘤患者不需要接受治疗，仅须观察其病情变化。
- 针对孤立性浆细胞瘤或髓外性浆细胞瘤，须于病变部位进行放射线照射。
- 有症状的多发性骨髓瘤的治疗如流程所示。
- 若患者在65岁以下，给予缓解导入疗法后进行伴随自体外周血干细胞移植（PBSCT）的大量化学治疗。缓解导入疗法有3次OAD疗法（Oncovin + Adriacin + Dexamethasone）或大剂量DEX（Dexamethasone）疗法。
- 针对65岁以上或不希望接受干细胞移植的患者，可给予MP疗法（Melphalan + Prednisolone）。
- 针对肾衰竭患者可给予VAD疗法或大剂量DEX疗法。
- 若上述治疗皆无效，或缓解后有复发或加重的情形，可使用Bortezomib或Thalidomide作为救援治疗。
- 若发生骨病变，须使用双磷酸盐制剂以防止加重。

药物治疗

- 根据IMWG诊断标准，使用抗肿瘤药物的对象为有症状的多发性骨髓瘤、非分泌性骨髓瘤、多发性浆细胞瘤、浆细胞白血病患者。

Px 处方范例 OAD疗法
1）Oncovin注射液（1mg）：0.4mg，24小时持续静脉注射（第1~4天）←生物碱类抗癌剂
2）Adriacin注射液（10mg）：9mg／m²，24小时持续静脉注射（第1~4天）←抗生素类抗癌剂
3）Dexamethasone片（0.5mg）：40mg／d顿服（第1~4天、第9~12天、第17~20天）←肾上腺皮质激素

Px 处方范例 大剂量DEX疗法
- Dexamethasone片（0.5mg）：40mg／d顿服，共4天，每2周重复一次，直到见效，之后改为每4周重复一次 ←肾上腺皮质激素

Px 处方范例 大剂量L-PAM疗法
- Alkeran注射液（50mg）：100mg／m²／d静脉滴注，共2天，接着施行自体外周血干细胞移植 ←烷化剂

Px 处方范例 MP疗法
1）Melphalan片（2mg）：0.25mg／kg／d餐前顿服，共4天，每4~6周重复一次 ←烷化剂
2）Predonine片（5mg）：2mg／kg／d，分3次服用，共4天，每4~6周重复一次 ←肾上腺皮质激素

Px 处方范例 NF-KB抑制剂
- Alkeran注射液（3mg）：1.3mg／m²／d静脉注射，第1、4、8、11天注射，第12~20天停药，此为1个疗程，共需进行8个疗程。有时会合并用Dexamethasone ←蛋白酶抑制剂

Px 处方范例 复发、难治型骨髓瘤
1）Thaled片：100mg／d睡前顿服 ←抗多发性骨髓瘤药物
2）Revlimid片：10mg／d，并用Dexamethasone，每服用21天停药7天，并不断重复 ←抗多发性骨髓瘤药物

Px 处方范例 预防骨病变（抑制破骨细胞生成）
- Zometa注射液（4mg）：30~45mg静脉滴注（30分钟），每月1次 ←双磷酸盐制剂

多发性骨髓瘤不同病期、病态、严重的治疗流程

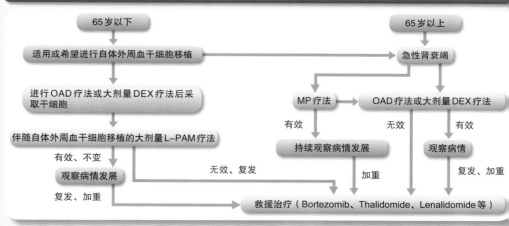

（新井文子

多发性骨髓瘤

患者护理

患者常伴有多种多样的症状，故须努力缓解症状和其带来的痛苦。因本病无根治的方法，故应根据症状加重的程度和疾病的发展减轻患者对于死亡的不安，并给予其心理和社会上的支持。

依不同病期、病态、严重度所给予的护理

【治疗期】多发性骨髓瘤的症状包括骨病变引发的疼痛、骨髓造血功能低下导致的贫血、免疫功能低下所致的感染性疾病等，因此须缓解症状所带来的身体上的痛苦，帮助患者处理日常生活中遇到的障碍。其主要的治疗方法为化学治疗，属于标准治疗的MP疗法常在门诊中进行。应教育患者能够执行自我管理，如观察是否有不良反应、预防感染、预防贫血引发的跌倒等。此外，因本病为进行性的，常有病理性骨折、高钙血症、肾衰竭等情形发生，故须审慎观察症状的变化。因目前对本病并无根治的治疗方法，故应视症状加重的程度和病情的发展，减轻患者对死亡的不安。

【末期】缓解症状加重所带来的身体上的痛苦。此外，应针对患者对死亡感到的不安给予心理和社会上的支持。

护理要点

缓解症状带来的痛苦
- 观察多发性骨髓瘤症状（疼痛、贫血、倦怠感等）的严重度，努力缓解症状。
- 观察化学治疗的不良反应（恶心、呕吐、骨髓抑制、脱发等），努力缓解其所造成的影响。
- 对于受到症状影响的日常生活给予支持。
- 向患者说明无法忍受痛苦或症状出现时，应立刻告知医疗人员。

帮助患者进行自我管理
- 倾听患者对于化学治疗及其不良反应的自我管理的想法。
- 以浅显易懂的方式向患者说明治疗内容、不良反应出现的时期及其应对方式等。
- 说明日常生活中和病理性骨折及出血危险性相关的注意事项。
- 对于患者能够良好地执行自我管理给予正面评价，以增强患者的自信心。

针对患者和家属的心理和社会问题给予支持
- 因本病的发展为进行性且预后不良，故应倾听患者对于症状和疾病发展的不安。
- 以浅显易懂的方式向患者说明疾病和治疗的相关信息，以减轻其不安。

出院指导、疗养指导

- 询问患者家庭和职场的环境，为预防病理性骨折和出血，应制订相关的注意事项。
- MP疗法多于门诊进行，故须向患者说明其治疗内容、不良反应和不良反应的应对方法。
- 指导患者能够自我执行疼痛的控制。
- 指导患者于贫血症状强烈时保持安静。
- 说明为预防感染，漱口和洗手非常重要，且应尽量避免去人多拥挤的场所。
- 说明为预防肾功能损害，须特别注意水分的摄取。
- 指导患者发现不良反应时，应立刻联络医疗人员。

（片冈纯）

●预防骨折

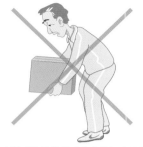

弯腰或抬重物等动作会增加病理性骨折的风险

●预防传染性疾病

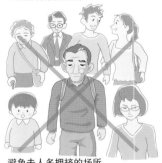

避免去人多拥挤的场所
洗手和漱口
戴口罩

●预防肾功能损害

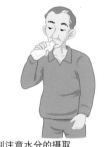

特别注意水分的摄取

■图10-2　日常生活中的注意事项

10

多发性骨髓瘤

109

备忘录

11 弥散性血管内凝血（DIC）

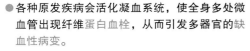

小山高敏／山势博彰

总观导览

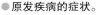

病因

- 必有原发疾病，尤其是造血器官的恶性肿瘤、固型癌（solid cancer）、重度感染性疾病。
- 若并发噬血综合征（hemophagocytic syndrome）会使病情加重。

〔加重因子〕代谢性酸中毒、低血氧症、循环血量减少、脱水。

病理学

- 各种原发疾病会活化凝血系统，使全身多处微血管出现纤维蛋白血栓，从而引发多器官的缺血性病变。　　　　　　　　　　　病理 MAP p.112
- 血栓形成过程中会消耗凝血因子和血小板，再加上继发性纤溶亢进（hyperfibrinolysis）而导致出血倾向。
- 若在血管内发现凝血活性物质（组织因子），或因炎性细胞激素（肿瘤坏死因子等）引发血管内皮细胞损伤，须考虑已有全身性凝血或微血管栓塞的可能性。

症状

- 原发病的症状。
- 出血症状：皮下出血斑、黏膜出血、消化道出血、颅内出血。　　　　　　　　　　　症状 MAP p.114
- 全身症状：由皮肤、肺、肾、肾上腺、肝、中枢神经系统等器官的病变所致。

〔并发症〕血栓栓塞症、休克、急性肾衰竭。

流行病学

- 每年的患者数量约73000人。
- 由于原发疾病不同，DIC的发生率也不同。

〔预后〕会受到原发疾病的影响，若有症状出现则生命预后较不乐观。

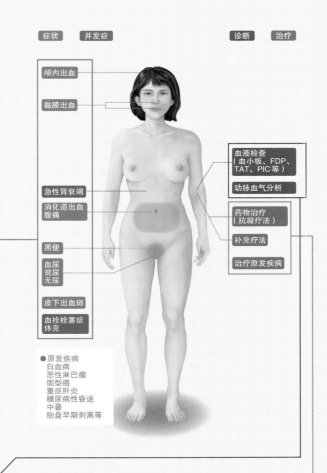

症状　并发症　　　　　　　诊断　治疗

- 颅内出血
- 黏膜出血
- 急性肾衰竭
- 消化道出血 腹痛
- 黑便
- 血尿 贫尿 无尿
- 皮下出血斑
- 血栓栓塞症 休克

- 血液检查（血小板、FDP、TAT、PIC等）
- 动脉血气分析
- 药物治疗（抗凝疗法）
- 补充疗法
- 治疗原发疾病

● 原发疾病
白血病
恶性淋巴瘤
固型癌
重症肝炎
糖尿病性昏迷
中暑
胎盘早期剥离等

诊断

- 须有反映凝血功能亢进、继发性纤溶亢进、血小板或凝血因子被消耗的检查数据才能确诊。　　　　　　诊断 MAP p.115
- 根据旧版之厚生省DIC研究小组诊断标准（1988年），DIC的诊断正确率颇高。
- 诊断DIC的必需项目是有原发疾病、纤维蛋白/纤维蛋白原分解产物（FDP，特别是D-dimer）减少、血小板减少。
- 凝血酶–抗凝血酶复合物（thrombin- antithrombin complex，TAT）、可溶性纤维蛋白、纤维蛋白溶解酶–纤维蛋白溶解酶抑制剂复合物（plasmin-α2 plasmin inhibitor complex，PIC）增加可作为诊断依据。
- 若有纤维蛋白原减少、凝血酶原时间（prothrombin time，PT）延长、出血症状、器官衰竭等情形，即可判定为重症。

治疗

- 基本原则：治疗原发疾病，以去除引发DIC的原因，也可能并用抗凝疗法，若有加重因子则加以处置，并进行全身管理。　　　　治疗 MAP p.116
- 药物治疗（抗凝疗法）：以肝素（heparin）类（未分化肝素、低分子量肝素、Heparinoid）为主。若有抗凝血酶减少须补充抗凝血酶浓缩制剂，出血倾向严重时则使用蛋白水解酶抑制剂。
- 补充疗法：血小板、凝血因子显著减少时给予浓缩血小板或新鲜冷冻血浆。
- 手术治疗：产科相关原因所致的DIC、肿瘤切除所引发的DIC为手术适应证。

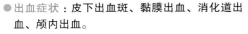

弥散性血管内凝血（disseminated intravascular coagulation，DIC）是指各种原发性疾病活化凝血系统，使全身多处微血管出现纤维蛋白血栓而引发的器官缺血性病变。

- DIC患者因体内形成血栓而消耗较多的凝血因子和血小板，再加上继发性纤溶亢进（hyperfibrinolysis），有时会观察到出血倾向。
- 属于血液凝固因子的组织因子（tissue factor, TF）等凝血活性物质流入血管内和血流接触，或血管内皮细胞的抗血栓功能出现障碍等，皆为引起DIC的原因。
- 影响血液凝固系统、纤溶系统以及血小板动态的肿瘤坏死因子（tumor necrosis factor, TNF）等炎性细胞激素在DIC的发病机制中扮演了重要的角色。此外，DIC的发生和中性粒细胞、单核细胞或巨噬细胞等的活性增加相关。活化的中性粒细胞会释放弹性蛋白酶（elastase）等蛋白质分解酶和活性酶，使血管内皮受损；而活化的单核细胞和巨噬细胞会分泌TNF，在器官或组织产生病变时，通过各组织特异性凝血活性物质、血管损伤因子等的释放促进血管内的凝血。根据上述观点，DIC被认为是全身性凝血导致微血栓形成，凝血因子被大量消耗的全身出血综合征。2001年国际血栓止血学会科学标准化委员会认为DIC的概念为"纤维蛋白相关产物的生成及反映此现象的微血管炎性及非炎性病变"。

病因、加重因子

- DIC的发生必有原发疾病存在。内科、外科、小儿科领域中，白血病及恶性淋巴瘤等造血系统恶性肿瘤、固型癌、重度感染性疾病是最为常见的原发疾病。若造血系统恶性肿瘤或感染性疾病并发伴随巨噬细胞活化的噬血综合征（hemophagocytic syndrome），就会引发严重的DIC。其他还包括休克、重症肝炎、糖尿病性昏迷、中暑、产科相关的胎盘早期剥离等，皆为重要的原发疾病。
- 若有酸中毒、低血氧症、循环血量减少或脱水等情形，皆可能使DIC加重。
- 大动脉瘤、心室瘤会因局部消耗性凝血障碍而出现和DIC类似的检查结果，但其病理状态和DIC并不相同。

流行病学、预后

- 报告指出，日本每年的DIC患者数估计为73000人，其中有败血症和休克的案例呈压倒性多数，其发病率则依原发疾病而有所不同。虽有之后会提到的针对DIC本身的治疗，但预后的决定性因素仍为原发疾病的病况。DIC患者的生命预后一旦陷入不乐观的情况，便会影响原发疾病的治疗，因此，早期诊断和早期治疗等迅速应对是非常重要的。

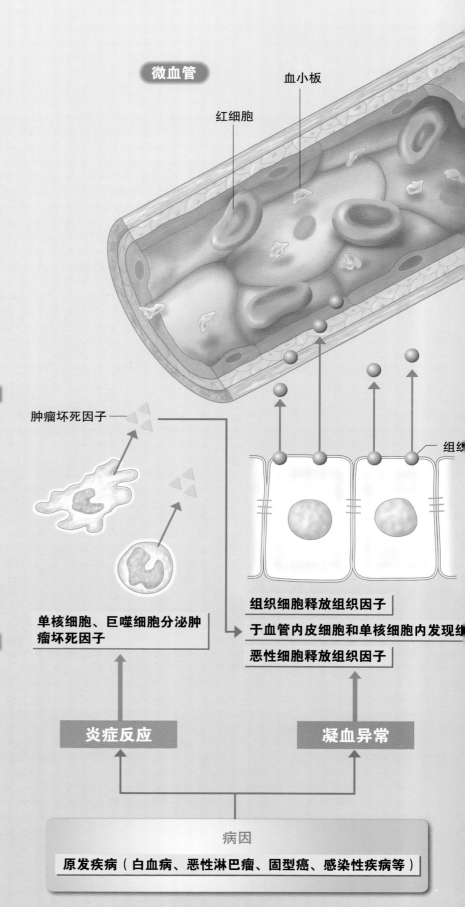

微血管

血小板

红细胞

组织

肿瘤坏死因子

组织细胞释放组织因子

于血管内皮细胞和单核细胞内发现组织

单核细胞、巨噬细胞分泌肿瘤坏死因子

恶性细胞释放组织因子

炎症反应　　**凝血异常**

病因

原发疾病（白血病、恶性淋巴瘤、固型癌、感染性疾病等）

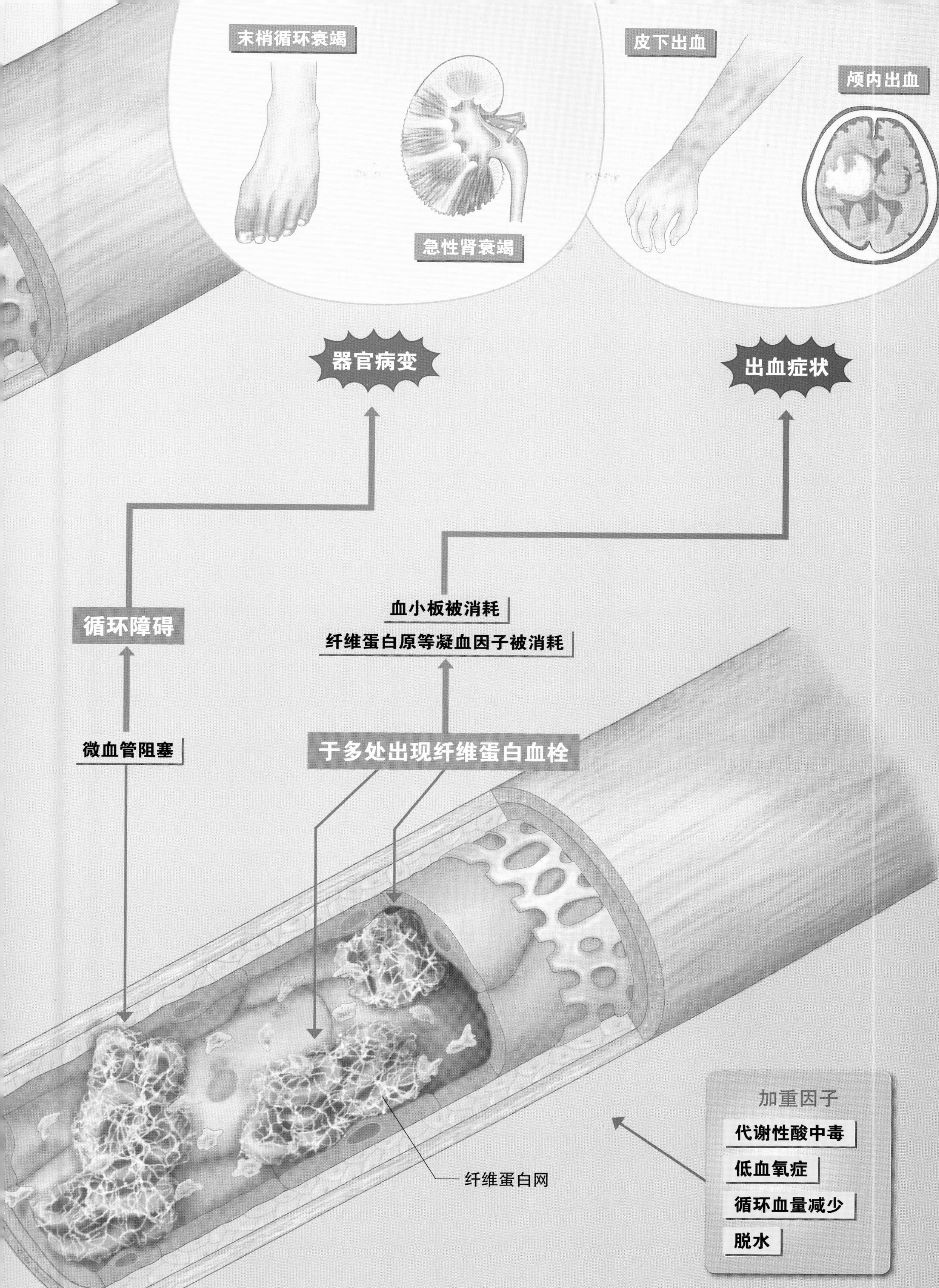

末梢循环衰竭

皮下出血

颅内出血

急性肾衰竭

器官病变

出血症状

循环障碍

血小板被消耗

纤维蛋白原等凝血因子被消耗

微血管阻塞

于多处出现纤维蛋白血栓

纤维蛋白网

加重因子

代谢性酸中毒

低血氧症

循环血量减少

脱水

DIC 的症状主要有皮下出血斑、黏膜出血、消化道出血、腹痛、意识不清等。

症状、并发症

●DIC除了表现为原发病的症状之外，以皮下出血斑或黏膜出血、消化道出血、颅内出血等出血
症状为主，还可观察到血栓栓塞症、休克、急性肾衰竭等并发症，并引发皮肤、肺、肾、肾
上腺、肝、中枢神经系统等病变。抽血或打点滴时针头刺入部位发生止血困难也是DIC的一大
特征。

症状　　　　并发症

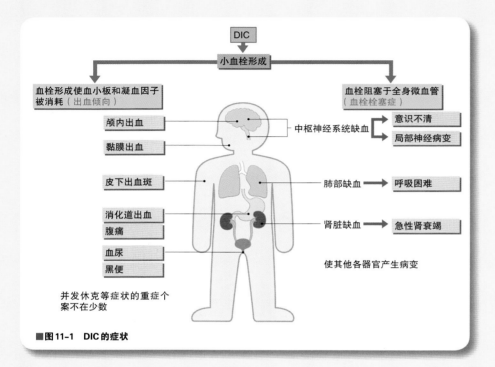

■图11-1　DIC的症状

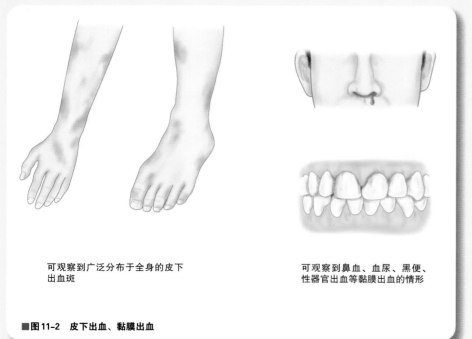

可观察到广泛分布于全身的皮下
出血斑

可观察到鼻血、血尿、黑便、
性器官出血等黏膜出血的情形

■图11-2　皮下出血、黏膜出血

颅内出血

黏膜出血

急性肾衰竭

消化道出血
腹痛

黑便

血尿
贫尿
无尿

皮下出血斑

血栓栓塞症
休克

●原发疾病
白血病
恶性淋巴瘤
固型癌
重症肝炎
糖尿病性昏迷
中暑
胎盘早期剥离等

除了确认有无原发疾病外，是否出现D-dimer分解产物增加、血小板数量减少等情形有时也是诊断不可或缺的要素。

诊断、检查值

- 根据临床检查结果得到反映凝血功能活化、继发性纤溶亢进、血小板／凝血因子被消耗的数值，以确认DIC的诊断。
- 1988年由厚生省DIC研究小组制定的诊断标准正确率高，在国际上获得好评，其概要如表11-1所示。
- 纤维蛋白／纤维蛋白原分解产物（FDP）包括纤溶系统活化产生的纤维蛋白分解物及纤维蛋白原分解物。由于含有D-dimer的分解产物仅反映纤维蛋白溶解酶的分解物，因此被认为是DIC诊断中最具信度的重要测量项目。DIC诊断的必需项目包括确认有原发疾病、FDP（尤其是含有D-dimer的分解产物）上升、血小板减少的倾向；因原发疾病而有血小板数量减少的情形时，只需以FDP和D-dimer进行判定即可。凝血酶–抗凝血酶复合物（TAT）、可溶性纤维蛋白、纤维蛋白溶解酶、纤维蛋白溶解酶抑制剂复合物（PIC）值上升可作为诊断的依据，有纤维蛋白原减少、凝血酶原时间（PT）延长、出血症状、器官衰竭等情形即判定为重症。

■表11-1　1988年厚生省DIC研究小组的诊断标准〔概要〕

得分	0	1	2	3
原发疾病	无	有		
出血症状	无	有		
器官衰竭	无	有		
FDP（$\mu g/ml$）	<10	10~20	20~40	≥40
血小板（$\times10^4/\mu l$）	>12	8~12	5~8	≤5
纤维蛋白原（mg/dl）	>150	100~150	≤100	
PT时间比	<1.25	1.25~1.67	≥1.67	

· 〔判定〕7分以上，DIC；6分，怀疑有DIC；5分以下，罹患DIC的可能性较低。
· 除了白血病外，有骨髓巨核细胞显著减少、血小板明显减少的情形时，血小板及出血症状的项目计为0分，总分设定为其他各项3分（4分以上为DIC）。
· 此诊断标准不适用于新生儿、产科相关问题、重症肝炎等引起的DIC。

血液检查
（血小板、FDP、
TAT、PIC等）

动脉血气分析

药物治疗
（抗凝疗法）

补充疗法

治疗原发疾病

Key word

- D-dimer
纤维蛋白属于纤维蛋白溶解酶的分解产物，在弥散性血管内凝血（DIC）、血小板减少性紫癜（TTP）、广泛性血栓症患者中皆会出现D-dimer值偏高。
- 全身性炎症反应综合征（SIRS）
SIRS为外因（以手术、外伤、烧伤、感染性疾病等为代表，不限于何种原因）侵入身体而引发的以细胞激素为主的全身性免疫性炎症反应，其表现为：
1. 体温<36℃或>38℃。
2. 脉搏>90次／分。
3. 呼吸>20次／分，或$PaCO_2$<32 Torr。
4. 白细胞>12000／mm^3或<4000／mm^3，或出现超过10%的早幼白细胞。
以上4项中符合2项以上时即可诊断为SIRS。

基本的介入为治疗原发疾病，以去除引发DIC的原因；若有代谢性酸中毒、低氧血症、循环血量减少、脱水等DIC加重的信号，须加以处置并进行全身管理。

治疗方针

- 实际上进行原发疾病的治疗有时较为困难，常以抗凝疗法取代之。血小板和凝血因子显著减少时，除了抗凝疗法外，还要进行浓缩血小板及新鲜冷冻血浆（FFP）等的补充疗法。
- 合并DIC时须输入所需最小数量的血小板，以将血小板浓度维持在 $2 \times 10^4 / \mu l$ 以上。须视纤维蛋白原、PT等给予适量的FFP，将纤维蛋白原浓度维持在100mg/dl以上。

■ 表11-2　弥散性血管内凝血综合征（DIC）的主要治疗药物

分类	一般名称	主要商品名称	药效机制	主要不良反应
未分化肝素	Heparin sodium（肝素钠）	Heparin sodium、Novo heparin 等	通过抗凝血酶等生理蛋白酶抑制剂促进抗凝血作用	休克、类过敏性症状、出血
低分子肝素	Dalteparin sodium（达肝素钠）	Fragmin		
硫酸类肝素	Danaparoid sodium（达那肝素钠）	Orgaran		
生理性蛋白酶抑制剂	干燥浓缩人体抗凝血酶（Ⅲ）	Anthrobin P、Neuart、捐血 non-throbin	抗凝血作用	休克、类过敏性症状
合成蛋白酶抑制剂	Gabexate mesilate	FOY、Arodate 等	抗凝血作用、抗纤溶作用	
	Nafamostat mesilate	Futhan		

药物治疗

- 表11-2所示的DIC治疗药物尚无可改善病情的证据。DIC患者的病情大多较严重，须同时进行原发疾病的治疗，因此双盲测试和安慰剂对照组试验的疗效研究较为困难。然而，理论上可使用下述抗凝疗法，在临床上能达到功效。
- 动物实验结果显示，未分化肝素会抑制败血症动物的凝血功能活化，故肝素被广泛用于DIC的治疗中。然而过量给药可能会使出血症状加重，因此不可用于有脑出血、消化道出血等严重出血症状的患者。未分化肝素为便宜，但在有较多出血倾向患者的血液内科领域中其使用频率有下降的趋势。
- 日本的双盲测试研究显示，低分子肝素、硫酸类肝素（Heparinoid）的抗血栓作用和过去的未分化肝素是相同的。这些抗活化X因子虽仍具有活性，但抗凝血酶的活性较弱，再加上个体间未分化肝素的效果稳定，较易引起出血，给予一般药量时不须监测活化部分的凝血活酶时间（APTT）。Danaparoid sodium（Orgaran）的主要成分为硫酸类肝素，半衰期较长，可一次注射。因含有低分子肝素，Heparinoid的抗凝血作用依抗凝血酶（AT）的浓度而异，故须将AT浓度保持在70%以上。
- 合成蛋白酶抑制剂为日本独创、可抑制非AT依赖性的活性凝血因子或纤维蛋白溶解酶的药物，其不良反应包括Gabexate mesilate（FOY、Arodate）等给药部位的血管炎，Nafamostat mesilate（Futhan）引发的高钾症，故给予Futhan时须控制钾的补给。白血病导致的DIC常有明显的纤溶亢进，治疗上常使用Gabexate mesilate或Nafamostat mesilate。一般用量下，Nafamostat mesilate的抗凝血及抗纤溶作用较强。
- 急性非淋巴细胞白血病（APL）因纤溶作用亢进，几乎可确定会并发严重的DIC。缓解导入疗法是利用维A酸（all-trans-retinoic acid，ATRA）的Tretinoin（Vesanoid）的APL分化诱导，在治疗开始后，即使未接受输血疗法，DIC症状也会迅速缓解，但仍须充分给予血小板或FFP等补充疗法。ATRA本身具有抑制白血病细胞或血管内皮细胞组织因子（TF）的功能，还能增强凝血酶调节素（thrombomodulin）的抗凝血作用，同时有抑制白血病细胞的纤溶亢进作用。消化道出血等出血倾向强烈时，须并用合成蛋白酶抑制剂。此外，缓解导入疗法常和Idarubicin hydrochloride等抗癌剂并用。DIC急速加重时，则常合并使用合成蛋白酶抑制剂。
- 血管内皮细胞膜蛋白质凝血酶调节素的细胞外部分为可溶性分子，精制后成为基因改造制剂（Recomodulin）并于2008年发售。此药剂处方为每天1次，每次静脉滴注380u／kg（30分钟），具凝血酶的蛋白C活化辅因子认为同时具有抗炎的作用，与其他药物相比价位较高。

Px 处方范例 使用以下任一处方

1）Heparin sodium 注射液（1000u）或 Novo heparin 注射液（5000u、10000u）：5~10u／kg／h持续静脉注射　←抗凝血药
2）Fragmin 注射液（5000u）：75u／kg，24小时持续静脉注射　←抗凝血药
3）Orgaran 注射液（1250u）：1支／次，2次／日，静脉注射　←抗凝血药

Px 处方范例 并用肝素或 Heparinoid 制剂时的处方

- Anthrobin P 注射液（500u）或 Neuart 注射液（500u）：30u／kg／d静脉滴注　←抗凝血药
※在产科或外科性DIC等危急情况下，40~60u／kg／d缓慢静脉注射或滴注。

Px 处方范例 使用以下任一处方，一般不需要并用肝素或 Heparinoid 制剂

1）Arodate 注射液（100mg）或 FOY 注射液（500mg）：1~2mg／kg，24小时持续静脉注射　←抗凝血药／抗纤溶药
2）Futhan 注射液（10~50mg）：0.06~0.2mg／kg，24小时持续静脉注射　←抗凝血药／抗纤溶药

Px 处方范例 适用于APL患者。同时具有抗肿瘤作用和抗DIC作用，常和合成蛋白质抑制剂并用

- Vesanoid 胶囊（10mg）：45mg／m²／d，分3次服用　←具抗凝血、抗纤溶作用的抗肿瘤药

补充疗法

Px 处方范例 使用以下任一处方或并用以下处方

）浓缩血小板：10~20u／d静脉滴注 ←补充血小板
）新鲜冷冻血浆：3~6u／d静脉滴注 ←补充凝血因子、抗凝血因子

立刻向患者说明脑出血、消化道出血、器官病变等可能危及性命，除了原发疾病的治疗外，还须进行抗凝疗法或补充疗法，于早期开始准备治疗。此外，产科相关原因所导致的DIC须立即照会产科并施行手术。若患有DIC的原发疾病，则须将肿瘤等外科摘除手术转至外科部门。

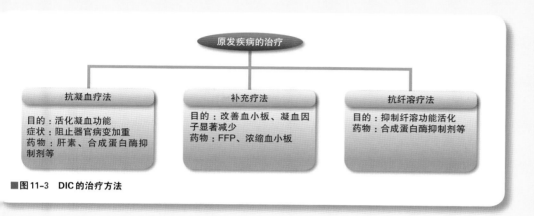

■图11-3　DIC的治疗方法

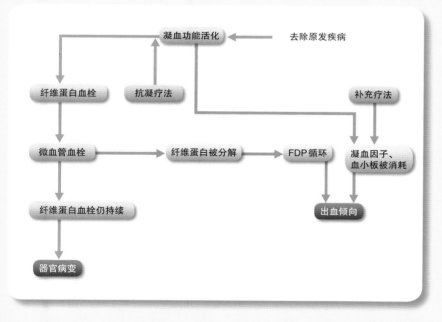

（小山高敏）

11 弥散性血管内凝血（DIC）

117

患者护理

因DIC症状严重且预后较差，须特别注意全身管理。若未加重为多器官功能衰竭（MOF）且全身状态稳定时，应致力于复发的预防，以治愈原发疾病为目标。

依不同病期、病态、严重度所给予的护理

【急性期】在进行DIC原发疾病的治疗和管理的同时，须积极进行DIC的预防和治疗，以防止多器官功能衰竭（MOF）。因DIC的症状严重且预后较差，须特别注意全身管理。若出现症状加重、体液流失所导致的休克或重要器官功能衰竭，须立刻进行必要的处理。此外，由于患者及其家属常需面对陷入生命危险的情况，可能会有精神不稳定的状态，因此心理上的护理也十分重要。

【慢性期】为未加重为MOF、全身状态稳定的时期。须持续进行原发病的治疗和管理，努力不让DIC复发，并提高患者对抗病魔的意志，以期能顺利康复。

【恢复期】在治愈原发病的同时，促进患者日常生活的独立性，以支持其早日顺利适应社会生活。

护理要点

诊察、治疗中的支持

- 依医嘱给予合成蛋白酶抑制剂（Gabexate mesilate、Nafamostat mesilate）。
- 依医嘱给予血液成分物质（浓缩血小板、新鲜冷冻血浆）等。
- 依医嘱给予肝素、AT Ⅲ制剂。
- 切实进行输血、输液（给予血液成分物质）的管理。
- 管理人工呼吸时，须特别注意人工呼吸器的维护。

全身状态及主要器官的观察和监测

- 观察生命征象。
- 观察心电图监测仪、CVP、尿量、尿比重、尿的性质和状态、水分出入等情形。
- 注意呼吸状态、SpO_2的监测及血气分析的变化。
- 观察意识状态、瞳孔、腹部的状态。
- 观察全身出血斑、紫斑等出血倾向的情形。
- 观察四肢发冷、水肿、褥疮等情形。

出血倾向及血栓形成时的应对方式

- 进行动脉管、静脉管、导管的管理，审慎进行吸引的操作。口腔护理时不应有刷洗的动作，擦拭全身时也不应摩擦皮肤。此外，应避免导致出血的刺激，如测量血压时注意血压袖套的卷法等。
- 预防深部静脉血栓的形成（穿上弹性裤袜或使用弹性绷带）。
- 制定预防褥疮的对策。

防止加重为MOF

- 早期发现主要器官的异常。
- 预防急性呼吸窘迫综合征（ARDS）、急性肾衰竭、意识不清、消化道出血等，以防止加重为MOF。
- 避免皮肤受伤裂开，预防感染性疾病。

帮助患者及其家属解决心理上的问题

- 倾听患者的不安和抱怨。
- 以浅显易懂的语言提供必要的情况。
- 告知患者护理人员可给予精神上的支持。
- 缓解痛苦，帮助患者ADL。
- 针对家属感到的不安，努力满足其各种需求。

出院指导、疗养指导

- 在治愈原发病的同时，促进患者日常生活的独立性。
- 针对原发病管理的必要事项，以浅显易懂的方式指导患者可执行的内容。
- 帮助患者顺利适应社会生活。

（山势博彰）

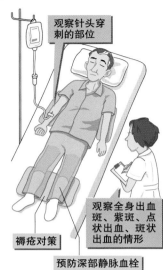

观察针头穿刺的部位

观察全身出血斑、紫斑、点状出血、斑状出血的情形

褥疮对策

预防深部静脉血栓

■图11-4　DIC患者的全身管理

Key word

- 急性呼吸窘迫综合征

因外伤、手术感染、败血症或中毒等引起的急性呼吸衰竭，以血管通透性增高的肺水肿为临床特征。

12 | 肾病综合征

若林麻衣、佐佐木成／冈美智代、高桥SATSUKI

总观导览

病
因

- 原发性肾病综合征：由肾炎等肾脏本身的异常所致。
- 继发性肾病综合征：由糖尿病等代谢异常、系统性红斑狼疮（system lupus erythematosus，SLE）等自身免疫性疾病、淀粉样变性、传染病、血液病、毒物等所导致。
〔加重因子〕高血压、感染、药物。

流行病学

- 原发性肾病综合征的难治愈案例占10%~12%。
- 原发性肾病综合征的男女发病率之比为1.3~1.5：1，好发于0~10岁和50岁以上人群。
〔预后〕因原发疾病而有所不同。

病理学

- 高蛋白尿和以蛋白尿为起因的低蛋白血症、水肿、血脂异常症（高脂血症）。
- 肾小球过滤网被破坏而使蛋白质漏出于尿中，引发高蛋白尿和低蛋白血症，并产生水肿的症状。
- 因蛋白质漏出于尿中，使血液中白蛋白（albumin）的浓度下降，肝脏中脂蛋白的合成增加，从而引发低蛋白血症和血脂异常症（高脂血症）。
- 蛋白尿本身会使肾病变更加加重。

病理
MAP
p.120

症状 并发症 诊断 治疗

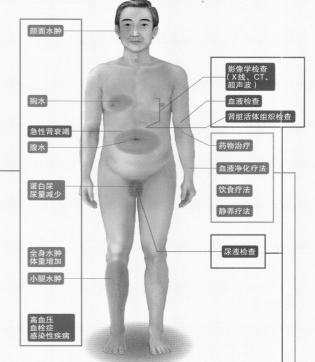

颜面水肿

胸水

急性肾衰竭

腹水

蛋白尿
尿量减少

全身水肿
体重增加

小腿水肿

高血压
血栓症
感染性疾病

影像学检查
（X线、CT、
超声波）

血液检查

肾脏活体组织检查

药物治疗

血液净化疗法

饮食疗法

静养疗法

尿液检查

症状

- 水肿为主要症状。
- 初始症状为小腿水肿、颜面水肿。
- 低蛋白血症加重会引发全身水肿、胸水和腹水。
〔并发症〕
- 高血压。
- 难治愈的患者会有急性肾衰竭、血栓症、感染性疾病等并发症。
- 脂质代谢异常。
- 心肌梗死、冠心病。
- 内分泌异常。
- 骨质代谢异常。

症状
MAP
p.122

诊断

- 进行血液检查和尿液检查，并根据成人肾病的诊断标准给予诊断。
- 成人肾病的诊断标准：①尿蛋白达3.5g/d以上；②血清总蛋白低于6g/dl（或血清白蛋白低于3g/dl）；③血清总胆固醇达250mg/dl以上；④水肿。其中①②两项为诊断的必要条件。
- 影像学检查（X线、CT、超声波）发现有腹水或胸水。

诊断
MAP
p.123

治疗

- 基本的治疗包括静养疗法、饮食疗法、药物治疗。
- 药物治疗以肾上腺皮质激素为主体，并用利尿剂、抗血小板药物、抗凝血药物、免疫抑制剂或降血压药物。肾上腺皮质激素的使用方式原则上为初期大量给药→渐减→维持少量给药量。
- 针对难治愈型肾病综合征（特别是巢状肾小球体硬化症），可尝试给予低密度脂蛋白（LDL吸附疗法）。

治疗
MAP
p.124

12
肾病综合征

病理MAP

肾病综合征为出现高蛋白尿及其所引发的低蛋白血症、水肿和血脂异常症（高脂血症）。

● 负责过滤血液的肾小球毛细血管壁（loop wall）由内皮细胞、基底膜、足细胞所组成。调节肾小球蛋白质通透性的是位于肾小球足细胞的足状突起间的裂孔膜（slit membrane）和肾小球基底膜两个过滤障壁。

● 过去认为是肾小球基底膜异常及极性选择性过滤功能受损而导致以白蛋白为主成分的蛋白尿，然而近年来发现，裂孔膜中一种叫做nephrin的蛋白为此疾病的关键。若裂孔膜的障壁功能受损，则蛋白质会漏至鲍氏囊腔（Bowman space）而形成蛋白尿。

● 出现高蛋白尿的结果为低蛋白血症，因无法保持血管内的水分，使水分流至组织间质中，最后产生水肿的情形。

● 若血液中的白蛋白减少，肝脏中白蛋白的合成就会增加，低密度脂蛋白（LDL）及极低密度脂蛋白（VLDL）的生成也随之增加，从而导致血脂异常症（高脂血症）。此外，高密度脂蛋白（HDL）流失至尿中、LDL受体活性降低使LDL移除率降低、毛细血管中的脂蛋白酯酶（lipoprotein lipase）活性降低使中性脂肪（TG）增加等，都被认为和血脂异常症（高脂血症）有关。

● 蛋白尿不仅是肾小球病变的指标，其本身也会引起肾小管间质组织的病变，是肾病加重的重要因子。

病因、加重因子

● 肾小球病变的原因包括肾炎等肾脏本身的异常（原发性）、糖尿病等代谢性疾病、系统性红斑狼疮（SLE）等自身免疫性疾病、淀粉样变性、传染病、血液病、毒物（继发性）等。

流行病学、预后

● 成人原发性肾病综合征占了70%~80%的比例。

● 原发性肾病综合征的成人案例中，微小病变型肾病约占40%，膜性肾病约占30%，系膜细胞增生型肾炎约占12%，巢状肾小球硬化症约占8%，膜性增生型肾炎约占7%（系根据1990及1994年度的全国横断面调查）。

● 原发性肾病综合征患者中难治愈型案例约占10%~12%。

● 成人难治愈型肾病综合征的原发疾病包括巢状肾小球硬化症、膜性肾病、微小病变型肾病、膜性增生型肾炎及IgA肾病等，其中膜性肾病约占40%，巢状肾小球硬化症约占20%。

● 继发性肾病综合征的病因依年龄而异，儿童患者常因过敏性紫癜肾炎（purpura nephritis）而发病，成人患者则以糖尿病肾病和狼疮性肾炎（lupus nephritis）为多见。

● 男女发病率之比为1.3~1.5：1，男性患者较多见。

● 关于年龄分布，原发性肾病综合征好发于0~10岁及50岁以上人群，但也可能出现于高龄人群。

● 预后依原发疾病而有所不同，一般来说，巢状肾小球硬化症患者的预后较膜性肾病患者差。

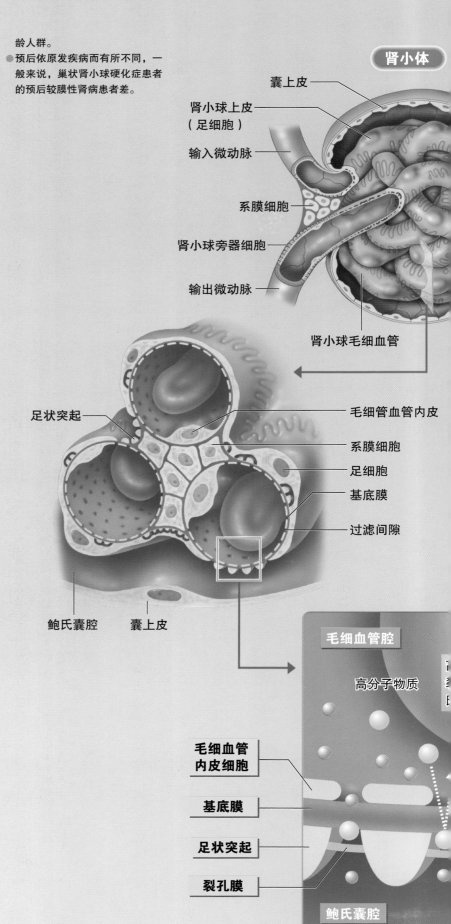

肾小体

- 囊上皮
- 肾小球上皮（足细胞）
- 输入微动脉
- 系膜细胞
- 肾小球旁器细胞
- 输出微动脉
- 肾小球毛细血管

- 足状突起
- 毛细管血管内皮
- 系膜细胞
- 足细胞
- 基底膜
- 过滤间隙
- 鲍氏囊腔
- 囊上皮

毛细血管腔

高分子物质

- 毛细血管内皮细胞
- 基底膜
- 足状突起
- 裂孔膜

鲍氏囊腔

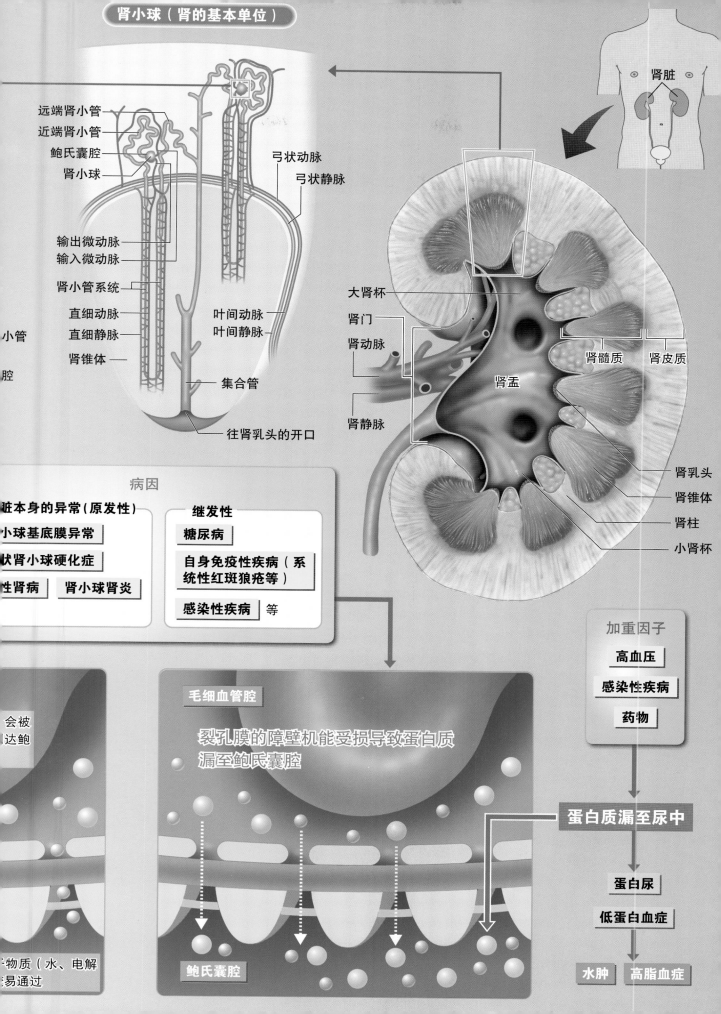

肾小球（肾的基本单位）

远端肾小管
近端肾小管
鲍氏囊腔
肾小球

弓状动脉
弓状静脉

输出微动脉
输入微动脉

肾小管系统

直细动脉
直细静脉

叶间动脉
叶间静脉

肾锥体

集合管

往肾乳头的开口

小管

腔

肾脏

大肾杯
肾门
肾动脉

肾静脉

肾盂

肾髓质　肾皮质

肾乳头
肾锥体
肾柱
小肾杯

病因

班本身的异常（原发性）

小球基底膜异常
状肾小球硬化症
性肾病　肾小球肾炎

继发性

糖尿病
自身免疫性疾病（系统性红斑狼疮等）
感染性疾病　等

加重因子

高血压
感染性疾病
药物

会被
达鲍

毛细血管腔

裂孔膜的障壁机能受损导致蛋白质漏至鲍氏囊腔

物质（水、电解
易通过

鲍氏囊腔

蛋白质漏至尿中

蛋白尿

低蛋白血症

水肿　高脂血症

以水肿（小腿、颜面等）为主要症状。

症状　　　并发症

症状

- ●主要症状为导因于低蛋白血症的水肿（小腿、颜面等），约可在80%的患者身上观察到（图12-1）。
- ●低蛋白血症加重时会有全身水肿、胸水或腹水等情形。有尿量减少和体液潴留倾向时，患者可能感觉到体重增加的情形。此外，应有排尿时若尿液出现气泡可能为蛋白尿的认知。
- ●难治愈的患者易并发血栓症、急性肾衰竭、感染性疾病等。

并发症

- ●高血压。
- ●急性肾衰竭：体内循环血量减少会导致肾血流量降低，出现肾前性肾衰竭。
- ●血栓症（血液凝固功能亢进）：包括深部静脉血栓症、肺栓塞症、心肌梗死、脑梗死等，皆有动脉或静脉栓塞的危险性。此外，肾病综合征患者血液中的纤维蛋白原（具有促进凝血的功能）及抗凝血酶Ⅲ（具有阻碍凝血的功能）流失于尿中，会陷入凝血功能亢进的状态，因而容易产生血栓。
- ●感染性疾病：免疫球蛋白和补体等会流失于尿液中，使免疫功能降低而发生感染性疾病。

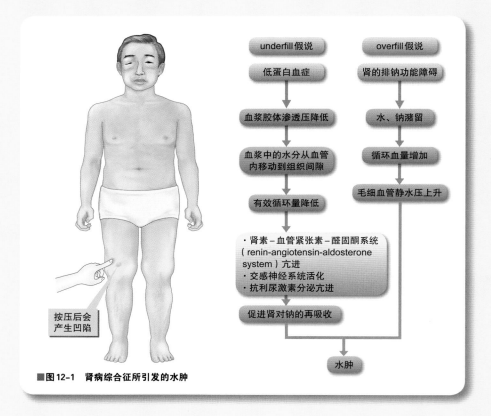

按压后会产生凹陷

■图12-1　肾病综合征所引发的水肿

颜面水肿

胸水

急性肾衰竭

腹水

蛋白尿
尿量减少

全身水肿
体重增加

小腿水肿

高血压
血栓症
感染性疾病

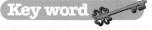
Key word

- ●抗凝血酶Ⅲ（antithrombin Ⅲ）

由肝脏所制造，为血液中的凝血阻碍因子，可调节凝血反应。

诊断MAP

实施血液和尿液检查，并根据成人肾病的诊断标准进行诊断。

| 诊断 | 治疗 |

影像学检查
（X线、CT、
超声波）

血液检查

肾脏活体组织检查

药物治疗

血液净化疗法

饮食疗法

静养疗法

尿液检查

诊断、检查值

- 引发肾病综合征的疾病很多，欲得知其疾病和组织类型须进行血液检查或超声波检查等，其中肾脏活体组织检查在确认疾病类型和决定治疗方针上非常有用。
- 依照诊断标准，尿蛋白达3.5g／d以上、血清总蛋白低于6g／dl（或血清白蛋白低于3g／dl），或血清总胆固醇达250mg/dl以上即可诊断为此症。
- 影像学检查（X线、CT、超声波等）结果显示胸水或腹水的情形。

■表12-1　引发肾病综合征的疾病

序号	分类	来源
1	原发性肾病综合征	1）微小病变型肾病 2）膜性肾病 3）膜性增生型肾炎 4）巢状肾小球硬化症 5）系膜增生型肾炎
2	继发性肾病综合征	1）伴有全身性疾病的肾病变：糖尿病肾病、系统性红斑狼疮（SLE）、狼疮性肾炎、肾淀粉样变性、冷球蛋白（cryoglobulin）血肾病、过敏性紫癜肾炎 2）遗传性疾病：先天性肾病综合征、Alport综合征等 3）肝病：HBV或HCV相关肾病 4）恶性肿瘤：各种固型癌、白血病、淋巴瘤、多发性骨髓瘤 5）感染性疾病：细菌（MRSA等）、HIV、原虫感染等 6）心脏疾病：感染性心内膜炎、充血性心衰竭 7）药物：NSAIDs、金成分制剂、bucillamine、d-penicillamine等 8）其他：妊娠高血压综合征、肾静脉或下肢静脉血栓症等

■表12-2　成人肾病的诊断标准

序号	项目	指标
1	蛋白尿	尿蛋白3.5g／d以上的情形不断持续
2	低蛋白血症	血清总蛋白低于6g／dl（若为低白蛋白血症，则血清白蛋白低于3g／dl）
3	血脂异常症（高脂血症）	血清总胆固醇达250mg/dl以上
4	水肿	

注：1、2是诊断为本综合征的必要条件，而3、4则非诊断的必要条件；尿沉渣中大多数的卵圆形脂肪体和重曲折脂肪体也可作为本病的辅助诊断

（厚生省特定疾病肾病综合征调查研究小组，1973）

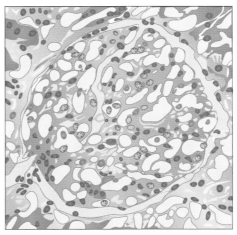

微小病变型肾病
在显微镜下看不出和正常组织有何区别

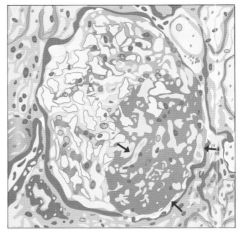

巢状肾小球硬化症
右下（箭头处）为产生硬化的部分，硬化巢和鲍氏囊腔相连接

■图12-2　肾病综合征的病理组织

治疗MAP

除了静养之外，也可进行以肾上腺皮质激素为主的药物治疗。

治疗方针

● 静养疗法、饮食疗法、药物治疗为基本治疗方针。

静养疗法

● 通过静养可能使蛋白尿和水肿的症状减轻。

饮食疗法

● 限制盐分的摄取（6g以下）、高热量餐（理想体重每日摄取热量35kcal/kg左右）、低蛋白餐（理想体重每日摄取蛋白质0.8~1g/kg左右）。低脂肪餐为基本原则，而盐分的限制特别重要。

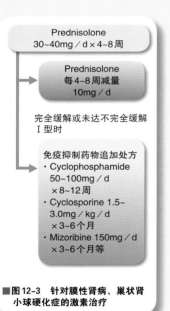

■图12-3 针对膜性肾病、巢状肾小球硬化症的激素治疗

■表12-3 肾病综合征的主要治疗药物

分类	一般名称	主要商品名称	药效机制	主要不良反应
肾上腺皮质激素	Prednisolone	Prednisolone, Predonine, Predohan	免疫抑制作用、抗炎作用	感染性疾病、消化性溃疡、消化道出血或穿孔、糖尿病、精神异常、骨质疏松症、骨无菌性坏死、血栓症、白内障、青光眼、肌肉病变等
	Methylprednisolone sodium succinate	Solu medrol		
免疫抑制药物	Cyclosporine	Neoral, Sandimmun		感染性疾病、肾损害、肝损害、中枢神经系统病变、胰腺炎、溶血性贫血、血小板减少、横纹肌溶解症、恶性淋巴瘤、淋巴增生型疾病、恶性肿瘤（特别是皮肤）
	Cyclophosphamide	Endoxan（癌德星）		
	Mizoribine	Bredinin		
襻利尿剂	Furosemide	Lasix, Eutensin	抑制髓襻升支的氯离子再吸收	低钾血症、低钠血症、低镁血症、高尿酸血症、糖耐量降低、光过敏症、脂质增加
	Torasemide	Luprac		
ACE抑制剂	Enalapril maleate	Renivace, Enalart	抑制加压系统的肾素–血管紧张素（renin-angiotensin, RA）系统，增强降压系统的激肽释放酶–激肽–前列腺素（kallikrein-kinin-prostaglandin）系统	咳嗽、皮疹、血管水肿、肾衰竭、高钾血症、贫血、低血压等
	Imidapril hydrochloride	Tanatril		
	Temocapril hydrochloride	Acecol		
抗凝血酶受体拮抗剂（ARB）	Valsartan	Diovan	选择性地和A–Ⅱ受体结合，抑制A–Ⅱ的生理作用（血管收缩、体液潴留、交感神经兴奋等）	血管水肿、肝炎、肾衰竭、高钾血症、休克、血小板减少、间质性肺炎、低血糖
	Candesartan cilexetil	Blopress		
	Telmisartan	Micardis		
抗凝血药物	Heparin sodium	Novo-Heparin, Heparin sodium	抑制凝血因子的功能而发挥抗凝血作用	出血、休克、血小板减少、肝损害等
	Dalteparin sodium	Fragmin, Haparin sodium		
	Haparin calcium	Caprocin, Haparin calcium		
	Warfarin potassium	Warfarin, Warfarin potassium		
抗血小板药物	Aspirin	Bayaspirin, Bufferin 81mg	抑制血小板凝集作用	休克、类过敏症状、白细胞减少等
	Dipyridamole	Persantin-L		出血、血小板减少、头痛、倦怠感、心悸、皮疹等
降血脂药物	Pravastatin sodium	Mevalotin, Olipis oralsolution	抑制HMg–CoA还原酶，使胆固醇降低	横纹肌溶解症、肝损害、血小板减少、肌肉病变、周围神经病变、过敏症状等
	Atorvastatin calcium hydrate	Lipitor		

药物治疗

● 主要的治疗药物为肾上腺皮质激素，再并用利尿剂、抗血小板药物、抗凝血药物、免疫抑制剂、降血压药等。

● 肾上腺皮质激素的使用方法原则上为初期大量给药，逐渐减量后维持在少量的给药量。

● 肾上腺皮质激素和免疫抑制剂多为长期给药，因此须特别注意不良反应，尤其是易受感染的不良反应，应采取避免机会性感染的策略。

● 白蛋白大量减少的患者在尿量减少时应给予白蛋白制剂。

● 此外，降血压药物（ACE抑制剂和ARB）除了具有降血压效果外，也有保护肾脏等器官的作用，还有抑制蛋白尿的效果。

Px 处方范例 有水肿或尿量减少的情形时给予1）~3）的任一处方

1）Lasix片（20mg）：1~4片/日，分1~2次服用（饭后） ←襻利尿剂

2）Lasix注射液（20mg）：1~4支/日，分1~2次静脉滴注（内服药无效时） ←襻利尿剂
给予以上处方仍无尿液反应时

3）25%白蛋白注射液50ml静脉滴注，结束时再加Lasix（20mg）1~4支静脉滴注 ←白蛋白制剂
　※以上处方皆无效时，施行体外超滤脱水（extracorporeal ultrafiltration method，ECUM）等，利用体外循环除去水分。

Px 处方范例 针对微小病变型肾病等给予类固醇有效的肾病综合征

1) Solu medrol 注射液 1000mg ＋生理盐水 100ml 静脉滴注，1次/日，共3日　←肾上腺皮质激素

　第4日开始施行下述处方

2) Predonine 片（5mg）：3~5片/次，2次/日（饭后）　←肾上腺皮质激素

　※初期给药量适用于前4~8周，之后渐减。

Px 处方范例 产生类固醇依赖性或难治愈时，将肾上腺皮质激素和下列 1)~3) 的任一处方并用

1) Neoral 胶囊（50mg）：1~2粒/次，2次/日（饭前）　←免疫抑制药物

　※测定血中 Cyclosporine 的浓度（服药前或服药2小时后的数值），调整给药量，使其不至过剩。

2) Bredinin 片（50mg）：1片/次，3次/日（饭后）　←免疫抑制药物

3) Endoxan 片（50mg）1片/次，2次/日（饭后）（不适用于健康保险）　←免疫抑制药物

Px 处方范例 针对肾病综合征的过度凝血状态使用 1)~4) 的辅助治疗，或是并用 1)+3)、1)+4)、2)

　　　　　+3)、2)+4)

1) Novo-Heparin 1000~15000u+ 生理盐水 500ml，24 小时持续静脉滴注　←抗凝血药物

　※视情形调整给药量（提高 1.5~2 倍）。

2) Warfarin 片（1mg）：2~3片/日，饭后顿服　←抗凝血药物

　※视情形调整给药量（提高 1.5~2 倍）。

3) Bayaspirin 片（100mg）：1片/日（饭后）　←抗血小板药物

4) Persantin-L 胶囊（150mg）：1粒/次，1~2次/日（饭后）　←抗血小板药物

Px 处方范例 若以降血压及减少蛋白尿为目的，使用 1)、2) 的任一处方或并用两者

1) Diovan 片（80mg）：1~2片/日，饭后顿服　←抗凝血酶受体拮抗剂（ARB）

2) Renivace 片（5mg）：1~2片/日，饭后顿服　←ACE 抑制剂

Px 处方范例 血脂异常症（高脂血症）明显时给予 1)、2) 的任一处方

1) Mevalotin 片（10mg）：1~2片/日，饭后顿服　←降血脂药物

2) Lipitor 片（10mg）：1~2片/日，饭后顿服　←降血脂药物

血液净化疗法

- 若类固醇治疗后仍显示抵抗性或依赖性，则并用免疫抑制药物；若仍无法缓解，即属于难治愈型肾病综合征。
- 针对属于难治愈型肾病综合征的巢状肾小球硬化症（FSGS），也可尝试 LDL 吸附治疗、血浆交换治疗、免疫吸附治疗等利用体外循环的血液净化疗法。
- 目前难治愈型 FSGS 的血液净化疗法仍以 LDL 吸附治疗为第一选择。

肾病综合征不同病期、病态、严重度的治疗流程

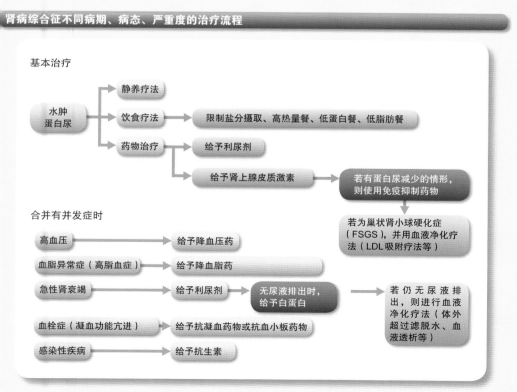

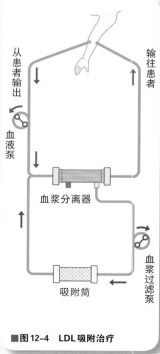

■图12-4　LDL 吸附治疗

（若林麻衣、佐佐木成）

125

患者护理

急性期若有水肿情形，须尽力保持安静和维持体温，以防止感染和加重；症状恢复后帮助患者进行自我管理。

依不同病期、病态、严重度所给予的护理

【急性期（少尿期）】缓解因水肿产生的痛苦，尽力保持安静和维持体温。帮助早期发现感染或加重的征兆，观察尿液和水肿的情形，切实执行药物治疗和饮食疗法，并维持皮肤和黏膜的清洁。

【恢复期】根据病情使患者保持安静，持续急性期的观察并留意是否出现感染和复发的征兆、药物不良反应等情形。此外，确认患者对疾病的接受度和理解度，促进其对出院后疾病和治疗相关事项的理解，以具体的方式指导患者进行自我管理，并能够积极执行自我管理。

【缓解期】因出院后仍有复发或加重的风险，故长期性的自我管理十分重要。敦促患者定期就诊，针对自身状况和日常生活，使其努力达成自我管理的目标，帮助患者维持对抗疾病的意志。

护理要点

对接受激素治疗患者的指导

● 指导患者依照处方的服药量进行正确的服药，并注意药物的效果和不良反应，不可自行停止服药。告诫患者，若自行停止服药，可能引起症状复发、血压降低、休克等戒断综合征的症状。

● 虽药物有不良反应，但其功效更为重要，故应指导患者遵守医嘱的服药量持续服药。

● 因患者对感染的抵抗力降低，故须促使其常保持皮肤和黏膜的清洁，避免外伤，避免呼吸器官、尿路等的感染。

● 注意饮食的摄取和营养均衡，敦促患者不过量饮食。

● 长期服药易引起骨质疏松症和肌力降低，故应指导患者避免跌倒和骨折。

● 压力会使体内的类固醇需要量增加，故应尽量避免压力源，指导患者注意多休养或休息。

对接受肾脏活体组织检查患者的护理

● 肾脏活体组织检查对于确诊和预后的判定十分重要，为使检查能够安全进行，对于检查的程序、穿刺时暂停呼吸的练习、检查后维持安静、卧床排泄等，应于检查前进行说明，并鼓励患者告知任何相关疑虑。

● 检查于俯卧位进行。实施肾脏穿刺术时，为防止其他器官受损，应指示患者暂停呼吸。

● 由于肾脏穿刺术可能出现肾出血和肾被膜下血肿等并发症，因此，穿刺后每15~30分钟测量一次生命体征，直到其稳定为止；观察穿刺部位有无出血或疼痛，并用肉眼及试纸确认有无血尿等。

● 穿刺富含血管的肾脏后应切实执行止血，并以创可贴压迫固定穿刺部位。检查后几小时内须将沙袋放在穿刺部位上，并使患者仰卧位休息；12~24小时后将沙袋拿开，让患者在床上休息。

● 鼓励患者于检查后多喝水和排尿。在卧床静养期间为切实止血，患者的用餐和排泄等皆应在床上进行，并给予必要的协助。长时间卧床易引发腰背部疼痛等，故应采取静养下可进行的缓解对策。

出院指导、疗养指导

● 定期就诊，就诊时应遵守医师的指示。依水肿和肾功能情况告知饮食疗法的内容和活动量的限制。

● 避免暴饮暴食或不进食，尽量维持规律而正确的饮食习惯。

● 避免过劳，注意适时休息。发生水肿时须特别注意静养，下肢水肿时则抬高肢体。

● 关于持续药物治疗的相关事项，请参考上述"对接受激素治疗患者的指导"部分。

● 指导患者自行记录体重和每日水分出入的状况，必要时可教其于家中检查尿液的方法。若感觉身体不舒服或有复发和加重的情形，应立即就诊。

● 励行洗手、漱口、戴口罩等，避免在感冒流行时出入人群拥挤的场所，并特别注意口内和阴部的清洁。

● 实行并持续上述指导内容，提高患者的自我效能感，例如设定具体而易于进行的阶段性小目标，使患者觉得"这样的话我就可以做到"，如此设定目标的方法应于住院时便让患者学习。

（冈美智代、高桥SATSUKI）

■ 表12-4　肾病综合征的生活指导

病期	肾功能		
	正常至轻度低下	中度低下	高度低下
肾病综合征（治疗导入期）	A	A	A
治疗无效 （蛋白尿3.5g／d以上）	B	B	A
不完全缓解Ⅱ型 （蛋白尿1~3.5g／d）	C	B	B
不完全缓解Ⅰ型 （蛋白尿1g／d以下）	D	C	C
完全缓解	E	D	C
复发	A	A	A

■ 表12-5　肾病综合征的饮食限制

	总热量	蛋白质 （g／kg*／d）	食盐 （g／d）	钾 （g／d）	水分
微小病变型肾病以外	35	0.8	5	依血清钾浓度作增减	无限制**
治疗反应良好的微小病变型肾病	35	1.0~1.1	0~7	依血清钾浓度作增减	无限制**

*标准体重；**若为高度难治愈型水肿，须限制水分的摄取

13 肾小球肾炎

佐藤文绘、寺田典生／冈美智代、恩币宏美

总观导览

- ●大多数病因不明，但仍有溶血性链球菌（streptococcus pyogenes）感染、自身免疫性疾病、药物等为可能的病因。
〔加重因子〕感染。

流行病学
- ●在须接受透析治疗的原发疾病中，肾小球肾炎仅次于糖尿病，为第二多的疾病。
- ●患者年龄层广，从儿童到老年人皆可能发病。
〔预后〕有各种可能性，可能完全缓解，也可能需要接受透析治疗。

- ●肾小球肾炎简称肾炎，主要因感染所诱发的免疫反应所致，有急性和慢性之分。
- ●急性肾炎：化脓性链球菌感染后形成免疫复合体，并沉积于肾小球基底膜，而产生肾小球肿大、毛细血管腔阻塞，临床上出现少尿、无尿等症状。若肾小球基底膜被破坏，则蛋白质和红细胞会漏出而进入尿中。
- ●慢性肾炎：免疫复合体沉积于肾小球系膜（mesangium）的部分引起炎症，而肾小球系膜增生会引发少尿或血尿。

病理 MAP p.128

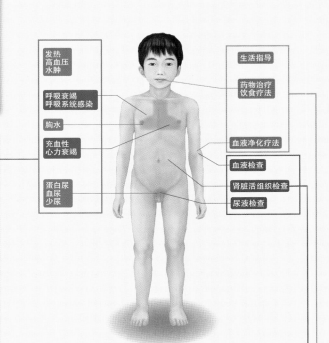

症状　并发症　　　诊断　治疗

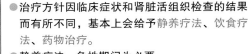

- ●以水肿、高血压为主要症状，并有尿液检查异常（少尿、无尿、蛋白尿、血尿）。
- ●肾小球肾炎可能为无症状性，也可能观察到水分过多（水肿、胸水）、高血压、发热等各种症状。

症状 MAP p.130

〔并发症〕
- ●少尿所导致的充血性心力衰竭。
- ●胸水所导致的呼吸衰竭、呼吸系统感染。
- ●治疗药物（特别是免疫抑制药物）所引发的并发症。

- ●根据临床症状和肾脏活组织检查结果进行诊断，并判断临床类型。
- ●肾脏活组织检查：可进行组织学上的诊断、治疗方式的选择及预后的推测。然而，由于该检查为侵入性检查，若患者具有出血倾向，或患有感染性疾病，或仅为单侧肾脏，或无法维持安静时，须避免接受此检查。
- ●尿液检查：显示蛋白尿、血尿、异常尿沉渣。
- ●血液检查：显示尿素氮或肌酐上升，总蛋白或白蛋白降低，补体效价降低，有自身免疫性疾病的特异性抗体存在。

诊断 MAP p.130

- ●治疗方针因临床症状和肾脏活组织检查的结果而有所不同，基本上会给予静养疗法、饮食疗法、药物治疗。
- ●静养疗法：急性期间为必要。
- ●饮食疗法：包括低蛋白、高热量、低盐饮食，限制水分的摄取。
- ●药物治疗：以免疫抑制药物、降血压药〔血管紧张素转换酶（ACE）抑制剂、血管紧张素Ⅱ受体拮抗剂（ARB）〕、抗血小板药物、抗凝血药物为主。
- ●血液净化疗法：包括血浆交换、血液透析等。

治疗 MAP p.131

13 肾小球肾炎

肾小球肾炎简称肾炎，主要是指由感染诱发免疫反应所导致的肾脏疾病，有急性和慢性之分。

- 肾炎具有多种病理状态，病因不明者也不少，但多被认为和免疫机制相关。
- 急性肾炎为溶血性链球菌感染后形成的免疫复合体（抗原–抗体复合物）沉积于肾小球基底膜，并引发炎症反应，使肾小球肿大、毛细血管腔阻塞而阻碍血液过滤，产生少尿或无尿的情形。此外，若肾小球基底膜受损，蛋白质和红细胞会漏出而进入尿中。
- 慢性肾炎为上述免疫复合体的50%~70%沉积于肾小球系膜而引起的炎症反应，属于系膜增生的类型，其结果为压迫毛细血管，产生少尿、血尿的情形。
- 其他还有免疫复合体沉积于上皮细胞和基底膜之间，或基底膜本身产生自体抗体等病理状态。

病因、加重因子

- 有许多病因不明的案例，包括感染、自身免疫性疾病、药物等，皆可能成为肾炎病因。
- 有许多以感染为契机而加重的案例。

流行病学、预后

- 虽感染为肾炎的主要病因和加重因子，但近年来因生活环境的改善和抗生素的普及，肾炎患者不断减少。过去很长一段时间内，慢性肾炎为需接受透析治疗的原发疾病第一名，但2006年以后次于糖尿病变成了第二名（2%）。
- 患者的年龄层广泛，包括从儿童易罹患的微小病变型肾病到好发于老年人的ANCA相关性肾炎等。
- 关于预后，从接受适当治疗后即可完全缓解的微小病变型肾病到急速加重、需接受高效率透析治疗的急进性肾炎，有各式各样的可能性。

病因

| 感染 | 自身免疫异常 | 药物 |

加重因子

感染

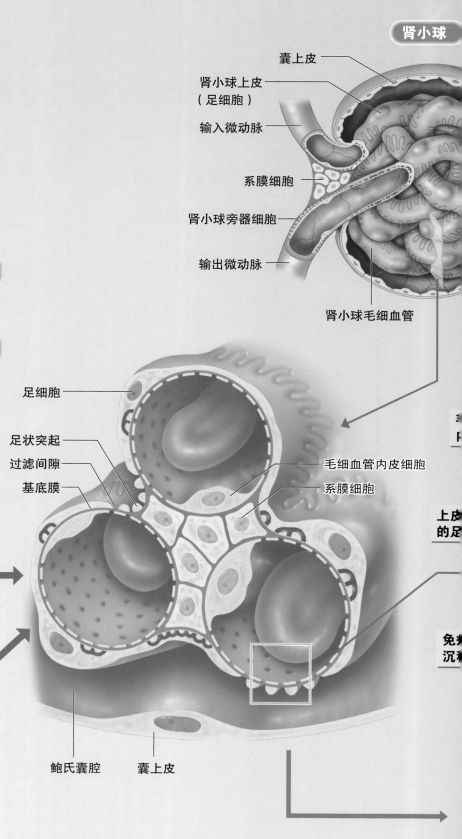

肾小球

囊上皮

肾小球上皮（足细胞）

输入微动脉

系膜细胞

肾小球旁器细胞

输出微动脉

肾小球毛细血管

足细胞

足状突起

过滤间隙

基底膜

毛细血管内皮细胞

系膜细胞

鲍氏囊腔　囊上皮

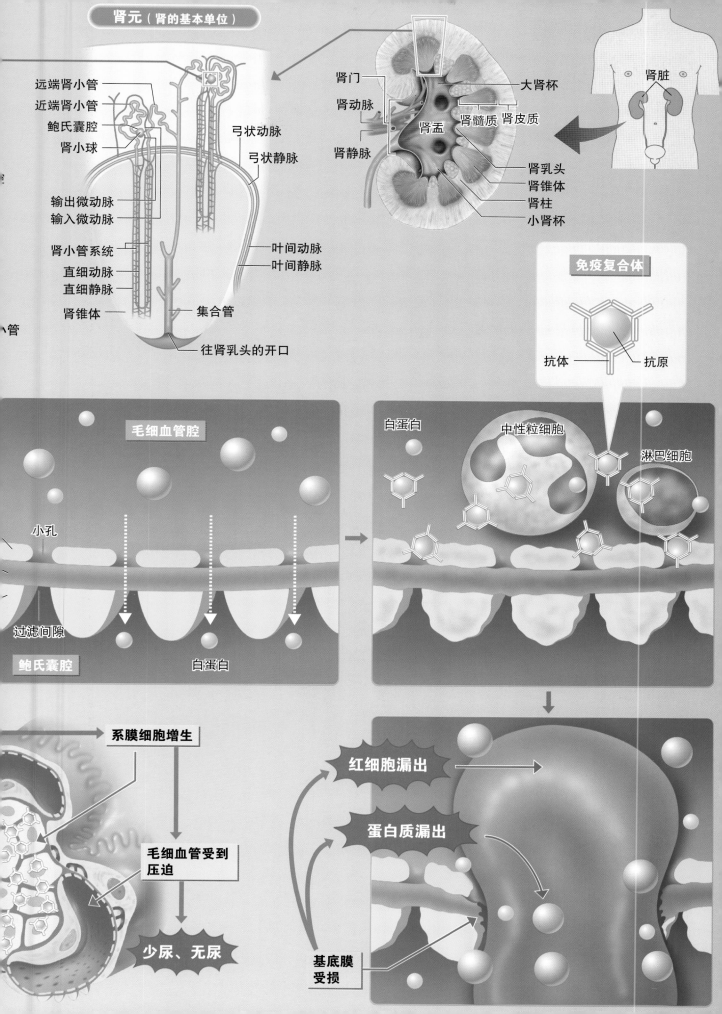

肾元（肾的基本单位）

远端肾小管
近端肾小管
鲍氏囊腔
肾小球
弓状动脉
弓状静脉
输出微动脉
输入微动脉
肾小管系统
叶间动脉
叶间静脉
直细动脉
直细静脉
肾锥体
集合管
往肾乳头的开口

肾门
肾动脉
肾盂
肾静脉
大肾杯
肾髓质
肾皮质
肾乳头
肾锥体
肾柱
小肾杯

肾脏

免疫复合体

抗体
抗原

毛细血管腔

白蛋白
中性粒细胞
淋巴细胞

小孔

过滤间隙

鲍氏囊腔
白蛋白

系膜细胞增生

毛细血管受到压迫

少尿、无尿

红细胞漏出

蛋白质漏出

基底膜受损

肾小球肾炎

症状MAP

主要临床症状为水肿、高血压等，尿液检查常显示异常。

症状

■ 表13-1　各种肾小球肾炎可观察到的症状

	急性肾小球肾炎	IgA肾病	微小病变型肾病	急进性 肾小球肾炎	膜性肾病
尿	蛋白尿 血尿	血尿 蛋白尿	蛋白尿	蛋白尿 血尿	蛋白尿
特征	初次感染后约2周产生血尿、高血压、水肿	血尿→蛋白尿 咽喉炎等引发的肉眼可见的血尿	急速出现水肿而发病	血尿、蛋白尿、高血压、水肿，可急速加重为肾衰竭	以蛋白尿、水肿为主 病情发展较缓慢

● 可能为完全无症状性，也可能观察到水分过多的症状（水肿、胸水、腹水），还可出现高血压、发热等。依肾小球肾炎种类的不同，症状也有所差异（表13-1）。

并发症

● 少尿所造成的充血性心力衰竭，胸水引发的呼吸衰竭、呼吸系统感染。
● 须注意治疗药物（尤其是免疫抑制药物）引发的并发症。

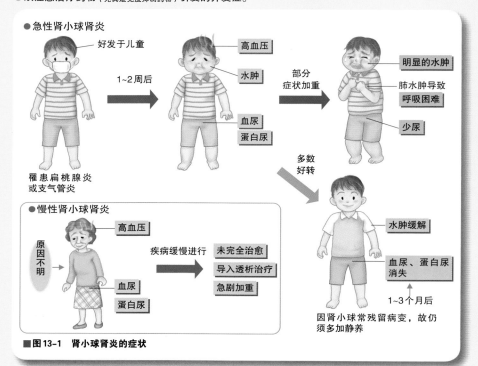

■ 图13-1　肾小球肾炎的症状

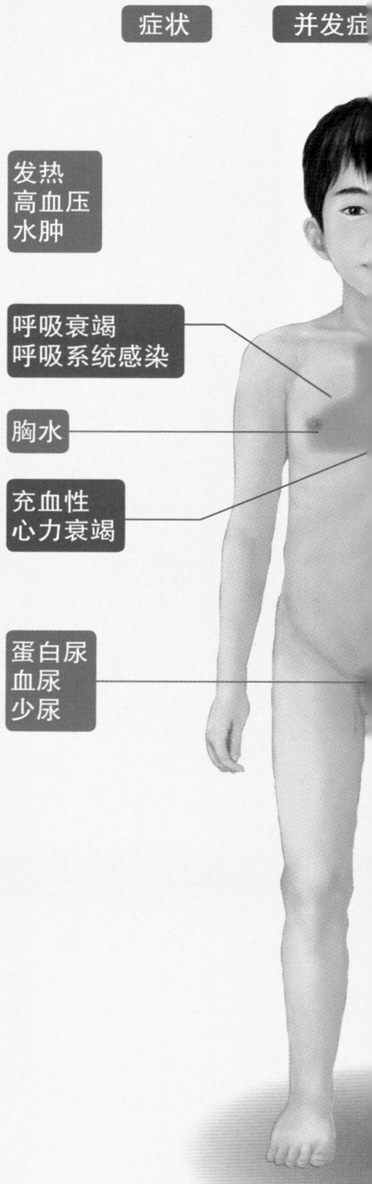

症状　　并发症

发热
高血压
水肿

呼吸衰竭
呼吸系统感染

胸水

充血性
心力衰竭

蛋白尿
血尿
少尿

肾小球肾炎

诊断MAP

尽可能实施肾脏活组织检查。

诊断、检查值

● 若根据临床所见怀疑患有肾炎，建议实施肾脏活组织检查，以利进一步进行病理学上的诊断。应依肾脏病理检查结果进行诊断，也须针对预后和治疗的适应性进行适当的考量。
● 因肾脏活组织检查为侵入性检查，故须确认患者是否适合接受此检查，若为具有出血倾向、感染性疾病、单侧肾脏或无法维持安静的患者，应避免接受此检查。
● 尿液所见：蛋白尿、血尿、尿沉渣异常。
● 血液所见：尿素氮、肌酐等增高，总蛋白或白蛋白偏低，存在补体或自身免疫性疾病的特异性抗体等。

治疗MAP

急性期间的静养相当重要，并可同时进行饮食疗法和降血压药等的药物治疗。

治疗方针 ……………

根据每个患者不同的临床症状和肾脏活组织检查结果决定治疗方针。
治疗大略分为生活指导、饮食指导、药物治疗三大层面。

诊断　　治疗

生活指导

药物治疗
饮食疗法

血液净化疗法

血液检查

肾脏活组织检查

尿液检查

■ 表13-2　成人患者的生活指导分级表

指导分级	通勤、上学	工作内容	家事	学校生活	家庭、休闲活动
A：静养（住院、家养）	不可	不可工作（须休养）	不可做家事	不可	不可
B：高度活动限制	短时间（30分钟左右，尽可能乘车）	轻度作业限制工作时间不可加班、出差、夜勤（视工作内容而定）	轻度家事（3小时左右）购物（30分钟左右）	仅限教室内的上课学习限制体育活动限制社团活动可做极轻度运动	散步约收音机体操的活动程度
C：中度活动限制	1小时左右	一般事务若为一般手工或机器操作，须避免于深夜或勤务时间外工作及出差	一般家事带小孩	一般学校生活一般体育活动静态社团活动	快速散步自行车
D：轻度活动限制	2小时左右	限制身体劳动可进行身体劳动以外的一般勤务、加班或出差	一般家事轻度打工	一般学校生活一般体育活动限制体育性社团活动	慢跑打桌球、网球
E：一般生活	无限制	一般勤务无限制	一般家事打工	一般学校生活无限制	游泳、登山滑雪、有氧运动

仅血尿或仅轻度蛋白尿………………………………………………………………………………指导分级E
轻度蛋白尿＋血尿………………………………………………………………………………指导分级D
中度以上蛋白尿、运动或上呼吸道感染后蛋白尿或血尿增加，或暂时性肾功能低下………………指导分类C
（日本肾脏学会.肾脏疾病的生活指导及饮食疗法指南[M].东京医学社，1998：50.）

■ 表13-3　肾小球肾炎的主药治疗药物

分类	一般名称	主要商品名称	药效机制	主要不良反应
肾上腺皮质激素	Predonisolone	Predonine, Prednisolone, Predohan	抑制以肾小球病变为原因的自身免疫异常	易受感染、高血糖、骨质疏松症等
免疫抑制药物	Cyclosporine	Neoral, Sandimmun		易受感染、肾功能损害
	Cyclophosphamide	Endoxan（癌德星）		易感染、性功能损害
	Mizoribine	Bredinin		易受感染
血管紧张素转换酶（ACE）抑制剂	Enalapril maleate	Renivace, Enalart	肾小球输出动脉扩张，以降低肾小球内压使尿蛋白减少，并防止肾小球病变控制血压，以防止肾功能加重	咳嗽、肾功能损害、高钾血症
	Imidapril hydrochloride	Tanatril		
血管紧张素Ⅱ受体拮抗剂（ARB）	Candesartan cilexetil	Blopress		肾功能损害、高钾血症
	Losartan potassium	Nu–Lotan		
	Telmisartan	Micardis		
	Olmesartan medoxomil	Olmetec		
	Valsartan	Diovan		
抗血小板药物	Dipyridamole	Persantin, Persantin–L, Anginal	促进凝血功能，以防止血栓形成，若单剂给药则无效	头痛、易出血、心肌缺血
	Dilazep hydrochloride hydrate	Comelian		
抗凝血药物	Haparin calcium	Caprocin, Haparin calcium		易出血
	Heparin sodium	Novo–Haparin, Haparin sodium		
	Warfarin potassium	Warfarin, Warfarin potassium		
襻利尿剂	Furosemide	Lasix, Eutensin	使尿量增加，以减少水肿和胸水的情形	电解质异常

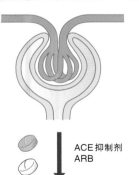

ACE 抑制剂
ARB

输出小动脉扩张

■ 图13-2　ACE 抑制剂和 ARB 的作用

生活指导

● 急性期间的静养十分重要，慢性期间则不必限制必要的活动。
● 根据日本肾脏学会制定的生活指导准则（表13-2）安排工作及生活。

饮食限制

● 饮食遵循低蛋白、高热量、低盐分的原则，水分的限制也十分重要，但仍须依患者的个别情形作调整。

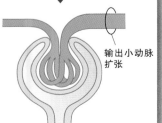

药物治疗

- 以免疫抑制药物，血管紧张素转换酶（ACE）抑制剂、血管紧张素Ⅱ受体拮抗剂（ARB）等具保护肾脏功能的降血压药，抗血小板药物或抗凝血药物为主。

Px 处方范例 初次发病的患者

1）Predonine片（5mg）：3~5片/次，2次/日（饭后）　←肾上腺皮质激素

　　※持续给药4~6周后应留意不良反应并以减量至停药为目标，复发时可增加给药量或加入其他免疫抑制药物。

　　※为防止消化性溃疡可给予Gaster（H2 blocker），为防止囊虫性肺炎可给予Baktar（ST合剂），为防止念珠菌食管炎则给予Fungizone糖浆等。

2）Renivace片：1~2片/次，2次/日（饭后）　←ACE抑制剂

　　※可能会有无法中止咳嗽的情形。

3）Nu-Lotan片：1~2片/次，2次/日（饭后）　←ARB

　　※血压须保持在130／80mm Hg以下，尤其是尿蛋白量达1g／d以上时应以125／75mm Hg以下为目标。此外，即使是非高血压患者，也常利用此药来保护肾脏。

4）Persantin-L胶囊（150mg）：1粒/次，2次/日　←抗血小板药物

　　※发生头痛时从少量开始给药，头痛的情形便会逐渐改善。

Px 处方范例 水肿、胸水等水分明显过多时，虽给予患者体重测量后对应的饮水限制，然而当无法克制饮水时仍须给予利尿剂。肠道严重水肿时内服药的吸收会变差，对这样的患者则改以静脉注射

- Lasix片：10~100mg/次，2次/日（饭后）　←襻利尿剂

　　※可能使血管内脱水而引发低血压或肾衰竭，须特别注意。

Px 处方范例 肾上腺皮质激素效果不足或减药后复发时，并用以下1）~3）的任一免疫抑制药物

1）Neoral胶囊：3~5粒/日，饭前顿服　←免疫抑制药物

　　※因具肾毒性，故须注意血中浓度。

2）Endoxan片（50mg）：50~100mg/日，饭后顿服　←免疫抑制药物

　　※可能发生骨髓抑制、出血性膀胱炎、性腺抑制等不良反应，须留意总给药量。

3）Bredinin片（50mg）：1片/次，3次/日　←免疫抑制药物

　　※不良反应少，老年人也可使用。

血液净化疗法

- 为移除免疫复合体可进行血浆交换，肾衰竭时则导入血液透析。

肾小球肾炎不同病期、病态、严重度的治疗流程

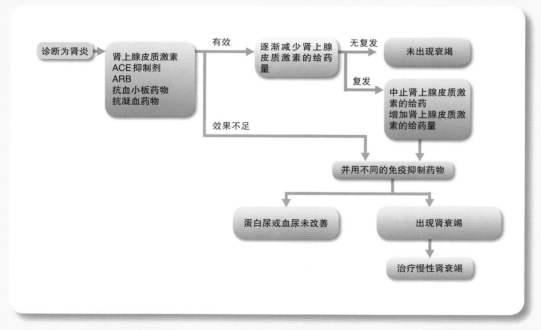

（佐藤文绘、寺田典生）

132

患者护理

让患者了解静养和保温的必要性，预防并发症、缓解饮食限制所带来的痛苦，并努力缓解症状。若须进行透析治疗或肾脏活组织检查时，应给予相应的护理。

依不同病期、病态、严重度所给予的护理

【急性期】以上呼吸道感染等为导火线，发病时可出现肉眼可见的血尿或急性肾炎的症状。发病初期应让患者了解静养和保温的必要性，缓解饮食限制带来的痛苦，并努力预防并发症及缓解症状。

【慢性期】依蛋白尿、血压、肾功能等情况了解病情变化。加重时会有高血压的情形，而转为慢性肾衰竭或尿毒症时须给予透析治疗。介入首先须注重静养、保温、饮食（减盐、低蛋白、高热量餐），也须对于药物治疗进行调整和指导。此外，确诊所必需的肾脏活组织检查的相关护理也不可或缺。

护理要点

■饮食指导相关的患者教育
●在尊重患者生活形态的前提下给予相关的支持。
●基本上应依据《肾脏疾病患者的生活指导及饮食疗法相关指南》（日本肾脏学会）中的疾病和症状进行相关卫生宣教。
●饮食和生存的基本欲望相关，因此须理解患者对于限制饮食的不良感觉。
●依患者的年龄和性别，事前评估其对饮食限制的理解度或介入的可行性等。
●不应一次教导患者饮食限制的全部内容，应使患者从可以做到的部分开始，逐渐调整至目标达成。
●不仅是患者，对于负责烹煮的家属也应尽可能给予卫生宣教。
●和营养师合作，给予患者具一致性的指导。

■生活指导相关的患者教育
●在尊重患者生活形态的前提下给予相关的支持。
●基本上应依据《肾脏疾病患者的生活指导及饮食疗法相关指南》（日本肾脏学会）中的疾病和症状进行相关卫生宣教。
●不应一次教导患者行动限制的全部内容，应使患者从可以做到的部分开始，逐渐调整至目标达成。

■对于患者和家属的心理社会问题给予援助
●以浅显易懂的方式向患者和家属说明疾病的相关信息，以解除其疑虑。
●患者和家属对于经济上的负担也可能感到烦恼和不安，故应帮助其将此不安传达给他人知道；若有必要，也可咨询医疗社工人员。
●介绍患者参与患者俱乐部等互助团体，以帮助其抒发烦恼或学会应对生活中的困难等。

出院指导、疗养指导

●和患者一同进行客观的评价，或有效利用可确认自我效能的自我检测工具。
●不应一次设定过大的目标，而是阶段性地（step-by-step法）达成数个小目标，以提升自我效能感。
●向患者俱乐部中患相同疾病的人倾诉烦恼，并了解生活上需注意的事项（同侪学习）。
●为能让患者及其家属拥有稳定的家庭生活，应帮助他们调整环境和生活习惯。
●指导患者进行规律而正确的服药。
●指导患者在发现不良反应时，马上和相关医疗机构联络。
●使患者了解肾炎是病程较长的疾病，使其能够持续地到院治疗。
●疾病加重会使药效降低，并降低患者对社会生活和日常生活的自信心，所以应鼓励患者着眼于可做到的事情，并为其提供心理上的支持。
●鼓励患者通过各式各样的契机回归社会，并指导其在配合病情的前提下尽量活动身体。
●给予居家疗养支持，并和当地的社区机构合作，以活用社会资源。
●相信并引导患者发挥出自己的所有能力（empowerment），并不断进行调整，以期能回归正常生活。
●配合患者的学习准备状态（readiness）给予指导。
●努力引起患者的内发性动机，亦提供信息和指导，让患者感觉自己是做得到的。

Key word

●自我效能
对于为达成某些任务所需要采取的行动保持信念，并确信自己实际上是可以执行的。

●自我检测
患者能把握自身的变化，以决定应对疾病的方法。通过客观了解自身的变化，而得以自觉行动改变所带来的介入效果。

●Step-by-step法
不应一次就设定太高的目标，应先设定阶段性的小目标并不断努力，此为行动改变的手法之一。因逐一累积成功经验可提高成就感，故能够避免无力感的增加。

●同侪学习
和具有相同疾病的患者讨论解决问题或达成目标的方法，互相学习对患者而言较易接受，此外也有唤起竞争意识的效果。

●赋予力量
为促进社会上遭遇不幸的人们的自我实现，着眼于他们的长处、能力或优点给予支持。

●学习准备状态
学习特定事物时，要做好必要的准备（知识、经验、态度、生理或心理上的准备等）。

（冈美智代、恩币宏美）

备忘录

总观导览

病因

- ●肾前性：由肾血流减少所引发。
- ●肾性：由肾脏本身的病变所引发。
- ●肾后性：由肾脏的尿液排泄障碍所引发。
- 〔加重因子〕药物、造影剂、恶性肿瘤浸润、感染性疾病。

流行病学

- ●约5%的住院患者会发生急性肾衰竭，而重症住院患者中约15%会发病。
- 〔预后〕急性肾衰竭患者的总死亡率为50%。老年人的死亡率较高，频尿型患者的预后较差。

病理学

- ●肾功能（体内废物的排泄、水或电解质的调节、酸碱平衡的维持）急剧降低，而呈现尿毒症症状。
- ●依肾功能障碍的原因分为肾前性、肾性、肾后性三大类。
- ●依少尿（24小时尿量＜400ml）的有无分为少尿型和非少尿型两类，也有无尿（24小时尿量＜100ml）的情形。
- ●具可逆性，可期待治疗后肾功能的恢复。

病理 MAP p.136

症状

- ●肾损害24小时内会出现少尿的情形。
- ●水钠潴留所引发的症状：体重增加、水肿、高血压、肺淤血。
- ●血中尿素氮（BUN）上升（氮质血症）引发的尿毒症症状：消化系统症状（食欲不振、恶心、呕吐、腹痛）、神经或肌肉症状（全身倦怠、昏睡、肌肉痉挛）。

〔并发症〕

- ●感染性疾病。
- ●肺水肿、充血性心衰竭、高血压。
- ●消化道出血、贫血。
- ●神经症状。

症状 MAP p.138

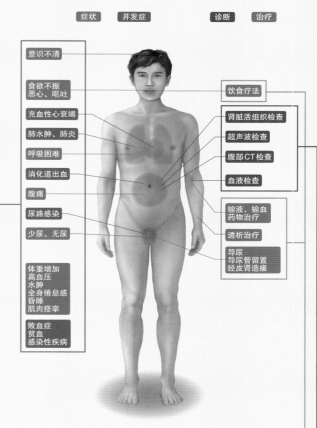

症状　并发症　　　诊断　治疗

意识不清
食欲不振 恶心、呕吐
充血性心衰竭
肺水肿、肺炎
呼吸困难
消化道出血
腹痛
尿路感染
少尿、无尿
体重增加 高血压 水肿 全身倦怠感 昏睡 肌肉痉挛
败血症 贫血 感染性疾病

饮食疗法
肾脏活组织检查
超声波检查
腹部CT检查
血液检查
输液、输血 药物治疗
透析治疗
导尿 导尿管留置 经皮肾造瘘

诊断

- ●肾衰竭：肾前性、肾性、肾后性的鉴别十分重要。
- ●血液检查：血清肌酐（Cr）和BUN上升，血清尿酸上升，肌酐清除率（Ccr）下降。
- ●肾前性：出现体重降低、血压下降、频脉等症状。若有尿液渗透压偏高、尿液钠（Na）浓度偏低，且在输液后观察到肾功能的恢复即可确诊。
- ●肾性：尿液渗透压偏低，尿液钠（Na）浓度偏高，须进行肾脏活组织检查以确诊。
- ●肾后性：超声波或CT显示肾盂、肾杯或输尿管扩张，若建立经皮肾造瘘后肾功能获得改善即可确诊。

诊断 MAP p.138

治疗

- ●肾前性：以输液、输血、给予升血压药等恢复肾功能。
- ●肾性：去除病因，在管理肾衰竭和并发症的同时等待肾功能的恢复。
- ●肾后性：以导尿、导尿管留置、经皮肾造瘘等方法解决尿路阻塞的问题。
- ●饮食疗法（营养管理）：低蛋白、高热量餐。
- ●药物治疗：针对并发症给予保守性的治疗，如使用襻利尿剂、钙（Ca）补充剂、酸中毒治疗药物、钾通道抑制剂。
- ●透析治疗（血液透析、腹膜透析）：适用于肺水肿、明显高钾血症、尿毒症性心外膜炎等患者。

治疗 MAP p.140

病理MAP

急性肾衰竭为负责体内废物排泄、调节水和电解质、维持酸碱平衡的肾功能急剧降低，而呈现尿毒症症状的状态。

● 肾衰竭的原因大致可以分为肾脏血流减少引起的**肾前性**、肾脏本身病变引起的**肾性**、肾脏尿液排泄障碍引起的**肾后性**三类。

● 依少尿（24小时尿量＜400ml）的有无分为少尿型和非少尿型，也可能有无尿（24小时尿量＜100ml）的情形。

● 和病情不可逆的慢性肾衰竭不同，可预期在接受治疗后肾功能得以恢复。

病因、加重因子

● 肾前性急性肾衰竭并非肾脏本身有异常，而是由肾脏血流量减少所致，其病因包括：①呕吐、腹泻、出血等引起的**体液量减少**；②肾病综合征、肝硬化、心力衰竭等引发水肿的疾病使**有效循环量减少**；③心肌梗死等使**心输出量减少**等。

● 急性肾衰竭可分为三类：①因自身免疫性疾病、血管炎、急进性肾小球肾炎等造成的**肾小球损害**；②因肾血流量减少和肾毒性物质引发的**输尿管坏死**（狭义的急性肾衰竭）；③青霉素和非类固醇抗炎药物（NSAIDs）过敏反应引起的**急性间质性肾炎**。

● 引起急性输尿管坏死的肾毒性物质包括由体外给予的抗生素（aminoglycoside）、抗肿瘤药物（cisplatin）、免疫抑制药物（cyclosporine）、重金属（水银）、造影剂等，而体内产生的毒性物质则包括红细胞破坏产生的血红蛋白、肌肉破坏产生的肌红蛋白。

● 肾后性急性肾衰竭患者的肾脏虽仍可产生尿液，但因尿路阻塞而无法顺利排出，其原因包括：①恶性肿瘤的骨盆内浸润、输尿管结石等引发的两侧**输尿管阻塞**；②前列腺肥大、膀胱癌等引起的**膀胱**或**尿路阻塞**。

流行病学、预后

● 急性肾衰竭多以手术、药物等**医疗行为**为诱因，约5%的住院患者会发病，尤其是重症住院患者，约15%会发病。

● 急性肾衰竭的预后受到年龄、原发疾病、并发症、发病到治疗开始的时间及治疗方式等诸多因素的影响，老年患者的死亡率较高。

● 少尿型和非少尿型相比预后较差，若尽早开始透析治疗则预后较佳。

● 和慢性肾衰竭不同，其可期待**肾功能有所恢复**；若改为维持性透析治疗，有可能使不完全的肾功能恢复停止。

● 急性肾衰竭的总死亡率达50%以上，虽血液净化疗法不断进步，但在过去的30年中，其死亡率并无太大的变化，这可能是老年患者和多器官衰竭患者持续增加所致。

● 死因多为感染性疾病（败血症、呼吸系统感染、尿路感染），其次为心力衰竭、出血、高钾血症等。

肾脏

输尿管

膀胱

加重因子

| 药物 | 造影剂 | 恶性肿瘤浸润 |

| 感染性疾病 |

病因

肾前性

| 体液量减少 | 肾病综合征 | 肝硬化 | 心力衰竭 | 心肌梗死 | 等

肾性

| 自身免疫性疾病 | 血管炎 | 急进性肾小球肾炎 | 急性输尿管坏死 |

| 急性间质性肾炎 | 等

肾后性

| 输尿管阻塞 | 膀胱、尿路阻塞 |

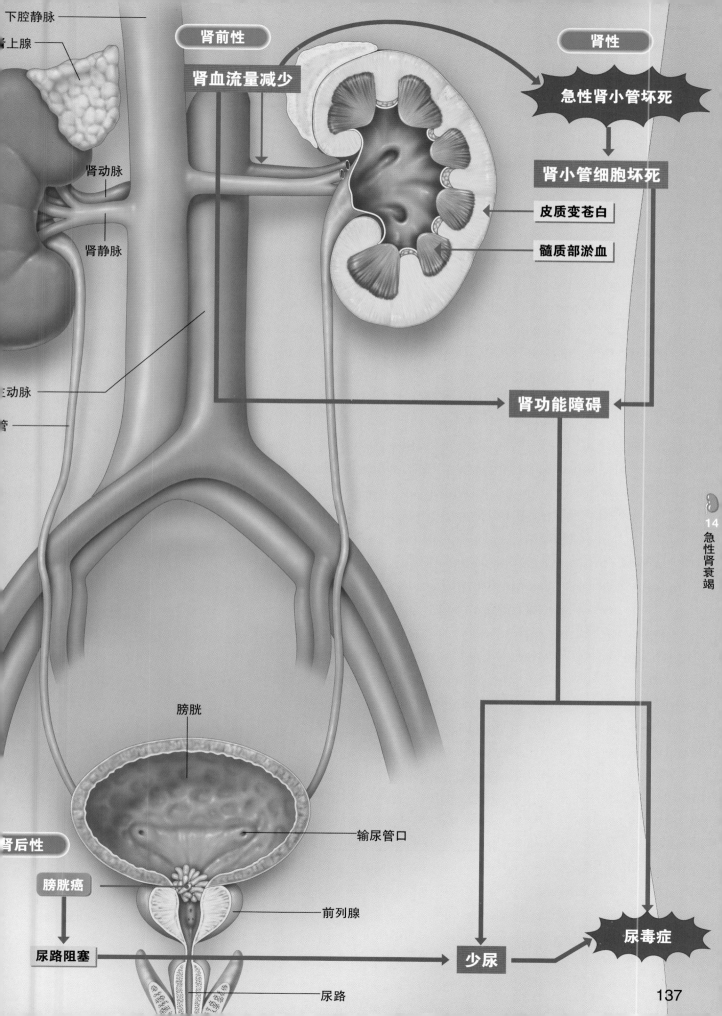

下腔静脉

肾上腺

肾动脉

肾静脉

肾血流量减少

急性肾小管坏死

肾小管细胞坏死

皮质变苍白

髓质部淤血

动脉

管

肾功能障碍

14

急性肾衰竭

膀胱

肾后性

膀胱癌

输尿管口

前列腺

尿路阻塞

尿路

少尿

尿毒症

137

少尿出现时须高度怀疑出现急性肾衰竭的可能性。肾病变发生后24小时内常出现少尿的情形，并大多持续1~3周。

症状

- 因水钠（Na）潴留而引起体重增加、水肿、高血压或肺部淤血等情形。
- 血中尿素氮（BUN）上升（氮质血症）可引发食欲不振、恶心、呕吐、腹痛等消化系统症状，还可引发全身倦怠感、昏睡、肌肉痉挛等神经和肌肉症状（尿毒症症状）。

并发症

- 感染性疾病：导尿、血管内导管留置、免疫力降低等，使败血症、尿路感染、肺炎等感染性疾病较易发生。
- 肺水肿、充血性心衰竭、高血压：由水钠潴留所引发。
- 消化道出血：氮质血症引起的呕吐和压力可引发消化性溃疡、血小板功能降低等。
- 贫血：由肾脏的红细胞生成素（erythropoietin）减少、红细胞寿命缩短、出血等所引发。
- 神经症状：尿毒症所引发的神经症状包括意识不清、痉挛等。

肾前性、肾性、肾后性的鉴别十分重要。

诊断、检查值

- 有血清肌酐（Cr）或尿素氮（BUN）上升的情形，若确认有肾功能急剧降低的情形则可确诊。因此，若由临床症状怀疑出现急性肾衰竭，应进行血液检查以作进一步确认。
- 若不清楚肾功能障碍的病程时，须和慢性肾衰竭进行鉴别。慢性肾衰竭患者常有高血压、糖尿病等病史，并可出现蛋白尿、血尿。慢性肾衰竭常有肾脏萎缩的情形，而急性肾衰竭则多为肾脏肿大，可通过影像学检查来评估肾脏的大小。

【肾前性急性肾衰竭的诊断】
- 有呕吐、腹泻、发热等病史，有利尿剂的使用史，还有血压降低、频脉、体重减轻等循环血量减少的症状，以上皆可作为肾前性急性肾衰竭的诊断依据。
- 循环血量减少会使肾脏的水钠再吸收功能亢进，以维持体液量，因此尿液渗透压会偏高，尿和血清的肌酐比及尿素氮比也会偏高，而尿中钠浓度、钠排泄率（fractional sodium excretion, FE_{Na}）则偏低。
- 可通过生理盐水等的输液来改善肾血流量，若肾功能有所恢复则可诊断为肾前性肾衰竭。

【肾性急性肾衰竭的诊断】
- 使用抗生素或抗癌剂后，手术、外伤或烧伤后发病者须怀疑为肾性急性肾衰竭。
- 占肾性急性肾衰竭大半的急性肾小管坏死中，因输尿管功能受损使尿液浓缩和钠的再吸收产生障碍，从而引发尿渗透压偏低及尿中钠浓度偏高，此外还有尿中 β_2 微球蛋白（$\beta_2$microglobulin）及 N-乙酰-β-氨基葡萄糖苷酶（N-acetyl-β-D-glucosaminidase, NAG）偏高。
- 给予青霉素和NSAIDs等药物后出现急性肾衰竭，或有腰痛、发热、关节痛、皮疹等症状时须怀疑为间质性肾炎，可观察到尿中 β_2 微球蛋白显著增加，血中及尿中嗜酸性粒细胞增加或血中IgE增加。
- 肾脏活体组织检查为确诊所必需。

【肾后性急性肾衰竭的诊断】
- 若有盆腔内手术史或盆腔内恶性肿瘤患者发生急性肾衰竭时，确认有肉眼可见的血尿、排尿困难、24小时以上无尿、多尿和少尿的情形不断重复时，即可怀疑为肾后性急性肾衰竭。
- 超声波检查和CT等观察到肾盂、肾盏、输尿管扩张的情形时即可确诊。
- 若经皮肾造瘘等可解决尿路阻塞的问题而使肾功能得到改善，也可确定诊断。

【检查值】
- 血清Cr和BUN上升时必发病，血清尿酸也会上升，而肌酐清除率（C_{Cr}）降低。一般来说，血清BUN为10~20mg/dl时，血清Cr会上升0.5~1mg/dl，而在发热、感染、营养不良等蛋白质异化亢进时，BUN则会急剧上升。
- 水分相对钠来说为过剩，常出现低钠血症的情形。
- 会有血清钾上升，心电图中出现帐篷状的T波、P波消失、QRS振幅扩大等情形，若发生心室颤动则可能致死（图14-1）。
- 因非挥发性酸排泄减少而引发酸中毒。

症状　　　并发症

意识不清

食欲不振
恶心、呕吐

充血性心力衰竭

肺水肿、肺炎

呼吸困难

消化道出血

腹痛

尿路感染

少尿、无尿

体重增加
高血压
水肿
全身倦怠感
昏迷
肌肉痉挛

败血症
贫血
感染性疾病

■表14-1　急性肾衰竭原因的鉴别

	病史	身体症状	检查值	
肾前性	呕吐、腹泻、发汗过多、发热、使用利尿剂等使体液量减少	体重减轻、血压降低、频脉、体位性低血压	血液浓缩（血清总蛋白上升，血细胞比容上升）	
	肾病综合征、肝硬化等使有效循环量减少	水肿	尿中尿素氮（BUN）/血清肌酐（Cr）>15~20	
	心肌梗死、心力衰竭等使心输出量减少	胸痛、呼吸困难、端坐呼吸		
肾性（肾小球疾病）	可能有系统性红斑狼疮（SLE）等免疫性疾病	出现原发疾病引起的发热、皮疹、肌肉痛、关节痛等症状	蛋白尿、血尿、管型尿、自体抗体上升，肾脏活组织检查显示肾小球病变	
肾性（急性肾小管坏死，狭义的急性肾衰竭）	手术、药物、外伤由肾前性转为肾性			
肾性（间质性肾炎）	药物	皮疹、发热、腹痛、关节痛	尿中β₂微球蛋白增加，血中或尿中嗜酸性粒细胞增加，血中IgE增加肾脏活组织检查显示间质细胞浸润	
肾后性	盆腔内手术、盆腔内恶性肿瘤	肉眼可见的血尿，排尿障碍，无尿、少尿和多尿不断重复	超声波或CT检查显示肾盂、肾盏、输尿管扩张	

■表14-2　肾前性和肾性〔急性肾小管坏死，狭义的急性肾衰竭〕急性肾衰竭的鉴别

	肾前性	肾性（急性肾小管坏死、狭义的急性肾衰竭）
尿液检查所见	尿液有轻度变化	出现蛋白尿、血尿、管型尿等
尿渗透压（mOsm／kg H₂O）	>500	<350
尿Na（mEq／L）	<20	>40
Na排泄率（FE_{Na}）*	<1	>1
尿Cr／血清Cr	>40	<20
尿BUN／血清BUN	>20	<20

* $FE_{Na}(\%)=($尿$Na\times$血清$Cr)/($尿$Cr\times$血清$Na)\times100$

诊断　治疗

饮食疗法

肾脏活组织检查

超声波检查

腹部CT检查

血液检查

输液、输血、药物治疗

透析治疗

导尿导尿管留置经皮肾造瘘

14
急性肾衰竭

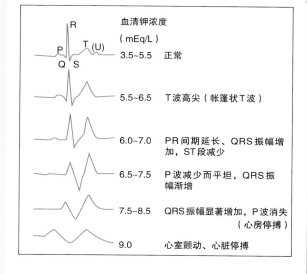

	血清钾浓度（mEq/L）	
R P T(U) Q S	3.5~5.5	正常
	5.5~6.5	T波高尖（帐篷状T波）
	6.0~7.0	PR间期延长、QRS振幅增加，ST段减少
	6.5~7.5	P波减少而平坦，QRS振幅渐增
	7.5~8.5	QRS振幅显著增加，P波消失（心房停搏）
	9.0	心室颤动、心脏停搏

■图14-1　高钾血症的心电图变化
（日野雅予，要伸也.专科医师用之肾脏病学[M].医学书院，2002：Ⅲ.）

Key word

● 非挥发性酸
细胞代谢营养素所产生的酸的成分大多为二氧化碳（CO_2）和水（H_2O），因两者皆为挥发性（易变成气体）物质，故会经由呼吸道排出。还有一些酸为非挥发性酸，如丙酮酸、乳酸、磷酸、硫酸、酮体等，大多经由肾排出。

肾前性、肾后性急性肾衰竭的基本介入为治疗原发疾病；肾性急性肾衰竭的治疗原则即为除去病因和加重因子，预防并发症。

- 肾前性、肾后性急性肾衰竭的基本介入为原发病的治疗。前者可通过输液、输血、升血压药等改善肾脏血流量，以期快速恢复肾功能；后者则以导尿、导尿管留置、经皮肾造瘘等解除尿路阻塞，以立即改善肾功能。

- 肾性急性肾衰竭多表现为急性肾小管坏死，因此并无短时间内改善肾功能的根本治疗法，仅能通过除去病因和加重因子（停用肾毒性药剂、改善脱水或出血等）、预防和治疗肾衰竭及其并发症，等待肾功能的恢复。

- 自身免疫性疾病、血管炎、急进性肾小球肾炎等使肾小球功能受损而成为病因时，其治疗可用肾上腺皮质激素、免疫抑制药物或血浆交换。

- 过敏性急性间质性肾炎在停止使用引发症状的药物的同时，也可给予肾上腺皮质激素。

■表14-3　急性肾衰竭并发症的主要治疗药物

分类	一般名称	主要商品名称	药效机制	主要不良反应
襻利尿剂	Furosemide	Lasix, Eutensin	抑制肾输尿管再吸收钠、氯、钾离子，以促进利尿	低钠血症、低钾血症、低钙血症、高尿酸血症、高血糖、重听
钙剂	葡萄糖酸钙	Calcicol	减轻心肌毒性	高钙血症、结石
酸中毒治疗药物	碳酸氢钠	Meylon, Jutamin	改善酸中毒、促进钾离子进入细胞内	碱中毒、高钠血症、水肿
血清钾抑制剂	Calcium polystyrene sulfonate	Kalimate, Argamate jelly	促进肠道内的钾离子从粪便中排出	肠穿孔、肠梗阻、便秘

饮食疗法、营养管理

- 为防止体内蛋白异化和氮质血症，低蛋白和高热量餐为不可或缺（蛋白质0.5~1g／kg／d，热量35g／kg／d）。此外，预防高钾血症和体液过多所引发的水肿和高血压，须限制钾、盐分（6g／d以下）、水分（尿量＋300~500ml／d）的摄取。

Px 处方范例 无法口服药物时，进行高热量输液

- 50%葡萄糖800ml＋Neoamu400ml＋生理盐水60ml＋Neolamin Multi V（微量）的混合注射液，由中心静脉持续给予

　※视血清中钾和磷的浓度补充KCl注射液和氯离子–PK液。

针对并发症的保守治疗

Px 处方范例 水分过多、水肿

- Lasix注射液：40~100mg缓慢静脉注射　←襻利尿剂

　※注射后观察2小时，若无尿量增加（40ml／h以上），应增量至100~200mg，尿量增加后则每6~8小时重复给予相同药量。

Px 处方范例 针对高钾血症，可适当组合下述处方

1）85%Calcicol注射液：10~20ml缓慢静脉注射　←钙剂

2）7%Meylon注射液：50~100ml静脉滴注　←酸中毒治疗药物

3）10%葡萄糖500ml＋Humulin–R10u静脉滴注　←葡萄糖–胰岛素（GI）

4）Kalimate粉末5~10g，以水稀释成悬浮液后服用，2~3次／日；或Kalimate粉末30g，以温水稀释成悬浮液后灌肠　←血清钾抑制剂

　※前者的作用持续时间较短，后者的作用持续时间较长。

Px 处方范例 代谢性酸中毒

- 7%Meylon注射液：50~100ml静脉滴注　←酸中毒治疗药物

透析疗法

- 保守治疗无法控制肾衰竭病情时，开始实施透析疗法。

- 出现肺水肿，显著的高钾血症（6 mEq／l以上），尿毒症性心外膜炎，恶心、呕吐等消化道症状，出血倾向者，可使用透析疗法。若无临床症状发生，但血清Cr在7mg/dl以上或BUN在70mg/dl以上时也可使用透析疗法。

- 透析疗法可大略分为血液透析和腹膜透析两种。使用腹膜透析并无出血的疑虑，对于循环状态也无太大的影响，但其透析效率有时并不佳；血液透析的透析效率较好，但有心力衰竭、败血症等导致低血压的情形时，对于循环状态的影响较大，可能导致无法继续实施。循环状态不稳定的患者则考虑给予持续性血液透析滤过法（continuous hemodialysis filtration, CHDF）。

- 急性肾衰竭发作时，在数日到数周内患者的肾功能会逐渐改善，并进入产生频尿情形的多尿期。多尿期间水和电解质的排泄会增加，从而引发低钠血症、低钾血症等，必要时可增加口服摄取和输液。

- 即使进入利尿期，血清BUN和血清Cr的恢复仍常较为耗时。

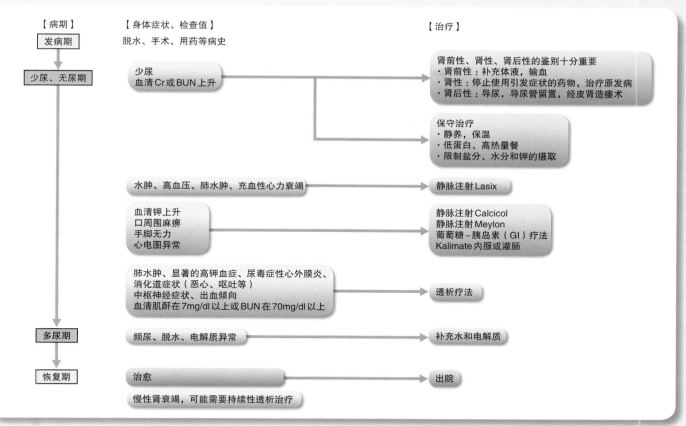

【病期】

发病期

↓

少尿、无尿期

↓

多尿期

↓

恢复期

【身体症状、检查值】

脱水、手术、用药等病史

少尿
血清Cr或BUN上升

水肿、高血压、肺水肿、充血性心力衰竭

血清钾上升
口周围麻痹
手脚无力
心电图异常

肺水肿、显著的高钾血症、尿毒症性心外膜炎、
消化道症状（恶心、呕吐等）
中枢神经症状、出血倾向
血清肌酐在7mg/dl以上或BUN在70mg/dl以上

频尿、脱水、电解质异常

治愈

慢性肾衰竭，可能需要持续性透析治疗

【治疗】

肾前性、肾性、肾后性的鉴别十分重要
·肾前性：补充体液，输血
·肾性：停止使用引发症状的药物，治疗原发病
·肾后性：导尿，导尿管留置，经皮肾造瘘术

保守治疗
·静养，保温
·低蛋白、高热量餐
·限制盐分、水分和钾的摄取

静脉注射Lasix

静脉注射Calcicol
静脉注射Meylon
葡萄糖–胰岛素（GI）疗法
Kalimate内服或灌肠

透析疗法

补充水和电解质

出院

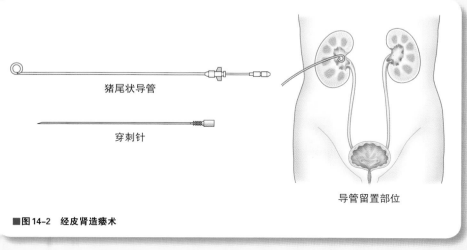

猪尾状导管

穿刺针

导管留置部位

■图14-2 经皮肾造瘘术

（柿添丰、富田公夫）

各病期的护理重点是发病期、少尿期须注意保温，多尿期须注意电解质的调整，恢复期则应调整生活状态以免疾病复发。

依不同病期、病态、严重度所给予的护理

【发病期、少尿期】此时期肾小球肾炎的情形仍持续，肾小球的过滤量急剧减少。为使肾单位的损伤降到最低，不造成肾单位的负担，应努力确保肾血流量的稳定和保温。

【多尿期】为肾功能刚恢复的时期，24小时尿量可达到2~3L。因水分、体内废物、电解质会被排出，故应持续观察和护理患者，以免脱水、低钠血症、低钾血症等水和电解质不均衡的情形发生。此外，应使患者及其家属理解此时属于恢复的阶段，应持续静养。

【恢复期】肾功能几乎已恢复至正常状态，体内电解质也恢复至平衡状态。此时应使患者了解并调整至无负担的生活形态，使其肾功能障碍不再复发。

护理要点

诊察和治疗上的支持
● 应定时而正确地观察病情。
● 努力做到早期发现相关异常，以迅速告知医师。
● 确认不同时期的药物治疗效果。
● 少尿期过后即进入多尿期，常呈现一次排泄过多的情形。应注意每天的尿量和生命征象，以防止出现肾功能加重。
● 教导和帮助患者清洁皮肤和黏膜，以预防褥疮和感染性疾病。
● 为了减轻家属的负担，应帮助其有效利用社会资源等。
● 若为年幼患者，应持续帮助其达到发展各阶段的能力。

对于患者及其家属的心理社会问题的支持
● 以浅显易懂的方式向患者及其家属说明疾病相关的信息，以消除其不安。
● 和患者及其家属达成共识，一同考量具体的生活调整方式。
● 帮助患者适度消解压力。

出院指导、疗养指导

● 回顾生活状态并了解发病的诱因，以建立预防之对策。
● 在肾功能完全恢复之前应努力定期就诊。

■表14-4 经皮肾造瘘的注意事项

注意事项	症状
血液凝固使导管阻塞	·尿液从尿道流出 ·尿液从导管插入部位漏出 ·发热 ·背部疼痛，侧腹部疼痛
感染	·导管插入部位发红、肿胀、疼痛 ·体液渗出 ·放屁 ·尿液混浊 ·发热
去除导管	

（齐藤忍）

142

15 | 慢性肾衰竭

黑木亚纪、秋泽忠男／齐藤忍

总观导览

病因

- 以慢性进行性肾脏疾病（慢性肾小球肾炎、糖尿病肾病、肾硬化等）为病因。
- 〔加重因子〕感染、过劳、显影剂、药物、不良生活习惯（吸烟、酗酒）、贫血。

流行病学

- CKD患者估计有数百万人。
- 接受透析疗法的患者约为每百万人中2200人。
- 〔预后〕导入透析治疗的患者5年存活率为60%左右，10年存活率为40%左右。

病因与病理

- 肾脏排泄功能及内分泌功能以月或年为单位持续降低，为不可逆性肾脏疾病。
- 肾小球滤过率（GFR）为正常时的50%以下，且血清肌酐（Cr）持续达2mg/dl以上。
- 近年来，"慢性肾衰竭"一词逐渐被"慢性肾脏病（CKD）"所取代。
- CKD是指肾脏病变（轻度蛋白尿等）或GFR低于60ml／min／1.73 m² 的情形持续3个月以上。

病理 MAP p.144

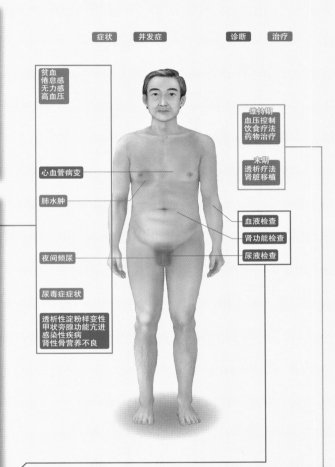

症状　并发症　　诊断　治疗

贫血
倦怠感
无力感
高血压

维持期
血压控制
饮食疗法
药物治疗

末期
透析疗法
肾脏移植

心血管病变

肺水肿

血液检查
肾功能检查
尿液检查

夜间频尿

尿毒症症状

透析性淀粉样变性
甲状旁腺功能亢进
感染性疾病
肾性骨营养不良

主诉（症状）

- 症状依病期（Ⅰ~Ⅳ期）的不同而异。
- Ⅰ期（肾脏储备功能低下）：无症状。
- Ⅱ期（代偿性肾衰竭）：尿液浓缩能力降低而导致夜间频尿。
- Ⅲ期（失代偿性肾衰竭）：倦怠感、无力感、高血压。
- Ⅳ期（尿毒症）：尿毒症症状、肺水肿。
- 〔并发症〕心血管病变、透析性淀粉样变性、继发性甲状旁腺功能亢进。

症状 MAP p.146

15
慢性肾衰竭

诊断（参考）

- 尿液检查：出现蛋白尿、血尿时有助于早期发现慢性肾衰竭。
- 血液检查：Ⅲ期之后会出现血清BUN、Cr上升，血清钾（K）、磷（P）上升，血清钙（Ca）降低，血细胞比容降低。
- 利用血清Cr值来推算（估计的GFR）并评估肾功能。
- 推测 GFR = 0.741 × 175 × （年龄 − 0.203）× （Cr − 1.154 ）（女性再 × 0.742）。

诊断 MAP p.147

治疗

- 维持期肾衰竭：以血压控制、饮食疗法等抑制肾衰竭的加重，并针对慢性肾衰竭的症状进行药物治疗。
- 末期肾衰竭：透析疗法或肾脏移植。
- 药物治疗：给予降血压药〔血管紧张素Ⅱ受体拮抗剂（ARB）、血管紧张素转换酶（ACE）抑制剂〕，以进行严格的血压管理。
- 透析疗法：血液透析在临床上已广泛使用，而接受腹膜透析的患者仅占5%。
- 肾脏移植：在日本多为活体肾脏移植。

治疗 MAP p.148

病理MAP

慢性肾衰竭时肾功能以月或年为单位持续降低，为不可逆性肾脏疾病。随着肾脏排泄功能和内分泌功能的降低，体内环境的恒定性便无法维持。

- 一般来说，慢性肾衰竭是指肾小球滤过率（GFR）为正常时的50%以下，且血清肌酐（Cr）持续达2mg/dl以上的情形。
- 发病初期缺乏自觉症状，开始时会出现蛋白尿等尿液异常，而后肾功能逐渐降低而加重为终末期肾衰竭。
- 肾功能低下会引发夜间频尿、贫血、电解质异常（高钾血症、低钙血症、高磷血症、代谢性酸中毒等）、高血压、水肿等，若再加重为终末期肾衰竭，便会出现循环系统症状、消化系统症状等全身症状。
- 近年来，"慢性肾衰竭"一词逐渐被"慢性肾脏病（chronic kidney disease，CKD）"所取代。CKD是指过去所称的慢性肾衰竭加上轻度肾功能障碍（包括轻度蛋白尿），或GFR在60ml／min／1.73 m²以下的情形持续3个月以上时。若能够尽早发现肾脏病变，便能预防肾功能持续降低的情形，此即CKD的基本概念。

病因、加重因子

- 病因：慢性肾小球肾炎、糖尿病肾病、肾硬化、多囊肾等，所有具慢性病程的肾脏疾病皆可成为慢性肾衰竭的病因。
- 加重因子：感染、过劳等压力源可能使肾功能更加加重。此外，显影剂、消炎止痛药、抗生素等药物也会引发肾功能加重。和生活习惯相关的加重因子包括高血压、肥胖、糖耐量异常、脂质代谢异常、吸烟等。贫血也是广为人知的加重因子。

流行病学、预后

- 流行病学：每1000人中约2人有血清肌酐在2mg/dl以上的情形。目前，CKD患者估计已增加至数百万人。
- 预后：肾功能降低导致终末期肾衰竭时须进行透析或肾移植治疗。加重为慢性肾衰竭之前因心血管病变导致死亡的概率相当高。2009年前接受透析疗法的人数为37000人；2009年底每100万慢性肾衰竭患者中有2200人接受透析治疗，即约每500人中就有1人接受透析治疗。
- 导致必须接受透析治疗的原发疾病依频率高低排序为糖尿病肾病、慢性肾小球肾炎、肾硬化。导入透析治疗后患者的5年存活率为60%左右，10年存活率为40%左右。心血管病变占透析患者的死亡原因的第一名，接下来为感染性疾病和恶性肿瘤。

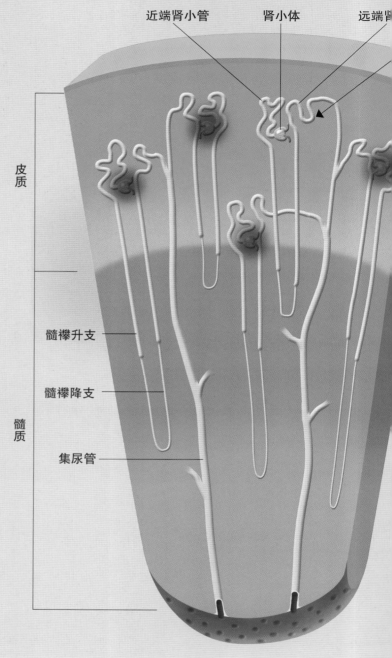

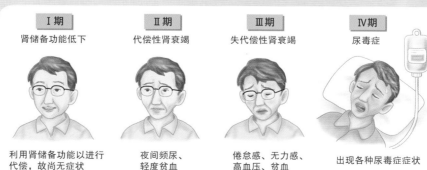

■图15-1　慢性肾衰竭的症状

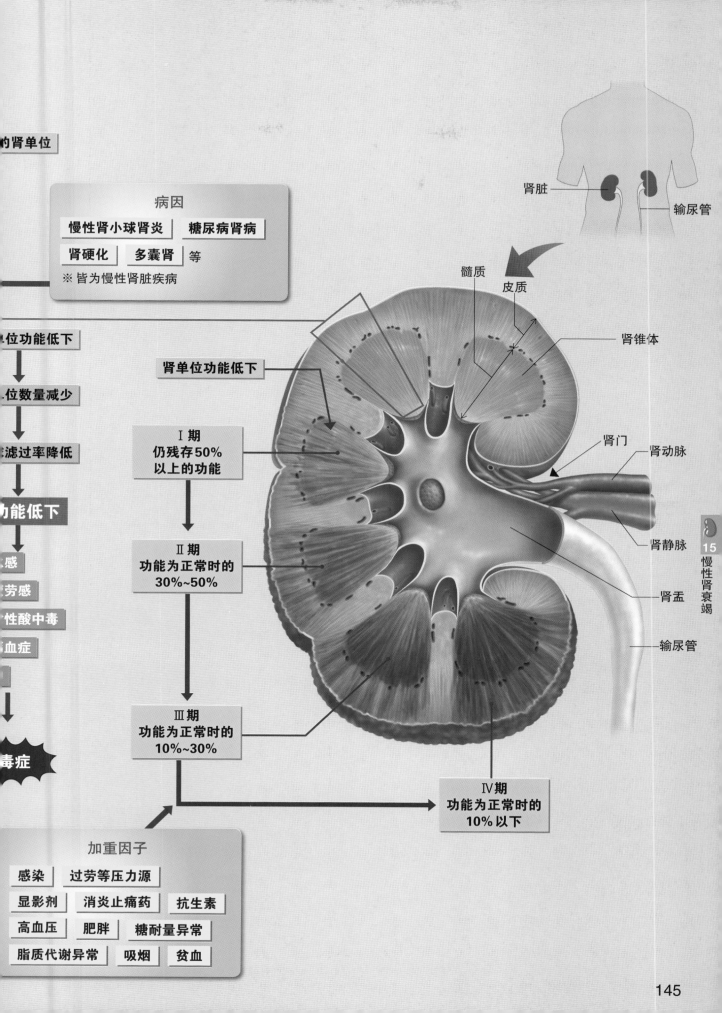

的肾单位

病因

| 慢性肾小球肾炎 | 糖尿病肾病 |

| 肾硬化 | 多囊肾 | 等

※ 皆为慢性肾脏疾病

单位功能低下

位数量减少

滤过率降低

功能低下

感

劳感

性酸中毒

血症

毒症

加重因子

| 感染 | 过劳等压力源 |

| 显影剂 | 消炎止痛药 | 抗生素 |

| 高血压 | 肥胖 | 糖耐量异常 |

| 脂质代谢异常 | 吸烟 | 贫血 |

肾脏

输尿管

髓质

皮质

肾锥体

肾门

肾动脉

肾静脉

肾盂

输尿管

肾单位功能低下

Ⅰ期
仍残存50%
以上的功能

Ⅱ期
功能为正常时的
30%~50%

Ⅲ期
功能为正常时的
10%~30%

Ⅳ期
功能为正常时的
10%以下

15
慢性肾衰竭

症状MAP

从Ⅱ期开始就会出现肾功能低下所引发的夜间频尿、贫血、倦怠感、高血压等症状

症状

● 慢性肾衰竭的病程可分为四期，即从无症状的Ⅰ期到发生尿毒症的Ⅳ期（图15-1、表15-1）。尿毒症会引发如图15-2所示的全身症状。

并发症

● 主要并发症包括心血管病变、透析性淀粉样变性、继发性甲状旁腺功能亢进等（表15-2）。

症状　　　　并发症

■ 表15-1 慢性肾衰竭的病期分类和症状

	肾小球滤过率（ml／min）	临床症状	检查所见
Ⅰ期 肾储备功能低下	>50	无症状	几乎在正常范围内 可能检测到尿液异常
Ⅱ期 代偿性肾衰竭	30~50	尿液浓缩能力降低导致夜间频尿	血清尿素氮、肌酐轻度上升
Ⅲ期 失代偿性肾衰竭	10~30	倦怠感、无力感、高血压	血清尿素氮、肌酐上升，贫血，代谢性酸中毒，电解质异常
Ⅳ期 尿毒症	<10	尿毒症症状、肺水肿	Ⅲ期的检查结果持续加重

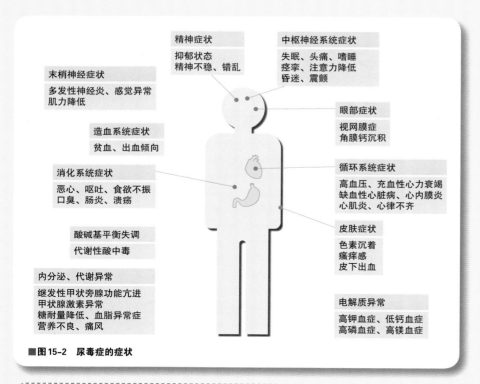

精神症状
抑郁状态
精神不稳、错乱

中枢神经系统症状
失眠、头痛、嗜睡
痉挛、注意力降低
昏迷、震颤

末梢神经症状
多发性神经炎、感觉异常
肌力降低

造血系统症状
贫血、出血倾向

消化系统症状
恶心、呕吐、食欲不振
口臭、肠炎、溃疡

酸碱基平衡失调
代谢性酸中毒

内分泌、代谢异常
继发性甲状旁腺功能亢进
甲状腺激素异常
糖耐量降低、血脂异常症
营养不良、痛风

眼部症状
视网膜症
角膜钙沉积

循环系统症状
高血压、充血性心力衰竭
缺血性心脏病、心内膜炎
心肌炎、心律不齐

皮肤症状
色素沉着
瘙痒感
皮下出血

电解质异常
高钾血症、低钙血症
高磷血症、高镁血症

■ 图15-2 尿毒症的症状

贫血
倦怠感
无力感
高血压

心血管病变

肺水肿

夜间频尿

尿毒症症状

透析性淀粉样变性
甲状旁腺功能亢进
感染性疾病
肾性骨营养不良

Key word

● 维持期肾衰竭
指于Ⅰ~Ⅲ期期间，能以药物或饮食疗法来控制肾衰竭症状的时期。

● 末期肾衰竭
指从Ⅳ期开始，仅以药物或饮食疗法无法控制肾衰竭症状的时期。

诊断MAP

检测血清尿素氮（BUN）、肌酐清除率、血清肌酐（Cr），推测肾小球滤过率（GFR），以评估肾功能。

诊断、检查值

● 尿液检查（蛋白尿、血尿）有助于早期发现慢性肾衰竭。
● 利用肌酐清除率、血清肌酐来推测肾小球滤过率（GFR），以评估肾功能。
● 表15-3为慢性肾衰竭Ⅲ期之后的主要检查值异常。

■ 表15-2　慢性肾衰竭的主要并发症

	原因、机制	临床所见、诊断	对策、治疗
心血管病变	慢性肾衰竭合并的高血压、血脂异常症、血钙磷浓度异常常引发动脉硬化的加重及贫血	心力衰竭、缺血性心脏病、脑血管病变、周围血管病变	控制血压和血钙磷浓度，改善血脂异常和贫血
感染性疾病、恶性肿瘤	免疫功能降低	不明原因的发热、结核、肾细胞癌	须特别注意是否伴有结核　尽早发现恶性肿瘤
继发性甲状旁腺功能亢进	持续性的低钙血症或高磷血症可引起甲状旁腺激素（PTH）分泌亢进，导致继发性甲状旁腺功能亢进症	钙沉积于关节、血管中（异位性钙化）、肾性骨营养不良、皮肤瘙痒症	控制血钙磷浓度，给予活性维生素 D_3 制剂，以抑制PTH的分泌；甲状旁腺摘除手术
肾性骨营养不良	持续性的低钙血症或高磷血症	骨痛、骨折、骨骼变形	控制血钙磷浓度，给予活性维生素 D_3 制剂，以抑制PTH的分泌；甲状旁腺摘除手术
透析性淀粉样变性	透析治疗无法完全去除的 β_2 微球蛋白沉积在关节、骨骼等处	腕管综合征、关节痛、骨囊泡、破坏性脊椎关节病变	使用可有效除去 β_2 微球蛋白的透析器，以增加透析量；对症治疗

■ 表15-3　慢性肾衰竭的主要检查值异常

检查值	慢性肾衰竭可观察到的异常	机制
尿比重	等张尿（比重1.010）	尿液浓缩及稀释能力降低
氮代谢物（血清尿素氮、肌酐等）	上升	肾脏排泄功能障碍
血清钾	上升	肾脏排泄功能障碍
血清钙	降低	维生素 D_3（促进肠道、肾脏再吸收钙质）在肾脏的活化受到阻碍
血清磷	上升	肾脏排泄功能障碍、低钙血症
酸碱平衡	代谢性酸中毒	肾脏的酸性物质排泄障碍
红细胞、血红蛋白、血细胞比容	降低	红细胞合成所必需的红细胞生成素减少

Key word

● 推测GFR（eGFR）
推测GFR的计算公式如下：
推测GFR = $0.741 \times 175 \times$（年龄 -0.203）$\times$（Cr -1.154）
（女性再 $\times 0.742$）
将用酶法测定的血清肌酐值（Cr,mg/dl）和年龄、性别、日本人适用的系数（0.741）相乘，再使用MDRD简易公式来计算。

维持期
血压控制
饮食疗法
药物治疗

末期
透析疗法
肾脏移植

血液检查

肾功能检查

尿液检查

治疗 MAP ①

慢性肾衰竭代偿期应进行血压控制、饮食疗法，以抑制肾衰竭的加重，还要针对慢性肾衰竭所引发的症状进行药物治疗。

代偿期的治疗方针（图15-3）

● 严格进行血压控制，以将血压控制在 130／80mmHg 以下为目标。降血压药中常使用有肾脏保护作用的血管紧张素Ⅱ受体拮抗剂（ARB）和血管紧张素转换酶（ACE）抑制剂。

● 饮食疗法的原则是足够的热量摄取，低蛋白、低盐分饮食。

● 慢性肾衰竭所观察到的症状可以用表15-4所示的药物来处理。

维持期的药物治疗

● 针对使肾衰竭加重的高血压，须进行严格的血压管理，同时进行对症治疗。

Px 处方范例）高血压

1）Diovan 片（80mg）：1片／日（饭后）←ARB
2）Tanatril 片（5mg）：1片／日（饭后）←ACE抑制剂
3）Amlodin 片（5mg）：1片／日（饭后）←钙拮抗剂

※给予血管紧张素Ⅱ受体拮抗剂和ACE抑制剂后若有高血钾的情形，应使用其他降血压药物。

Px 处方范例）高钾血症

● Argamate Jelly 片（25g）：1片／次，3次／日（饭后）←血清钾抑制剂

Px 处方范例）低钙血症

● Alfarol 胶囊（0.25μg）：1粒／日（饭后）←活性维生素 D₃

Px 处方范例）高磷血症

● Cartan 片（500mg）：2片／次，3次／日（饭后）←高磷血症治疗药物

Px 处方范例）肾性贫血

● Espo 注射液（12000u）：1支／次，1次／2周，皮下注射 ←红细胞生成素

Px 处方范例）代谢性酸中毒

● 碳酸氢钠粉末（0.67g）：1袋／次，3次／日（饭后）←酸中毒治疗药物

Px 处方范例）

● Lasix 片（40mg）：1片／日（早餐后）←襻利尿剂

Px 处方范例）抑制肾衰竭的加重

● Kremezin 颗粒（2g）：1袋／次，3次／日（餐间）←吸附剂

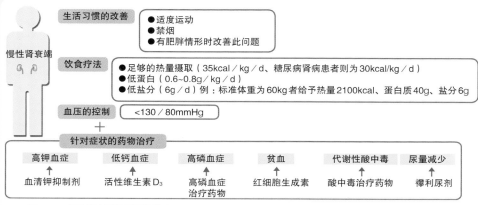

■图15-3　慢性肾衰竭维持期的治疗

■ 表15-4　针对慢性肾衰竭并发症的主要治疗药物

分类	一般名称	主要商品名称	药效机制	主要不良反应
血管紧张素Ⅱ受体拮抗剂（ARB）	Valsartan	Diovan	拮抗属于升血压系统的血管紧张素Ⅱ，以达到降血压的作用	高钾血症
ACE 抑制剂	Imidapril hydrochloride	Tanatril	抑制血管紧张素Ⅱ的合成，以达到降血压的作用	
钙拮抗剂	Amlodipine besylate	Amlodin, Norvasc	使流入细胞内的钙减少，以松弛血管平滑肌	心悸
血清钾抑制剂	Calcium polystyrene sulfonate	Kalimate, Argamate Jelly	吸附肠道内的钾离子	肠穿孔、肠梗阻
活性维生素 D₃	Alfacalcidol	Alfarol, Onealfa	改善钙和骨质的代谢	高钙血症
	Calcitriol	Rocaltrol		
高磷血症治疗药物	碳酸钙沉积物	Cartan	吸附肠道内的磷离子	高钙血症
	Sevelamer hydrochloride（仅适用于透析治疗患者）	Renagel, Phosblock		便秘、腹胀、肠穿孔、肠梗阻
红细胞生成素	Epoetin alfa	Espo	促进红细胞分化和增生	血压上升、癫痫发作
	Epoetin beta	Epogin		
酸中毒治疗药物	碳酸氢钠	Meylon	补充碳酸氢钠	水钠潴留导致水肿
襻利尿剂	Furosemide	Lasix	利尿	低钾血症
吸附剂	球形吸附碳	Kremezin	吸附肠道内的尿毒症物质	消化系统症状

治疗MAP②

肾衰竭失代偿期须给予透析治疗（血液透析、腹膜透析），或进行肾脏移植。

失代偿期的治疗方针

肾衰竭失代偿期须给予血液透析、连续性可携带式腹膜透析（CAPD）等透析治疗，或进行肾脏移植。导入透析治疗的标准请参考表15-5。

■ 表15-5　慢性肾衰竭透析治疗的导入标准

Ⅰ.临床症状	
1. 体液潴留（全身性水肿、严重低蛋白血症、肺水肿） 2. 体液异常（控制不佳的电解质紊乱、酸碱平衡失调） 3. 消化系统症状（恶心、呕吐、食欲不振、腹泻等） 4. 循环系统症状（重度高血压、心力衰竭、心包炎） 5. 神经症状（中枢神经或周围神经病变、精神障碍） 6. 血液异常（严重贫血、出血倾向） 7. 视力障碍（尿毒症性视网膜症、糖尿病性视网膜症） 在上述1~7项中，符合3项及以上者为重度（30分），符合2项者为中度（20分），符合1项者为轻度（10分）	
Ⅱ.肾功能	
血清肌酐（mg／dl）或肌酐清除率（ml／min）　　　　　分数 　>8或<10　　　　　　　　　　　　　　　　　　30分 　5~8或10~20　　　　　　　　　　　　　　　　　20分 　3~5或20~30　　　　　　　　　　　　　　　　　10分	
Ⅲ.日常生活障碍程度	
因尿毒症症状而无法从床上起身者为重度（30分），日常生活活动有明显限制者为中度（20分），通勤、上学或家事出现困难者为轻度（10分）	
Ⅳ.透析导入标准	
Ⅰ.临床症状 Ⅱ.肾功能　　　　　合计60分以上时导入透析治疗 Ⅲ.日常生活障碍程度 注：年幼者（10岁以下）、高龄者（65岁以上）、有全身血管并发症者须多加10分	

（川口良人等。慢性肾衰竭透析导入标准之研究（平成3年度厚生科学研究）[J]. 肾衰竭医疗研究事业研究报告书，1992.）

Key word

● 血液透析

血液透析是目前最常用的肾衰竭治疗方法，即将血液引至体外，经由透析器内半透膜的扩散和过滤，使血液和透析液间进行物质交换，把血液成分改善至一般生理状态，以使机体功能恢复正常。

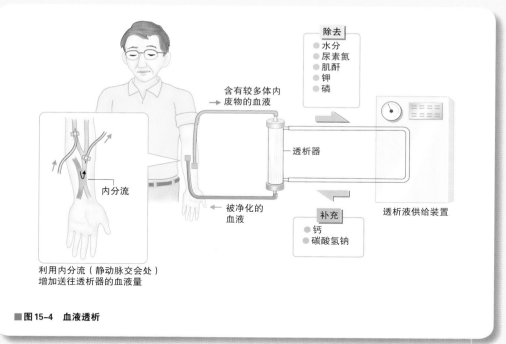

■ 图15-4　血液透析

■ 表15-6　血液透析与腹膜透析的比较

	血液透析	腹膜透析
透析地点	医疗设施	家庭内、职场
来往医院	每周3次	一般每个月1~2次
透析效率	小分子的物质除去效率佳	中分子的物质除去效率佳
残存肾功能的维持	差	佳
饮食限制	严格	和血液透析相比，蛋白质和钾的摄取限制较不严格
血液量、溶质浓度	间歇性的大规模变动	几乎不变
不适用案例	循环系统功能差的患者	接受多次腹部手术的患者
代表性并发症	失衡综合征	腹膜炎

15
慢性肾衰竭

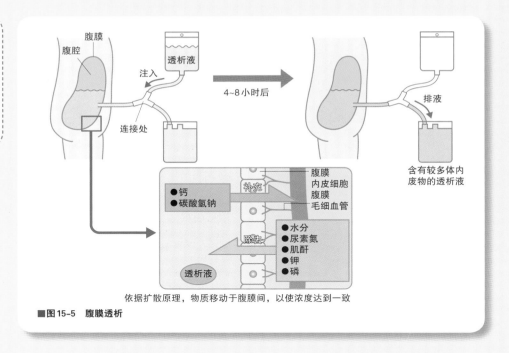
腹膜

腹腔

腹膜

透析液

注入

连接处

4~8小时后

排液

含有较多体内废物的透析液

补充
● 钙
● 碳酸氢钠

腹膜
内皮细胞
腹膜
毛细血管

除去
● 水分
● 尿素氮
● 肌酐
● 钾
● 磷

透析液

依据扩散原理，物质移动于腹膜间，以使浓度达到一致

■图15-5　腹膜透析

■表15-7　透析治疗的并发症

血液透析	腹膜透析	其他
失衡综合征 ·急速脱水：由尿毒素持续偏高的脑部和因透析治疗尿毒素降低的血液之间的浓度差异所导致 血压降低 ·急速或过度脱水 循环血量减少 肌肉痉挛 ·过度脱水 ·血清钠、钾偏低 心律不齐 ·过度脱水 ·电解质的急速变化	腹膜炎 ·更换透析袋时导管受到污染 导管出口处感染 包囊性腹膜硬化症 ·长期接受腹膜透析 ·长期使用高浓度葡萄糖透析液和含有醋酸的透析液 ·Chlorhexidinegluconate（消毒药）的使用等	贫血 肾性骨营养不良 透析性淀粉样变性 动脉硬化 高血压等

失代偿期的透析治疗

（1）血液透析（图15-4、表15-6）

●设置血管通路，以进行血液的体外循环。一般来说，会于桡动脉和桡侧皮静脉间设置由接合处连结动静脉的分流，造成血流量增加而易于穿刺的下臂皮下静脉。进行体外循环时留置穿刺针，并使用肝素（heparin）抗凝药物以防止血液凝固。

●用于慢性肾衰竭的透析液组成应使待除去的物质（钾等）维持低浓度，并使需补给的物质保持高浓度（钙、碳酸氢钠等），这样的话，这些物质会因扩散原理由高浓度处往低浓度处移动，从而改善患者的体液成分。

●利用血液和透析液的压力差除去体内潴留的水分，此过程称为限外过滤。

●因导入透析治疗可使体液在短时间内产生变化，故常有包括头痛、恶心、呕吐等失衡综合征的症状（表15-7、15-6）。此外，若血液透析期间循环状态不良，会使血压降低而造成透析无法进行，此时患者可选择使用腹膜透析。血液透析通常为每周3次，每次3~4小时，患者须定期至医院接受治疗。

（2）腹膜透析（图15-5、表15-6）

●留置腹腔导管，以便透析液的注入和排出，并从腹壁往直肠子宫凹陷插入导管。

●将1.5~2.5L透析液注入腹腔内，6小时后抽出，再注入新的透析液，一般每日重复进行4次。视患者的情形于夜间进行，也可使用机器自动操作。

●和血液透析所使用的透析液一样，腹膜透析液的组成也应使待除去的物质（钾等）维持低浓度，并使需补给的物质保持高浓度（钙、碳酸氢钠等），根据腹膜毛细血管内血液和透析液间的浓度梯度进行物质交换。也可通过提高透析液的葡萄糖浓度而增加渗透压，使留存于体内的水分往透析液内移动以去除水分。

- 导管留置可能引发腹膜炎等并发症。此外，若长期进行腹膜透析，腹膜会出现弥漫性肥大并呈大范围地粘连（conglutinate），导致易产生肠梗阻的包囊性腹膜硬化症（表15-7）。包囊性腹膜硬化症是一种严重的并发症，会影响生命质量及预后。
- 腹膜透析的透析液交换也可在家庭内的或职场等医疗设施外进行（居家治疗），患者应记录体重、血压、液体排出的情形等。到院治疗频率一般为每个月1~2次。

肾脏移植

- 肾脏移植包括活体肾脏移植和死体肾脏移植（肾脏捐献移植），日本大多为活体肾脏移植。目前日本一年的肾脏移植数不满1000例。
- 肾脏移植会引发对移植肾的排斥反应，为减少排斥反应，使用属于淋巴细胞抗原的组织兼容抗原和血型一致的提供者的肾脏较为理想。
- 若排斥反应加重，会演变成移植肾功能丧失的严重并发症。为抑制排斥反应，多使用肾上腺皮质激素或免疫抑制药物，但须注意这些药物的不良反应也属于肾脏移植的并发症。
- 关于具有功能的移植肾脏的比例（植入率），活体肾脏移植1年后约为90%，10年后约为50%。
- 肾脏移植的优点是生活质量提升，可预防长期接受透析治疗所引发的并发症等，是今后应推广和促进的治疗方法。

慢性肾衰竭不同病期、病态、严重度的治疗流程

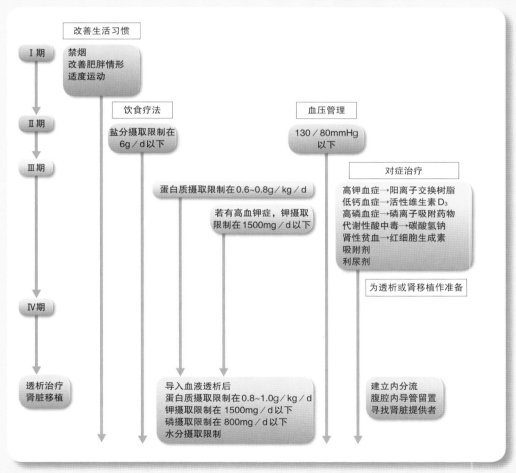

（黑木亚纪、秋泽忠男）

患者护理

维持期间须调整生活方式以抑制肾功能的持续降低。针对透析治疗的导入和生活形态选择合适的护理方法，以帮助患者回归社会。

依不同病期、病态、严重度所给予的护理

【维持期】须使患者充分理解在维持残存肾功能的阶段中肾功能仍不断降低的原因，帮助其了解身体状态并调整生活形态。

【尿毒症期】为必须进行透析治疗的阶段。因同时存在身体症状和对透析治疗的担心，同时对今后的生活感到不安，应帮助患者调整身体状态，并选择适合其生活形态的透析治疗。

【透析治疗导入后】帮助患者在接受透析治疗的同时维持主要的生活模式并回归社会；为患者提供使用社会资源的相关情况，并指导其有效利用。

护理要点

诊察和治疗上的支持
- 帮助患者达到良好的服药控制。
- 若有身体状态上的变化，应立即告知医师，必要时导入透析治疗。

自我护理上的支持
- 促进患者对自身状态的关心和理解。
- 让患者回顾到目前为止的生活习惯，帮助其发现肾功能不断降低的原因。
- 在不影响患者由生活经验所带来的想法和价值观的前提下，帮助其调整生活形态。

对于患者及其家属的心理社会问题给予援助
- 以浅显易懂的方式向患者及其家属说明疾病相关的信息，以消除他们的不安心理。
- 为减轻家属护理患者的负担，可指导其活用家中环境和社会资源等。
- 介绍患者俱乐部等互助团体，以帮助患者抒发烦恼或学习自我管理的各种方法。

出院指导、疗养指导

- 为能让患者及其家属拥有稳定的家庭生活，应帮助其调整环境。
- 指导患者规律且正确地服药。
- 指导患者及其家属发现身体状态有变化时，应立即联络医疗人员。
- 使患者了解慢性肾衰竭为病程较长的疾病，鼓励其持续地到院治疗。
- 因过量摄取和营养不良有关，须指导患者进行适当的饮食管理，以避免加重肾功能降低的情形。
- 促进患者对自身状态的关心，并指导其进行自我管理。

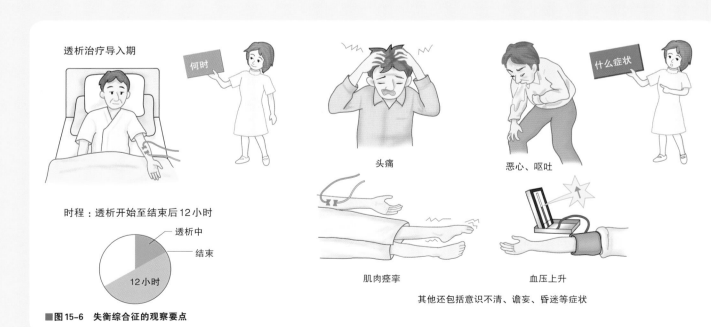

透析治疗导入期

何时

头痛

恶心、呕吐

什么症状

时程：透析开始至结束后12小时

透析中

结束

12小时

肌肉痉挛

血压上升

其他还包括意识不清、谵妄、昏迷等症状

■图15-6 失衡综合征的观察要点

（齐藤忍）

16 | 肾肿瘤（肾癌）

斋藤一隆、木原和德／那须佳津美

总观导览

病因
- 大部分肾癌为散发性，但也有伴有冯希伯-林岛症（Von Hippel–Lindau disease）的家族性发病案例。
- 〔加重因子〕吸烟、肥胖、长期接受透析治疗。

流行病学
- 肾癌约占全部癌症的2%。
- 男女发病率之比为2~3：1，患病高峰期为男性70~75岁，女性75~80岁。
- 〔预后〕依肿瘤的性质而异，约40%的患者因肾癌而死亡。

病理学
- 为发生于肾脏的肿瘤，可分为良性和恶性。发生于肾实质的恶性肿瘤80%为肾癌。
- 肾癌中最常见的是透明细胞型肾癌（约80%），源于近端肾小管。
- 若肿瘤加重则癌细胞会转移至全身，尤以血行转移为多，常转移至肺、骨骼、肝、脑等。
- 随着病情加重，可能由肾静脉到下腔静脉形成肿瘤栓子。

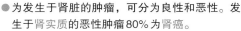 病理 **MAP** p.154

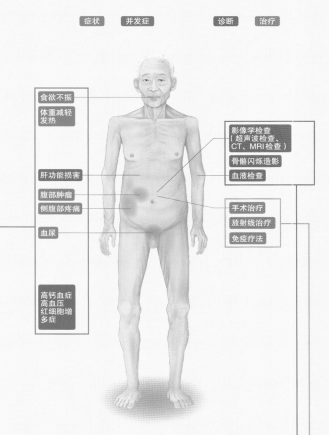

症状　并发症　　诊断　治疗

食欲不振
体重减轻
发热

肝功能损害
腹部肿瘤
侧腹部疼痛

血尿

高钙血症
高血压
红细胞增多症

影像学检查
（超声波检查、CT、MRI检查）
骨骼闪烁造影
血液检查

手术治疗
放射线治疗
免疫疗法

症状
- 虽无症状，但在影像学诊断下偶然发现肾癌的患者约占半数。
- 出现典型三联症（侧腹部疼痛、血尿、腹部肿块）的患者约占10%。
- 加重的患者会出现发热、体重减轻、食欲不振。
- 〔并发症〕
- 转移症状：包括骨转移引起的病理性骨折、肺转移引起的呼吸困难、脑转移引起的中枢神经症状。
- 肿瘤伴随综合征（Paraneoplastic syndrome）：高钙血症、高血压、红细胞增多症、肝功能损害。

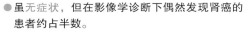 症状 **MAP** p.156

诊断
- 诊断的关键为影像学检查。
- 超声波检查：在筛检上有用。
- CT、MRI检查：在肿瘤良恶性判断或病期诊断上有用。
- CT、骨骼闪烁造影：用于转移部位的搜索。
- 血液检查：CRP上升、含铁蛋白（ferritin）上升，加重案例出现贫血、白蛋白减少。
- 使用TNM分类进行病期分类。

诊断 **MAP** p.156

治疗
- 根治性肾脏切除术仅适用于无转移的肾癌；分子标靶治疗和免疫疗法则适用于发生转移的加重案例，若情况许可，可再进行肾脏切除。
- 放射线治疗：肾癌对化学治疗和放射线治疗不敏感，但有时放射线治疗对脑转移和骨转移有效。
- 手术治疗：在杰氏筋膜（Gerota fascia）包裹的状态下切除肾脏的根治性肾切除术为标准术式，此外还有保留肾脏的部分切除术及转移部位的切除。
- 分子标靶治疗：近年来以特定分子为标靶的分子标靶治疗药物对肾癌的治疗较为有效，为药物治疗的第一选择。
- 免疫疗法：使用干扰素α（interferon–α）。

 治疗 **MAP** p.157

16
肾肿瘤（肾癌）

病理MAP

肾肿瘤可定义为发生于肾脏的肿瘤，分为良性和恶性，其中约80%的肾实质恶性肿瘤为肾癌。

- 肾癌中最常见的是透明细胞型肾癌（约80%），源于近端肾小管（图16-1）。
- 若肿瘤加重则癌细胞会转移至全身，尤以血行转移为多，常转移至肺、骨骼、肝、脑等。
- 随着病情加重，可能由肾静脉到下腔静脉形成肿瘤栓子。

病因、加重因子

- 吸烟、肥胖与肾癌的发生有关。
- 长期接受透析治疗的患者较易发生肾癌。
- 大部分肾癌为散发性，但也有伴随冯希伯-林岛症（Von Hippel-Lindau disease）的家族性发病案例。

流行病学、预后

- 肾癌约占全部癌症的2%，且罹患率不断增加。
- 男女发病率之比为2~3：1，男性患者较多见。随着年龄的增加，罹患率也会增加。发病高峰期为男性70~75岁，女性75~80岁。
- 预后因肿瘤性质而异，约40%的患者因肾癌而死亡。此外，在初次发病无转移情形时接受根治性肾脏切除的患者中，仍有30%的人会复发致死。

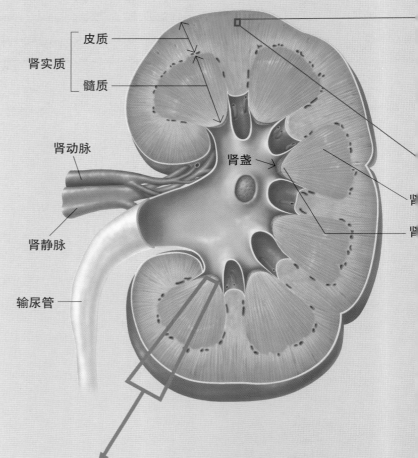

皮质 — 肾实质
髓质

肾动脉

肾盏

肾静脉

输尿管

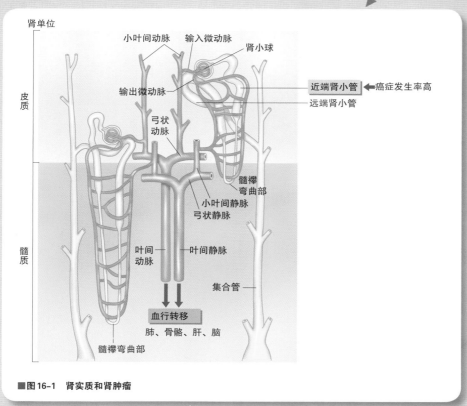

肾单位

皮质

小叶间动脉　输入微动脉　肾小球

输出微动脉

近端肾小管 ← 癌症发生率高
远端肾小管

弓状动脉

髓襻弯曲部

小叶间静脉
弓状静脉

髓质

叶间动脉　叶间静脉

集合管

血行转移

肺、骨骼、肝、脑

髓襻弯曲部

■图16-1　肾实质和肾肿瘤

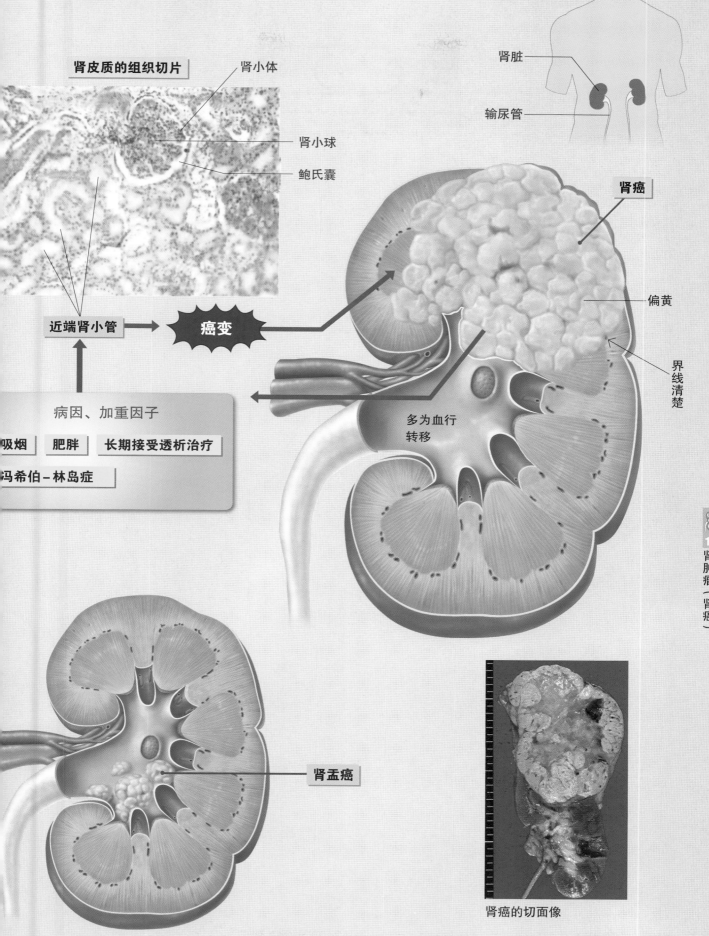

肾皮质的组织切片

肾小体

肾小球

鲍氏囊

近端肾小管 → 癌变

病因、加重因子

吸烟　肥胖　长期接受透析治疗

冯希伯–林岛症

肾脏

输尿管

肾癌

偏黄

界线清楚

多为血行转移

肾盂癌

肾癌的切面像

16 肾肿瘤（肾癌）

症状MAP

发病早期多数患者无症状，但随着病情加重会出现发热、体重减轻、食欲不振的情形。

症状

- 虽无症状，但在影像学检查下偶然发现肾癌的患者约占半数。
- 出现典型三联症（侧腹部疼痛、血尿、腹部肿块）的患者已减少至 10% 以下。
- 病情加重时会出现发热、体重减轻、食欲不振的情形。
- 约 25% 的患者可观察到骨痛、咳嗽等转移症状。
- 约 30% 的患者出现临床症状时可观察到肿瘤伴随综合征。

并发症

- 有转移情形的肾癌可能会出现转移部位的并发症，如骨转移所致的病理性骨折、肺转移所致的呼吸困难、脑转移所致的中枢神经症状。
- 肾癌常合并高钙血症、高血压、红细胞增多症、肝功能损害等肿瘤伴随综合征而使预后不良。

症状　　　并发症

食欲不振

体重减轻
发热

肝功能损害

腹部肿瘤

侧腹部疼痛

血尿

高钙血症
高血压
红细胞增多症

诊断MAP

诊断的关键为影像学检查（超声波、CT、MRI 检查）。

诊断、检查值

- 超声波检查主要用于筛检。
- 使用造影剂的 CT（图16-2）和 MRI 检查对于肿瘤良恶性的判断或病期诊断较有用。
- 转移部位的搜索除了使用 CT 外，还有骨骼闪烁造影。
- 主要使用 TNM 分类（表16-1）进行病期分类。
- 检查值
- 即使无特殊异常的检查结果，仍可能显示 C 反应蛋白（CRP）上升、含铁蛋白上升等炎症性反应。
- 病情加重的患者可观察到贫血、白蛋白减少。此外，肿瘤伴随综合征患者会有血清钙增加、肝功能损害的情形。

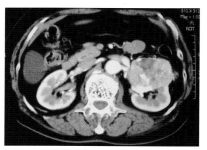

■图16-2　肾细胞癌的CT造影像

■表16-1　肾癌的 TNM 分类

T- 原发性肿瘤	
T0	无原发性肿瘤
T1	最大直径小于7cm、局限于肾脏的肿瘤
T1a	最大直径小于4cm、局限于肾脏的肿瘤
T1b	最大直径为4~7cm、局限于肾脏的肿瘤
T2	最大直径超过7cm、局限于肾脏的肿瘤
T3	肿瘤于肾静脉内加重或浸润于肾上腺，但不超越杰氏筋膜
T3a	肿瘤浸润于肾上腺或肾脏周围的脂肪组织，但不超越杰氏筋膜
T3b	肿瘤肉眼可见，于肾静脉或横膈膜下的下腔静脉内加重
T3c	肿瘤肉眼可见，超越横膈膜于下腔静脉内加重
T4	肿瘤超越杰氏筋膜产生浸润
N- 所属淋巴结	
N0	所属淋巴结无转移
N1	1个所属淋巴结转移
N2	2个以上所属淋巴结转移
M- 远位转移	
M0	无远位转移
M1	有远位转移

治疗MAP

若肿瘤局限于肾而无转移，可采用根治性肾切除手术作为标准术式。

诊断　　治疗

■表16-2　肾癌的主要治疗药物

分类	一般名称	主要商品名称	药效机制	主要不良反应
分子标靶治疗药物	Sorafenib tosylate	Nexavar	通过阻碍VEGF-R以增加抗肿瘤活性和抑制血管新生作用	手足综合征、高血压、腹泻
	Sunitinib malate	Sutent		手足综合征、高血压、腹泻、白血病、血小板减少、甲状腺功能减退、心功能减退
	Everolimus	Afinitor	抑制mTOR的活性、细胞周期的进行和血管新生	间质性肺炎、口内炎、感染性疾病
	Temsirolimus	Torisel		
干扰素（interferon）	干扰素α	Sumiferon, OIF	抗病毒作用、抗肿瘤作用及免疫增强作用	间质性肺炎、抑郁
	干扰素α-2b	Intron A		
白细胞介素（interleukin）	Teceleukin	Imunace	免疫调节作用及抗肿瘤作用	体液滞留、充血性心力衰竭

影像学检查
（超声波检查、CT、MRI检查）

骨骼闪烁造影

血液检查

手术治疗

放射线治疗

免疫疗法

治疗方针

- 手术为根治性疗法。若肿瘤仅局限于肾而无转移，可采用根治性的肾切除手术。
- 若为有转移的加重案例则给予免疫治疗，若情况许可则进行肾脏切除，也有切除转移部位的案例。
- 化学治疗（抗癌剂）及放射线治疗对肾癌不敏感。

手术治疗

- 根治性肾切除术：在被杰氏（Gerota fascia）筋膜（肾周围的筋膜、肾筋膜）包裹的状态下切除肾脏，为针对肾癌的标准术式。最近也开发出可减轻手术侵袭性的腹腔镜手术和内视镜微创手术，有转移情况的加重型患者在情况许可下也常接受肾脏切除手术。
- 肾脏部分切除术：随着未出现症状的小直径肾癌患者的增加，进行肾脏部分切除的案例也不断增加，也有单一肾脏和肾功能损害者接受此手术。若能适当地选择合适的患者，其效果将等同于根治性肾切除术。
- 转移部位切除：肾癌患者情况许可时，也可针对转移部位进行切除手术（肺切除、肝切除等）。

放射线治疗

- 肾癌对放射线治疗不敏感而不会呈现肿瘤缩小的效果，但治疗脑部转移的伽马刀（gamma knife）以及以缓解疼痛为目的、针对骨转移部位的外照射疗法有时可能有效。

分子标靶治疗

- 以体内特定分子为标靶药物，用于肾癌可达到肿瘤缩小的效果，因此可作为全身药物治疗的优先选择。预期在未来会有更多可供选择的药物。
- 血管内皮发生长因子受体（VEGF-R）蛋白酪氨酸激酶（protein tyrosine kinase）抑制剂：为口服的治疗药物，目前使用Sorafenib tosylate和Sunitinib malate两种药物。不良反应包括手足综合征（Hand-foot syndromes，HFS）、高血压、腹泻等，亦需注意白血病、血小板减少、甲状腺功能减退、心功能减退等情形。
- mTOR（哺乳类雷帕霉素靶蛋白）抑制剂：目前使用Everolimus和Temsirolimus两种药物。不良反应有间质性肺炎、口内炎、感染性疾病等，须特别注意。

Px 处方范例 VEGF-R蛋白酪氨酸激酶抑制剂

1）Nexavar片（200mg）：2片/次，2次/日，依情形可适当减量　←分子标靶治疗药物
2）Sutent胶囊（12.5mg）：4片/日顿服，连续服用4周，停药2周，依情形可适当减量　←分子标靶治疗药物

Px 处方范例 mTOR抑制剂

1）Afinitor片（5mg）：2片/日顿服，依情形可适当减量　←分子标靶治疗药物
2）Torisel注射液（25mg）：25mg静脉滴注。1次/周，依情形可适当减量　←分子标靶治疗药物

免疫疗法

- 少数肾癌患者病情可自然缓解，可能和患者本身的免疫功能有关，使用细胞激素的免疫疗法也较有效。
- 干扰素α：单一治疗见效的比例为15%，也可达到延长寿命的效果。不良反应有发热、头痛等类似流行性感冒的症状以及抑郁状态。
- 白细胞介素2（IL-2）：单一治疗见效的比例为15%。不良反应除了和干扰素一样的类似流行性感冒症状、抑郁反应以外，还有体液潴留（体重增加、肺水肿、胸水、腹水）和血管内脱水所引发的低血压等。也可以并用干扰素进行

16
肾肿瘤（肾癌）

157

治疗。

Px 处方范例 干扰素 α

1) Sumiferon–DS 注射液（300万IU、600万IU）: 300万~600万IU皮下或肌内注射，2~3次/周 ←干扰素制剂

2) OIF 注射液（500万IU）: 500万IU皮下或肌内注射，2~3次/周 ←干扰素

3) Intron A 注射液（300万IU、600万IU、1000万IU）: 300万~1000万IU肌内注射，2~3次/周 ←干扰素

Px 处方范例 白细胞介素

● Imunace 注射液（35万IU）: 70万IU+生理盐水（或5%葡萄糖）500ml静脉滴注，1~2次/日 ←白细胞介素

※ 依效果和不良反应适当调整给药量，可增量至210IU/d或将给药间隔延长以达减量的目的。

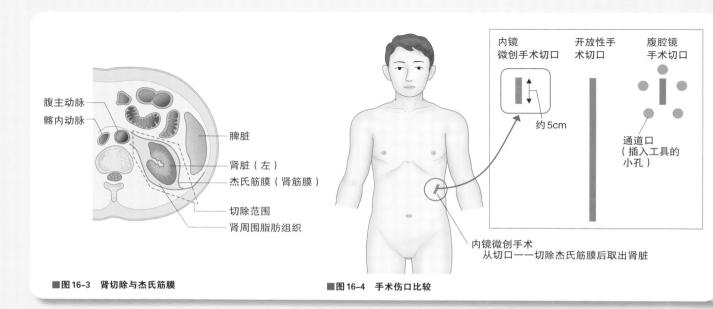

■图16-3 肾切除与杰氏筋膜

■图16-4 手术伤口比较

肾肿瘤（肾癌）不同病期、病态、严重度的治疗流程

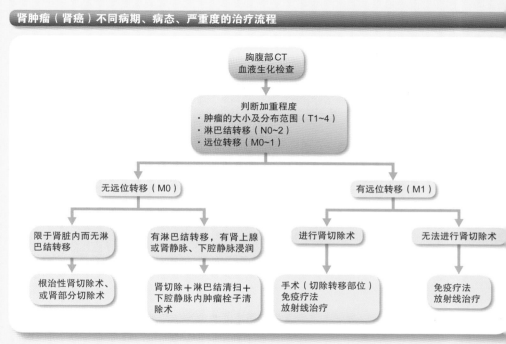

（斋藤一隆、木原和德

患者护理

诊断为本病对患者所带来的冲击相当大，故应充分评估患者及其家属的心理状态。即使进行肾脏切除手术，还是有复发和转移的可能，因此应了解患者及其家属对此而感到的不安。

依不同病期、病态、严重度所给予的护理

【诊断期】常因体检等被发现，在无症状的情况下被告知患有本病者有增加的趋势。此外，肺和骨骼的转移癌通常先被发现，而后原发的肾癌才被诊断出来。无论是上述何种情形，被诊断为此症对患者所带来的冲击相当大，故应充分评估患者及其家属的心理变化。

【治疗期】若肾脏是可被切除的，即施行肾脏切除或部分切除手术，但须注意肾脏为富含血管的脏器，应预防出血导致的休克。针对转移部分常给予免疫疗法，但持续性的静脉给药会带来额外的痛苦，也会引起发热、关节疼痛等难受的不良反应，因此对患者身体上和精神上的护理皆十分重要。

【晚期】除了血尿、腹部肿瘤、疼痛外，常出现发热、体重减轻、贫血以及转移部位的相应症状，故应积极缓解疼痛，以使患者能宁静地度过生命的最后一程；而缓解家属的哀伤情绪及减轻患者的负担也是护理中重要的一环。

护理要点

诊察和治疗上的支持
- 应配合患者的理解程度，具体说明肿瘤从发现到搜寻以及是否有转移等阶段性检查的相关信息。
- 应评估患者是否充分理解医师的说明。
- 应在充分考量患者的隐私后给予检查和处置相关的支持。

对于患者及其家属的心理社会问题给予援助
- 即使能以手术切除肿瘤，也应让患者及其家属了解之后可能仍有复发或转移的可能。
- 针对转移部位的免疫疗法中，定期的静脉滴注和注射是不可或缺的，因此须考量能让此治疗顺利融入患者及其家属日常生活的方法。

对末期患者和家属的支持
- 除了各种身体症状外，还有对死亡感到的不安、家中照顾者的负担等各种问题，须充分考量缓解痛苦、对患者及其家属的全身心护理等课题。

出院指导、疗养指导

- 为维持残存的肾功能，须向患者说明持续摄取充足水分的重要性。
- 指导患者分辨尿路感染的症状。
- 教导患者须在咨询医师及护理师后才可使用具肾毒性的药物（如非类固醇抗炎药物）。
- 向患者说明其虽可恢复至和手术前相同的生活，但为了预防损害残存的肾功能，应避免过度刺激身体的运动。
- 应向患者说明定期进行残存肾功能的监测和转移可能性相关的追踪检查是很重要的。

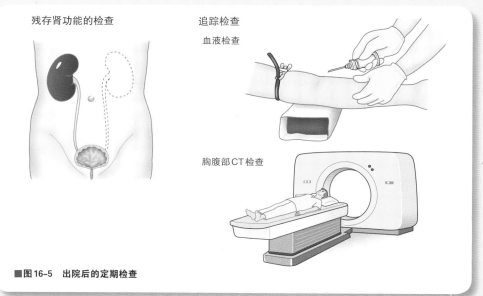

残存肾功能的检查　　　追踪检查
　　　　　　　　　　　血液检查

胸腹部CT检查

■图16-5　出院后的定期检查

16
肾肿瘤（肾癌）

（那须佳津美）

备忘录

总观导览

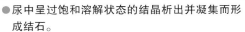

●原因不明，但有时会因其他疾病（原发性甲状旁腺功能亢进症、痛风、高尿酸血症等）而引发结石。
〔加重因子〕饮食习惯不良、长期卧床。

流行病学

●在日本，尿路结石的发病率约占全部人口的5%。
●在钙结石家族内，尿路结石的发生率为50%左右。
〔预后〕10年内的复发率为50%左右。

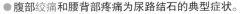

●尿中呈过饱和溶解状态的结晶析出并凝集而形成结石。
●依结石形成的部位可分为肾结石、输尿管结石、膀胱结石等。
●依结石的成分可分为钙（Ca）结石、感染结石、尿酸结石、胱氨酸（cystine）结石等。
●发生于肾的结石（肾结石）多可下降至输尿管、膀胱、尿道而被自然排出。

病理
MAP
p.162

症状　　　并发症　　　诊断　　　治疗

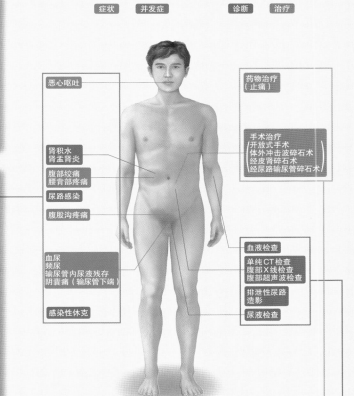

恶心呕吐

肾积水
肾盂肾炎

腹部绞痛
腰背部疼痛

尿路感染

腹股沟疼痛

血尿
频尿
输尿管内尿液残存
阴囊痛（输尿管下端）

感染性休克

药物治疗
（止痛）

手术治疗
开放式手术
体外冲击波碎石术
经皮肾碎石术
经尿路输尿管碎石术

血液检查

单纯CT检查
腹部X线检查
腹部超声波检查

排泄性尿路
造影

尿液检查

●腹部绞痛和腰背部疼痛为尿路结石的典型症状。
●发作时可发生伴随恶心和呕吐的疼痛。
●常有频尿、余尿感（输尿管下端结石）。
●肉眼或显微镜下可见的血尿。
〔并发症〕尿路感染（发烧、败血症）、尿液溢出肾盂（腰背部痛）。

症状
MAP
p.164

●可进行尿液检查、腹部超声波检查、腹部X线检查等。
●尿液检查：疼痛时会发现较多红细胞，合并尿路感染时则产生较多白细胞。
●血液检查：合并肾盂肾炎时会有白细胞显著增高和发热的情形。
●腹部超声波检查：绞痛发作时可发现疼痛侧有肾、输尿管积水或结石的情形。
●腹部X线检查（KUB）：可得知结石的位置和大小，但胱氨酸结石及尿酸结石具X线通透性。
●其他检查：排泄性尿路造影（IVP）、单纯CT等对诊断也有用。

诊断
MAP
p.164

●急救性治疗：输尿管结石所引发的绞痛发作可用解痉止痛药和非麻醉性止痛药来缓解；若仍未改善，则留置导尿管或建立肾瘘管。
●病情观察：直径5mm以下的结石很可能会自行排出，故应观察病情发展。
●药物治疗：针对尿酸结石和胱氨酸结石可给予使尿液碱化的内服药物（尿酸生成抑制剂、酸中毒治疗药物）。
●手术治疗：针对直径10mm以上的结石，可给予体外冲击波碎石术（ESWL）、经皮肾碎石术（PNL）或经尿路输尿管碎石术（TUL）。
●预防复发：给予生活指导，或给予内服药（尿酸生成抑制剂等）。

治疗
MAP
p.165

尿路结石的成分包括钙结石（草酸钙、磷酸钙，合计约占80%）、感染结石（磷酸镁铵，约占10%）、酸结石（约占5%）、胱氨酸结石（约占1%）等。

● 尿液中结晶呈现过饱和溶解状态（超过物理化学性溶解度的溶质溶解于尿液中）时，视情况结晶会析出成核，然后又进一步地扩展和凝集而形成结石。报告指出，抑制或促进此凝集的因子包括柠檬酸、焦磷酸、镁（Mg）、锌（Zn）等，环境因子则有输尿管狭窄和前列腺肥大等引起的尿液流动停滞、尿路感染等。

● 输尿管结石多发生于肾脏（肾结石），肾结石下降至输尿管（内径为2~3mm）后可嵌顿于此，引起疼痛等症状；结石一旦下降至膀胱，在排尿时很容易通过尿道而自然排出。

● 膀胱结石可于前列腺肥大和神经性膀胱（脑梗死或脊髓损伤的后遗症等）患者中观察到，尿液残存、长期卧床、尿路感染等因素也会影响和促进其扩展。

病因、加重因子

● 常原因不明，然而约5%的钙结石患者患有原发性甲状旁腺功能亢进症，此疾病以常并发结石而为人所知。甲状旁腺激素（PTH）大量分泌后可促进骨质吸收（骨破坏）而使血钙上升，造成尿液中出现大量钙质而易形成结石。约50%的甲状旁腺功能亢进症患者有尿路结石问题，因此，对反复发生尿路结石的患者，应测定血钙、血磷浓度或PTH值。

● 引起痛风的高尿酸血症和尿路结石间的关联性虽尚未明了，但治疗尿液酸化和痛风的促尿酸排泄药物被认为可能会增加尿路结石的发生风险。

● 胱氨酸结石的原因包括高胱氨酸尿症（属于氨基酸的胱氨酸于肾小管的再吸收发生阻碍，为常染色体显性遗传病）、肾小管性酸中毒、海绵肾、库欣综合征等，在这些患者中常可观察到尿路结石的情形。

● 怀孕后期，胎儿会压迫到输尿管而造成两侧肾或输尿管积水，肾结石下降则形成输尿管结石，常造成疼痛。

流行病学、预后

● 约5%的日本人在一生中曾罹患此症，欧美人中尿路结石的比例更高。高胱氨酸尿症、先天性草酸尿症等为遗传性的结石疾病，若有家人发生原因不明的钙结石，其兄弟姐妹中尿路结石的发生率可达50%，此被认为属于遗传因素引起。

● 报告指出，食盐、动物性蛋白质、脂肪等的摄取量和尿路结石的发生有关，因此饮食习惯也为尿路结石的一大要因。曾有报告指出，日本尿路结石患者10年内的结石复发率约为50%。

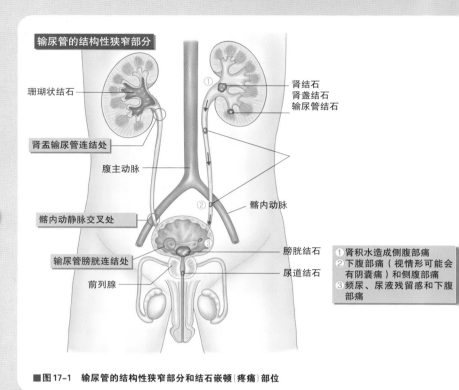

输尿管的结构性狭窄部分

珊瑚状结石
肾盂输尿管连结处
腹主动脉
髂内动静脉交叉处
输尿管膀胱连结处
前列腺

① 肾结石 肾盏结石 输尿管结石
髂内动脉
膀胱结石
尿道结石

① 肾积水造成侧腹部痛
② 下腹部痛（视情形可能有阴囊痛）和侧腹部痛
③ 频尿、尿液残留感和下腹部痛

■ 图17-1 输尿管的结构性狭窄部分和结石嵌顿（疼痛）部位

肾结石

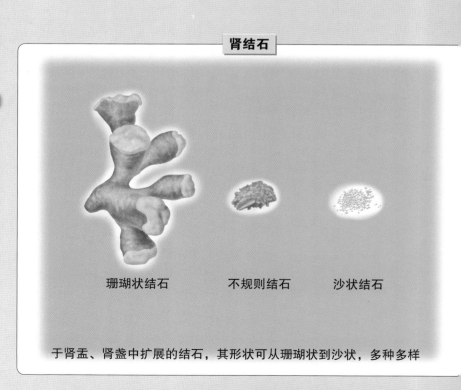

珊瑚状结石　　　不规则结石　　　沙状结石

于肾盂、肾盏中扩展的结石，其形状可从珊瑚状到沙状，多种多样

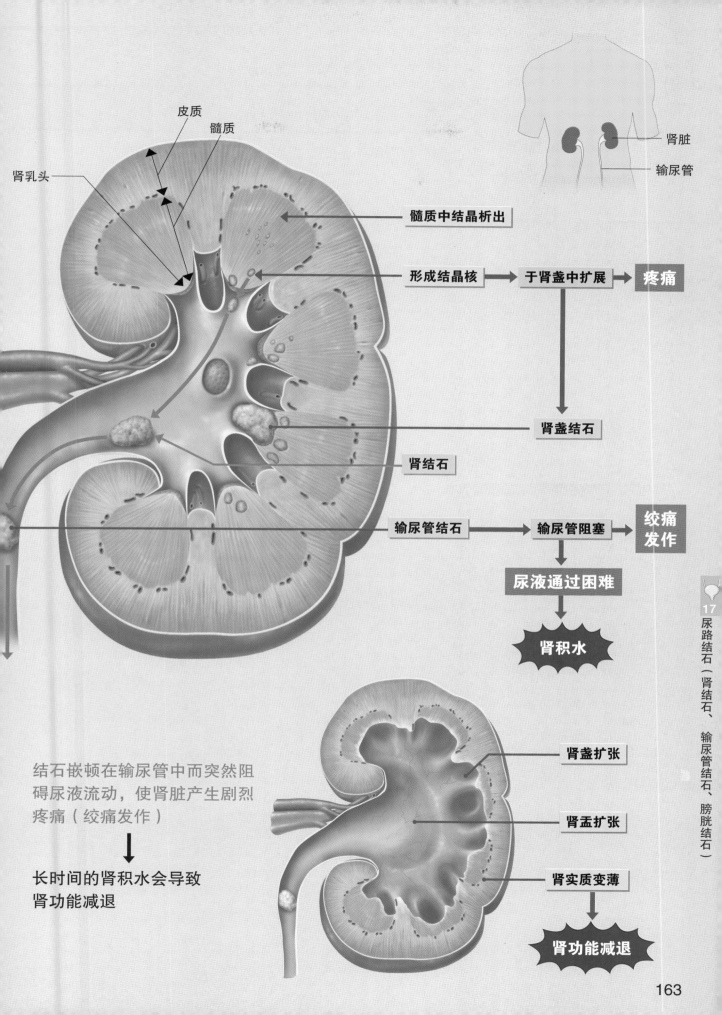

皮质

髓质

肾乳头

髓质中结晶析出

形成结晶核 ➡ 于肾盏中扩展 ➡ **疼痛**

肾盏结石

肾结石

输尿管结石 ➡ 输尿管阻塞 ➡ **绞痛 发作**

尿液通过困难

肾积水

肾脏

输尿管

结石嵌顿在输尿管中而突然阻碍尿液流动，使肾脏产生剧烈疼痛（绞痛发作）

⬇

长时间的肾积水会导致肾功能减退

肾盏扩张

肾盂扩张

肾实质变薄

肾功能减退

症状MAP

以腹部绞痛发作、恶心呕吐、血尿为典型症状。

症状

- ●疼痛：结石的典型症状为腹部绞痛发作和同侧腰背部痛。依结石部位的不同，患者可能会有腹股沟疼痛、阴囊痛（输尿管下端）、频尿、尿液残留感（输尿管膀胱接合处）等主诉（图17-1）。肾结石患者常无症状，其他尿路结石也不一定会有持续性疼痛的情形（尿路结石的疼痛多为间歇性的）。
- ●恶心呕吐：除了疼痛外，腹膜刺激症状常引发恶心呕吐。
- ●血尿：肉眼或显微镜下常可观察到血尿的情形，但有时也有观察不到血尿的尿路结石。
- ●鉴别诊断：若有腹部剧烈疼痛的情形，须与消化系统疾病、妇产科疾病、骨科疾病所引起的急腹症进行鉴别。

并发症

- ●尿路感染：在结石阻碍尿路通道的状态下可能引发肾盂肾炎，此时抗生素的效果较差。有时肾盂肾炎会进一步加重为感染性休克。
- ●尿液溢出至肾盂外：肾积水使肾盂内压上升，而使尿液溢出至肾脏外。溢出量较少时可等待其自然吸收；而溢出量较多时尿液会刺激腹膜引起疼痛或感染，促使脓肿的产生，因此须留置导尿管、建立肾瘘管或抽吸后腹膜等。

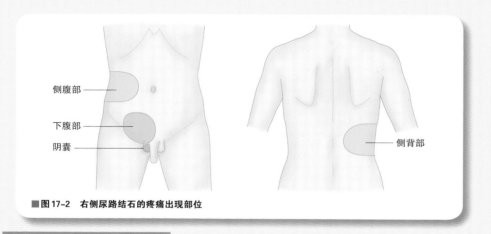

侧腹部
下腹部
阴囊
侧背部

■图17-2　右侧尿路结石的疼痛出现部位

症状　　　并发症

恶心呕吐

肾积水
肾盂肾炎

腹部绞痛
腰背部疼痛

尿路感染

腹股沟疼痛

血尿
频尿
输尿管内尿液残存
阴囊痛（输尿管下端）

感染性休克

诊断MAP

利用尿液检查、腹部X线检查、腹部超声波检查进行诊断。

诊断、检查值

- ●首先进行尿液、腹部超声波和X线检查。因急骤发病而送至急诊的案例很多，故疼痛的缓解十分重要，为此，在尿检中发现尿潜血阳性、超声波检查中观察到肾或输尿管积水时，常立即开始治疗。
- ●尿液和血液检查：疼痛时常可在尿液中观察到较多的红细胞，尿中白细胞较多时须怀疑可能合并有尿路感染，尿中析出的结晶常被预期成为结石。即使无感染情形，血液检查仍可能发现白细胞增加，白细胞显著增加及高热时须怀疑合并有肾盂肾炎。仅有单侧肾脏（因手术等造成只有单一肾脏运作）者或两侧输尿管结石时应检测血清肌酐，以确认肾脏的整体功能（排除肾衰竭的可能性）。
- ●腹部超声波检查：绞痛发作时通常会在疼痛侧发现肾或输尿管积水的情形以及输尿管上端的结石。此外，若于排尿前在膀胱处观察输尿管下端结石时，可看到结石和输尿管扩张。
- ●腹部X线检查（KUB）：结石阴影的位置和大小对于未来病情发展的预期及治疗的选择十分重要，然而，胱氨酸或尿酸结石因具X线通透性而无法看到，且输尿管下端结石和骨盆区静脉石等的鉴别也为必需。
- ●其他影像学检查：排泄性尿路造影（IVP）为将显影剂注入静脉内以拍摄X线片的检查方法，通过尿路造影可以确认结石上端的肾脏或输尿管积水。因此，即使KUB无法检查出的尿酸结石或小结石，仍可用IVP辨别出来。然而，若结石完全阻塞输尿管，疼痛时则无法进行尿路造影。若使用单纯CT则可使尿酸结石呈现高明度的显影，对于确认肾积水及输尿管积水相当有用。

首先使用解痉剂以缓解疼痛，同时观察结石的种类、位置和大小以了解病情发展，再选择合适的药物或手术治疗方法。

诊断   治疗

药物治疗
（止痛）

手术治疗
开放式手术
体外冲击波碎石术
经皮肾碎石术
经尿路输尿管碎石术

血液检查

单纯CT检查
腹部X线检查
腹部超声波检查

排泄性尿路
造影

尿液检查

■表17-1　尿路结石的主要治疗药物

分类	一般名称	主要商品名称	药效机制	主要不良反应
副交感神经抑制／阻断剂	Butylscopolam monium bromide	Buscopan	抗胆碱作用	口渴、便秘
	Flopropione	Cospanon	COMT抑制作用	肠胃功能障碍
	Timepidium bromide hydrate	Sesden	抗胆碱作用	便秘、食欲不振
消炎镇痛栓剂（非类固醇抗炎药）	Diclofenac sodium	Voltaren	前列腺素（PG）合成抑制剂	肠胃功能障碍、肾损害
非麻醉性镇痛剂	Pentazocine（潘他唑新）	Pentagin, Sosegon	类麻醉药物质	药物依赖性、恶心
尿路结石治疗药物	Quercus salicina extract（柳栎萃取物）	Urocalun, Rowantin（目前已停止生产）	—	肠胃功能障碍
中药	—	猪苓汤	—	
尿酸生成抑制剂	Allopurinol	Zyloric, Alositol	尿酸生成抑制剂	肠胃功能障碍、皮疹
酸中毒治疗药物	尿液碱化药物	Uralyt	柠檬酸制剂	高钾血症、肝损害
肝病治疗药物	Tiopronin（吉普宁）	Thiola	胱氨酸化学反应	黄疸、恶心、皮疹
抗风湿药	D-penicillamine	Metalcaptase	Chelating agent（螯合剂）	白细胞减少

急救治疗

●镇痛：尿路结石引起的绞痛发作给予解痉镇痛药（Butylscopolam monium bromide）或非麻醉性镇痛药（Pentazocine）的静脉内给药；消失镇痛栓剂（Diclofenac sodium）也有效，并常和静脉给药并用。于家庭中发生疼痛时常无法进行静脉给药，此时栓剂因具速效性（15分钟左右见效）而较为有用。

●泌尿系统相关处置：若疼痛未改善，或发生肾盂肾炎而引起败血症时，在大量尿液溢出至肾盂外时可留置导尿管或进行肾造瘘。若于怀孕时欲解除结石引起的疼痛，仍可使用Pentazocine；若疼痛情形仍持续，有时可能须留置导尿管。使用超声波而非X线进行结石位置的判断。结石引起急性肾衰竭时，须进行紧急的泌尿系统相关处置。

Px 处方范例 疼痛发生时，以翼状针或静脉留置针进行1）之静脉注射。若急速补充体液会使肾积水情形加重而增加疼痛，故一般不给予体液的补充。此外，常加上2）的处方，其给药量依体重而定，须注意肾衰竭和气喘患者不可使用

1）Buscopan注射液（20mg）：20mg＋5%葡萄糖20ml静脉注射，1次/日←副交感神经抑制／阻断剂

2）Voltaren（25mg、50mg）：1粒/次塞肛，2~3次/日←消炎镇痛栓剂

Px 处方范例 上述1）、2）无效时，可能会有血压降低的情形发生，故给药前后应测量血压。给药后可能会引起恶心或晕眩，应事先告知患者

●Pentazocine（15mg、30mg）：15~30mg＋5%葡萄糖20ml静脉注射，1次/日←镇痛药

一般治疗及病情观察

●肾结石因药物的原因而较少有严峻的治疗，可溶解并除去结石的治疗方式为针对尿酸结石和胱氨酸结石的尿液碱化疗法（约6个月）。

●输尿管结石患者若无明显的输尿管狭窄等尿液流通障碍时，可根据结石的直径选择治疗方法。若为5mm以下的结石，常能自然排出（3个月内）；若结石在10mm以上，几乎不可能自然排出，故适用于手术治疗。适合作为病情观察的结石常具备以下条件：①症状轻微且无持续；②肾积水轻微（肾功能损害程度低）；③无尿路感染；④结石直径在5mm以下；⑤结石位于输尿管下端。

Px 处方范例 针对预期可自然排出的输尿管钙结石

●Cospanon片（80mg）：1片/次，3次/日，共14日　←副交感神经抑制／阻断剂

●Urocalun片（225mg）：2片/次，3次/日，共14日　←尿路结石治疗药物

●Voltaren栓剂（25mg、50mg）：疼痛时塞肛，1粒/次，5~7次/日　←消炎镇痛栓剂

Px 处方范例 针对尿酸结石（除镇痛外）

●Zyloric片（50mg、100mg）：100~200mg/d，早、晚分服　←尿酸生成抑制剂

●Uralyt（片剂0.5g，散剂1g）：1片（袋）/次，3次/日（饭后），共28日（停用尿酸排泄促进剂Urinorm）←酸中毒治疗药物

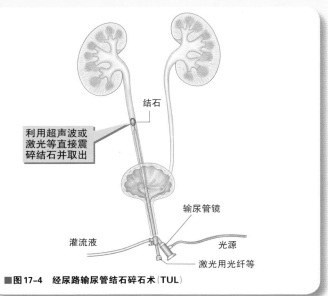

利用超声波或激光等直接震碎结石并取出

结石

输尿管镜

灌流液

光源

激光用光纤等

■图17-4　经尿路输尿管结石碎石术〔TUL〕

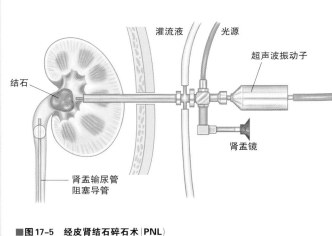

灌流液　　光源

超声波振动子

结石

肾盂镜

肾盂输尿管阻塞导管

■图17-5　经皮肾结石碎石术〔PNL〕

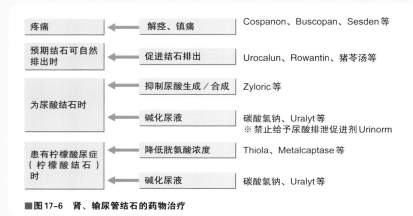

疼痛	←	解痉、镇痛	Cospanon、Buscopan、Sesden 等
预期结石可自然排出时	←	促进结石排出	Urocalun、Rowantin、猪苓汤等
为尿酸结石时	←	抑制尿酸生成／合成	Zyloric 等
	←	碱化尿液	碳酸氢钠、Uralyt 等　※禁止给予尿酸排泄促进剂 Urinorm
患有柠檬酸尿症（柠檬酸结石）时	←	降低胱氨酸浓度	Thiola、Metalcaptase 等
	←	碱化尿液	碳酸氢钠、Uralyt 等

■图17-6　肾、输尿管结石的药物治疗

手术治疗（图17-4、图17-5）

- 输尿管结石除了适合作为病情观察的对象（符合上述记载的条件）以外，皆为外科手术的适应证。
- 体外冲击波碎石术（ESWL）：通过冲击波将结石减小至2~3mm以下，以促进其排出。无输尿管狭窄等尿路阻塞情形者几乎均可接受此手术，但肾结石在3mm以下时可观察其发展。此外，下肾盏结石因位置关系即使被震碎也很难排出；直径20mm以上的结石被震碎后常卡在输尿管中，称为结石路，故应尽可能于术前留置导管。尿酸结石和柠檬酸结石较硬而难以震碎，一般不需要打麻醉，可仅用镇痛剂。
- 经皮肾结石碎石术（PNL）：在腰部设置肾瘘管，再从此处插入内镜，使用超声波或压缩气体等震碎结石并取出。几乎所有的肾结石皆可以PNL处理，故充满肾盂内的珊瑚状结石也适用。通常会施行硬膜外麻醉或全麻醉。
- 经尿路输尿管结石碎石术（TUL）：将细径硬质或软质管镜经由尿路和膀胱插入输尿管，使用硬质尿管镜时以超声波、压缩气体或激光碎石；使用软质尿管镜时，则以激光碎石。通常会施行腰椎麻醉。

预防复发

- 分析并确认被排出和震碎的结石成分，以预防复发。
- 对钙结石患者给予以下之生活指导：①摄取水分（以24小时2L的尿量为目标）；②避免脂肪、砂糖、食盐的摄取；③摄取钙质（抑制肠道对草酸的再吸收）；④规律且正确的饮食（严禁睡前进食）。

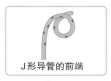

留置导尿管　　肾造瘘

结石

两侧的J形导管（导尿管）

留置导尿管：将多孔式J形导管经由尿路并超越结石位置留置于体内。适用于有肾盂肾炎、肾衰竭（单侧肾、两侧输尿管结石等）、尿液溢出至肾盂外等情形的患者

肾造瘘：适用于导管无法通过结石旁或无法摆位成可插入导管的姿势时

J形导管的前端

■图17-3　针对尿路结石的泌尿系统紧急处理

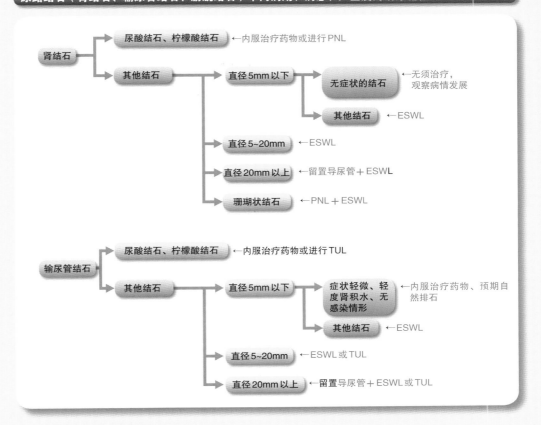

肾结石 ┬→ 尿酸结石、柠檬酸结石 ←内服治疗药物或进行 PNL
　　　 └→ 其他结石 ┬→ 直径 5mm 以下 ┬→ 无症状的结石 ←无须治疗，观察病情发展
　　　　　　　　　　　　　　　　　　 └→ 其他结石 ←ESWL
　　　　　　　　　　├→ 直径 5~20mm ←ESWL
　　　　　　　　　　├→ 直径 20mm 以上 ←留置导尿管＋ESWL
　　　　　　　　　　└→ 珊瑚状结石 ←PNL＋ESWL

输尿管结石 ┬→ 尿酸结石、柠檬酸结石 ←内服治疗药物或进行 TUL
　　　　　 └→ 其他结石 ┬→ 直径 5mm 以下 ┬→ 症状轻微、轻度肾积水、无感染情形 ←内服治疗药物、预期自然排石
　　　　　　　　　　　　　　　　　　　　 └→ 其他结石 ←ESWL
　　　　　　　　　　　├→ 直径 5~20mm ←ESWL 或 TUL
　　　　　　　　　　　└→ 直径 20mm 以上 ←留置导尿管＋ESWL 或 TUL

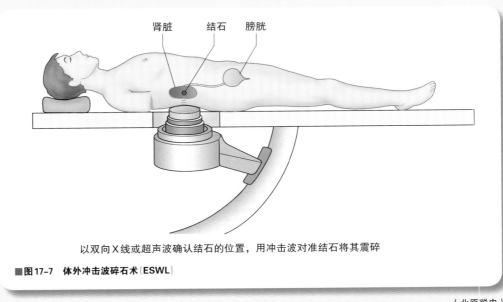

以双向 X 线或超声波确认结石的位置，用冲击波对准结石将其震碎

■图17-7　体外冲击波碎石术（ESWL）

（北原聪史）

绞痛发作时应迅速应对。即使症状暂时稳定下来仍可能复发，故患者常生活在疼痛发作的害怕和不安之中。因此，应教育患者处理绞痛发作、观察感染征兆的方法，并改善生活习惯以防止复发等。

依不同病期、病态、严重度所给予的护理

【急性期】减轻并迅速应对结石引发的绞痛发作。为了给予适当的治疗，须帮助患者理解治疗内容并使其能以手术治疗等为目标。接受手术的患者须为手术做准备，并观察和预防并发症，支持其早日康复。

【慢性期】疼痛等症状即使暂时稳定下来但结石仍未排出时，还是有可能复发，因此患者常生活在疼痛发作的害怕和不安之中，故须给予患者绞痛发作的处置、尿路阻塞伴随的肾功能减退、感染症状的观察等自我护理相关之卫生宣教。此外，为尽量减少结石生成的因素，应实施持续治疗和改善生活习惯的教育。

【恢复期】为预防结石生成，应支持患者进行饮食、运动等自我护理的活动。

护理要点

诊察和治疗上的支持
- 检查后依结石的位置和大小选择适当的治疗方法，并在取得患者的同意后支持其积极参与治疗。
- 选择保守性治疗（使结石自然排出）时，应鼓励患者多摄取水分和运动，并指导其服用或注射药物（对应结石种类的药物、抗胆碱药、NSAIDs、非麻醉性镇痛剂）。
- 无法自然排出结石时，须进行体外冲击波碎石术（ESWL）等积极的处置，同时应观察有无术后并发症（尿路阻塞、肾衰竭、出血等），并向患者说明并发症的可能性和告知自觉症状的必要性。

对疼痛的处理
- 绞痛发作时常使患者痛到翻来覆去，有时须注意和其他急性腹部疾病的鉴别诊断。根据检查结果可加以鉴别，但通常都会先开止痛药给患者缓解疼痛。在了解疼痛原因后症状常可得到减轻。
- 观察伴随的自主神经刺激症状（恶心、呕吐、冒冷汗、脸色苍白、频脉等），将患者摆位成较为舒适的姿势，并提供精神上的支持。

针对预防复发的卫生宣教
- 大多数患者的结石生成受到环境因素和生活习惯的影响，为了改善病情、调整生活习惯以预防复发，应在了解结石成分后实施饮食疗法和水分摄取的相关卫生宣教。

不安的减轻
- 因患者常不知何时绞痛会再度发作而影响到日常和社会生活，常生活在害怕和不安之中，故应以浅显易懂的方式向其说明疾病的相关信息。
- 负责照顾绞痛发作患者的家属和身边的人也常会感到不安，故应向其说明缓解痛苦的方法。

出院指导、疗养指导

- 确认患者理解绞痛发作时的止痛药使用方法和预防性服药方法。
- 确认患者了解依结石成分进行适当的饮食疗法和水分摄取的必要性，并了解运动疗法的重要性和方法，帮助患者能将上述活动融入日常生活之中。
- 向患者说明须就医处理的症状，并鼓励其在必要时主动就诊。

（高岛尚美）

每天饮水 2L 以上

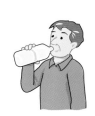

适度的运动

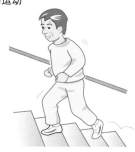

均衡的饮食习惯

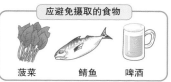

应避免摄取的食物

菠菜　鲭鱼　啤酒

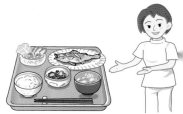

晚餐和就寝时间

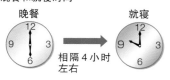

晚餐　　相隔 4 小时左右　　就寝

定期就诊

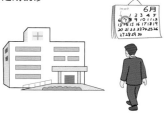

■图17-8　针对预防复发的对策指导

总观导览

病因

- 第一危险因子为吸烟。
- 职业性化学致癌因子（芳香族胺）、药物性致癌因子（phenacetin、cyclophosphamide）也可能为其病因。
- 〔加重因子〕血吸虫感染引发的慢性炎症。

流行病学

- 膀胱癌的发病率排在所有癌症中的第七位。
- 多为中年以后发病，男女发病率之比为 3~4：1。
- 〔预后〕病期在 T1 以下者 5 年存活率为 90%，病期在 T2 以上者 5 年存活率约为 50%。

病理学

- 为膀胱黏膜的尿路上皮产生的肿瘤，90% 以上的膀胱癌为尿路上皮癌。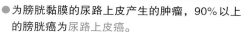
- 尿路上皮为覆盖尿路（肾盂、输尿管、膀胱、尿道）的黏膜，在病理组织学上，膀胱癌和肾盂癌、输尿管癌、尿路癌一样，均属于尿路上皮癌。
- 尿路上皮癌常于泌尿系统各处多发或复发，故全尿路检查十分重要。
- 癌细胞滞留于黏膜内的上皮内癌在经过数年后常转为浸润癌。

病理 MAP p.170

症状

- 血尿为主要症状。
- 还可出现膀胱刺激症状，如频尿、排尿时疼痛。
- 〔并发症〕
- 血尿引起的贫血。
- 肾积水引起的肾衰竭。
- 肿瘤伴随综合征，如白细胞增多症、高钙血症。

症状 MAP p.172

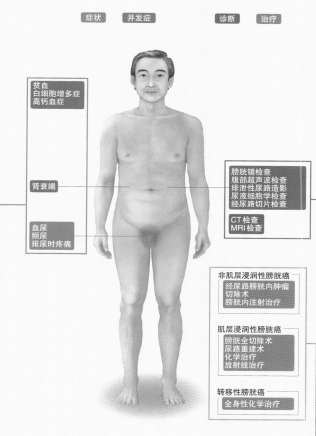

症状　并发症　　　诊断　治疗

贫血
白细胞增多症
高钙血症

肾衰竭

血尿
频尿
排尿时疼痛

膀胱镜检查
腹部超声波检查
排泄性尿路造影
尿液细胞学检查
经尿路切片检查

CT检查
MRI检查

非肌层浸润性膀胱癌
经尿路膀胱内肿瘤切除术
膀胱内注射治疗

肌层浸润性膀胱癌
膀胱全切除术
尿路重建术
化学治疗
放射线治疗

转移性膀胱癌
全身性化学治疗

18 膀胱癌

诊断

- 膀胱镜检查：为膀胱癌诊断的必需项目，可了解肿瘤发生的部位、数量、大小、性质和形态。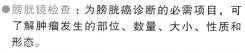
- 腹部超声波：对 5mm 以上的膀胱癌的诊断和筛检有用。
- 排泄性尿路造影：怀疑合并肾盂癌、输尿管癌时为必需检查项目。
- CT 检查：对病期的诊断（尤其是有无淋巴结或其他器官转移）有用。
- MRI 检查：对浸润深度的诊断有用。
- 尿液细胞学检查：对浸润癌和上皮内癌的检出能力佳。
- 经尿路切片检查：为确诊所必需的检查。病期在 T1 以下时也可作为治疗手段（经尿路膀胱内肿瘤切除术，TURBT）之一。

诊断 MAP p.172

治疗

- 治疗方式依病期、组织分化程度的不同而异。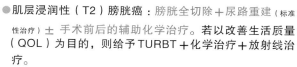
- 非肌层浸润性（Ta、T1、Tis）膀胱癌：以 TURBT 进行肿瘤完全切除，不断复发时给予抗复发治疗（BCG、抗癌剂的膀胱内注射），若发生治疗抵抗则进行膀胱全切除术。
- 肌层浸润性（T2）膀胱癌：膀胱全切除＋尿路重建（标准性治疗）± 手术前后的辅助化学治疗。若以改善生活质量（QOL）为目的，则给予 TURBT＋化学治疗＋放射线治疗。
- 转移性膀胱癌：全身性化学治疗（GC 疗法或 M-VAC 疗法）。

治疗 MAP p.173

病理MAP

膀胱癌为属于膀胱黏膜的尿路上皮产生的肿瘤，病理组织学上90%以上为尿路上皮癌。

- 肾脏生成的尿液会经由尿路（肾盂、输尿管、膀胱、尿道）排出体外，覆盖此尿路的黏膜即为尿路上皮。膀胱癌在病理组织学上和肾盂癌、输尿管癌、尿路癌一样，均为尿路上皮癌。
- 尿路上皮癌常多发于泌尿系统的各处，也容易复发，因此全尿路检查和治疗后复发的预防相当重要。
- 膀胱癌的病期分类如表18-1所示。
- 尿路上皮癌中的上皮内癌在经过数年后很可能会进展成为浸润癌。

病因、加重因子

- 致癌的首要危险因子为吸烟。
- 暴露于职业性化学致癌因子的芳香族胺中被认为是膀胱癌的病因之一。
- 药物性致癌因子包括大量使用消炎止痛药 phenacetin（2001年在厚生劳动省的指示下停止供应）和 cyclophosphamide。
- 关于炎症和感染性疾病等相关因子，非洲等地的血吸虫感染所引起的慢性炎症会使膀胱扁平上皮癌较易发生。

流行病学、预后

- 膀胱癌在日本的发病率排在所有癌症中的第七位。
- 在尿路（肾盂、输尿管、膀胱、尿道）中，膀胱是最常发生尿路上皮癌的器官。
- 常在中年以后发病，且男性患者的数量比女性多出3~4倍。
- 生命预后根据癌肿的组织学分化程度及侵入程度而大有差异。非肌层浸润性（Ta、T1，分化型）膀胱癌（占膀胱癌的70%~80%）的5年存活率达90%以上，生命预后良好；若转为T2以上的肌层浸润性膀胱癌（占膀胱癌的20%~30%，几乎全为低分化型），则5年存活率将降至50%左右。
- T1以下的膀胱癌经内镜切除后，约50%的患者会于膀胱内复发。

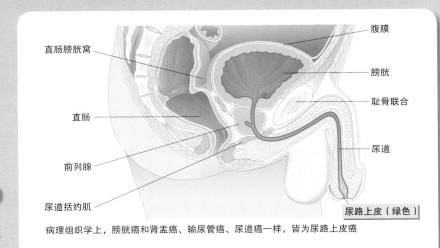

病理组织学上，膀胱癌和肾盂癌、输尿管癌、尿道癌一样，皆为尿路上皮癌

■ 图18-1 尿路上皮与膀胱癌

病因

吸烟	暴露于芳香族胺
大量使用phenacetin	cyclophosphamide
等	

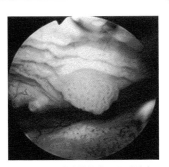

■ 图18-2 膀胱镜检查可见后壁出现5mm大的乳头状非肌层浸润性膀胱癌〔分化型Ta〕

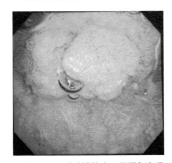

■ 图18-3 膀胱镜检查可见顶部出现3mm大的肌层浸润性膀胱癌〔T3〕

■ 表18-1 膀胱癌的病期分类

T：原发性肿瘤	
Tis	上皮内癌
Ta	无浸润
T1	浸润至黏膜下层
T2	浸润至肌层
T3	贯穿膀胱壁，浸润于膀胱周围的脂肪组织
T4	浸润至邻近器官
N：附属淋巴结	
N1	2cm以下的1个附属淋巴结转移
N2	2~5cm的1个或多个附属淋巴结转移
N3	5cm以上的附属淋巴结转移
M：远位转移	
M1	有远位转移

（日本泌尿系统学会，日本病理学会.膀胱癌处理规约[M].第3版.金原出版，2001.）

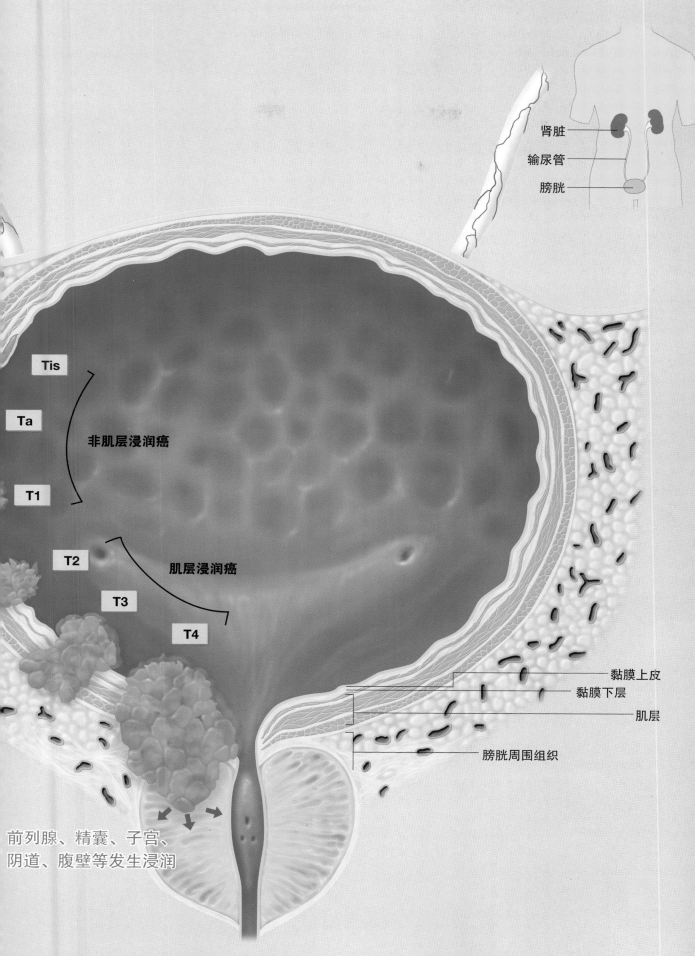

肾脏

输尿管

膀胱

Tis

Ta

非肌层浸润癌

T1

T2

肌层浸润癌

T3

T4

黏膜上皮

黏膜下层

肌层

膀胱周围组织

前列腺、精囊、子宫、
阴道、腹壁等发生浸润

症状

- 85%~90%的患者就诊时的主诉为血尿。
- 约20%的患者有频尿、排尿时疼痛等膀胱刺激症状。

并发症

- 血尿引起的贫血。
- 肾积水引起的肾衰竭。
- 病情加重的患者会有白细胞增多症、高钙血症等肿瘤伴随综合征的症状。

症状　　　并发症

膀胱癌

诊断 MAP

利用膀胱镜检查可发现肿瘤发生的部位、大小、性质和形态。

诊断、检查值

- 膀胱镜检查（图18-2、图18-3）：为诊断膀胱癌的必需检查，可得知肿瘤发生的部位、数量、大小、性质和形态（是否为乳头状）等，对治疗方法的选择相当有用。
- 腹部超声波检查：若为5mm以上的膀胱癌，虽可以腹部超声波进行诊断，但无法像膀胱镜检查那样可得到详细的情况；因其施行容易，对于筛检有无合并肾盂癌或输尿管癌，或有无肾积水等情形较为有用。
- 排泄性尿路造影：若怀疑合并有肾盂癌或输尿管癌时须进行此检查。此检查曾为膀胱癌诊断的例行性检查，现已有改用腹部超声波检查的趋势。
- CT检查（图18-4）：对于病期诊断，特别是对有无淋巴结或其他器官转移的判断较为有用。在侵入程度的诊断中，CT对于膀胱周围脂肪组织浸润和壁外邻近器官浸润的判定较为有用。
- MRI检查（图18-5、图18-6）：有助于侵入程度的诊断，对于病期在T1以下和T2以上的膀胱癌可进行一定程度的鉴别。
- 尿液细胞学检查：将尿液中源自肿瘤的脱落细胞进行柏氏染色（Papanicolaou stain）以利诊断，第1、2级为阴性，第3级为疑似阳性，第4、5级为阳性。可反映尿路上皮癌的组织学成因，尤其是对浸润癌和尿路上皮癌的检出能力相当不错。
- 经尿路切片检查：为确诊所必需的检查。若为病期T1以下的膀胱癌，也可作为经尿路膀胱内肿瘤切除术（TURBT）的治疗手段。

贫血
白细胞增多症
高钙血症

肾衰竭

血尿
频尿
排尿时疼痛

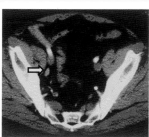
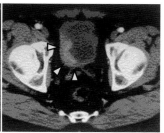

■ 图18-4　肌层浸润性膀胱癌〔T3 N1 M0〕的CT影像
（箭头所指为淋巴结转移，三角形尖端则表示原发性肿瘤）

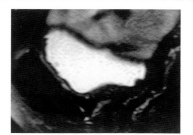

■ 图18-5　肌层浸润性膀胱癌〔T2 N0 M0〕的MRI影像
（可看到浸润情形止于肌层内）

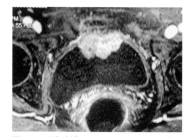

■ 图18-6　膀胱镜显示肌层浸润性膀胱癌〔T3 N0 M0〕的MRI影像

治疗MAP

治疗方法依病期及组织分化程度的不同而异。

诊断　　　治疗

■表18-2　膀胱癌的主要治疗药物

分类	一般名称	主要商品名称	药效机制	主要不良反应
代谢拮抗剂	Methotrexate	Methotrexate	拮抗细胞内酶的作用	骨髓抑制
	Gemcitabine hydrochloride	Gemzar		
生物碱类抗癌剂	Vinblastine sulfate	Exal	使细胞停止于有丝分裂中期	骨髓抑制、神经病变
抗生素类抗癌剂	Doxorubicin hydrochloride	Adriacin	抑制DNA、RNA合成	心肌病变、心力衰竭
白金制剂	Cisplatin	Randa, Briplatin	抑制DNA合成和癌细胞分裂	急性肾衰竭

非肌层浸润性（Ta、T1、Tis）膀胱癌的治疗

● 利用经尿路膀胱内肿瘤切除术（TURBT）完全切除肿瘤。由于各期肿瘤组织学上的分化程度不同，加重风险也有差异，故TURBT的术后处理也不尽相同。

● 对于多发或多次复发的非肌层浸润性膀胱癌，可给予BCG（膀胱内用）或抗癌剂（Mitomycin-C、Adriamycin等）的膀胱内注射治疗，以防止复发。

● 为确认低分化型Ta~T1膀胱癌中无肌层浸润的情形，应再次执行TURBT以评估侵入程度。

● 针对上皮内肿瘤可施行BCG或抗癌剂的膀胱内注射治疗，若显示治疗抵抗性则施行膀胱全切除术。

膀胱镜检查
腹部超声波检查
排泄性尿路造影
尿液细胞学检查
经尿路切片检查

CT检查
MRI检查

非肌层浸润性膀胱癌
- 经尿路膀胱内肿瘤切除术
- 膀胱内注射治疗

肌层浸润性膀胱癌
- 膀胱全切除术
- 尿路重建术
- 化学治疗
- 放射线治疗

转移性膀胱癌
- 全身性化学治疗

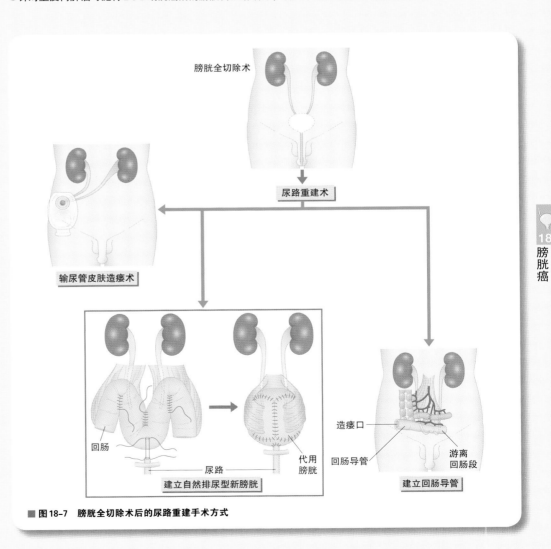

■图18-7　膀胱全切除术后的尿路重建手术方式

18
膀胱癌

■表18-3　BCG膀胱内注射治疗的不良反应

- 膀胱刺激症状（频尿、排尿时疼痛、血尿、尿液残留感）
- 膀胱萎缩
- 下腹部疼痛
- 发热
- 倦怠感
- 败血症
- 肝损害
- 过敏
- 休克

■表18-4　M-VAC疗法的不良反应及其出现时期

- 骨髓抑制：第10~14天
- 消化系统症状（口内炎、恶心、呕吐、腹泻等）：第1~7天
- 肾功能减退：第2~5天
- 脱毛：第3周之后

肌层浸润性（T2以上）膀胱癌的治疗

- 标准性治疗为膀胱全切除术。男性为整块切除膀胱、前列腺、精囊、尿路，女性则是整块切除膀胱、尿路、子宫、阴道前壁。
- 膀胱全切除术后须进行尿路重建（尿路变向）。尿路重建的手术方式包括以前就被使用、稳定而长期见效的回肠导管，还有自然排尿型或尿禁治型的新膀胱的建立和输尿管皮肤造瘘（图18-7）。
- 手术前后的辅助化学治疗是以改善治疗效果为目的而进行的。
- 为改善QOL，可联合实施TURBT、化学治疗、放射线治疗的膀胱保留疗法。

转移性膀胱癌的治疗

- 全身性化学治疗包括GC疗法（Gemcitabine hydrochloride + Cisplatin）和M-VAC疗法（Methotrexate + Vinblastine sulfate + Adriacin + Cisplatin）。两者有同等的效果，但后者的不良反应较轻。

Px 处方范例 GC疗法：并用以下2种药物
- Gemzar注射液：1000mg／m^2静脉注射（第1、8、15天）　←代谢拮抗剂
- Cisplatin注射液：70mg／m^2静脉注射（第2天）　←白金制剂
　※每4周重复给予上述处方。

Px 处方范例 M-VAC疗法：并用以下4种药物
- Methotrexate注射液：30mg／m^2静脉注射（第1、15、22天）　←代谢拮抗剂
- Vinblastine sulfate注射液：3mg／m^2静脉注射（第2、15、22天）　←生物碱抗癌剂
- Adriacin注射液：30mg／m^2静脉注射（第2天）　←抗生素类抗癌剂
- Cisplatin注射液：70mg／m^2静脉注射（第2天）　←白金制剂
　※每4周重复给予上述处方。

膀胱癌不同病期、病态、严重度的治疗流程

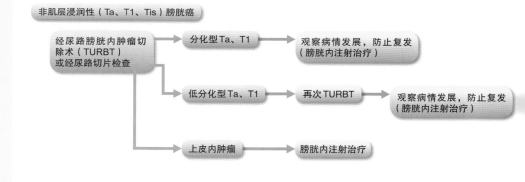

非肌层浸润性（Ta、T1、Tis）膀胱癌

经尿路膀胱内肿瘤切除术（TURBT）或经尿路切片检查
- → 分化型Ta、T1 → 观察病情发展，防止复发（膀胱内注射治疗）
- → 低分化型Ta、T1 → 再次TURBT → 观察病情发展，防止复发（膀胱内注射治疗）
- → 上皮内肿瘤 → 膀胱内注射治疗

肌层浸润性（T2以上）膀胱癌

膀胱全切除+尿路重建术（标准性治疗）±手术前后的辅助化学治疗　或　以TURBT+化学治疗+放射线治疗为主的膀胱保留疗法（改善QOL）

转移性膀胱癌

全身性化学治疗（GC疗法或M-VAC疗法）

（古贺文隆、木原和德）

T2 以上的膀胱癌的标准治疗为膀胱全切除，且须接受尿路重建手术，应在取得患者及其家属的同意后帮助其配合治疗。治疗后除了给予造瘘护理的指导外，帮助患者接受自身身体形象和性能力的变化也十分重要。

依不同病期、病态、严重度所给予的护理

诊断期】患者受到被诊断为膀胱癌的冲击，并须于短时间内选择治疗方式。从被迫选择经尿路膀胱内肿瘤切除术或 BCG 疗法，逐渐转变为浸润性膀胱癌而须接受膀胱全切除＋尿路重建手术。这两种情况依治疗和手术方式的不同而各有优缺点，应在为患者提供适当信息并取得患者、家属同意的条件下，帮助其配合治疗。

治疗期】若护理师给予适当的护理和鼓励，患者对于造瘘护理的观感会有所改变。充分评估患者对自我护理的心理和生理上的准备是否完善后提供指导非常重要。此外，在进行化学治疗和放射线治疗时，应在熟知各种治疗方法和其不良反应后给予护理。

末期】除了血尿、排尿时疼痛等症状外，依转移部位的不同会出现相应的症状，应积极给予缓解疼痛的措施，以使患者能够安稳度过生命的最后一程。对于家属悲伤情绪的缓解和减轻其照顾患者的负担方面的援助也十分重要。

护理要点

诊察和治疗上的支持
- 对于从发现肿瘤到检索转移部位等接连进行的检查，应根据患者的理解度进行具体的说明。
- 应评估者是否充分理解医师的说明、是否对于想知道的事项有一定的了解等。
- 应在充分考量患者隐私的前提下，给予检查和处置相关的帮助。

尿路重建手术方式选择上的支持
- 使患者了解因癌症浸润部位不同，可选择的手术方式也会有差异。
- 重视患者的生活方式和价值观，对各种手术方式的优缺点提供信息。
- 倾听患者的困惑和想法，帮助患者及其家属整理心情，尽量给予充足的时间让其选择可接受的治疗方式。

对于身体形象和性能力的变化给予支持
- 在造瘘装备使用上的考量应包括是否适合患者穿着，还应让患者了解身体形象和性能力上可能发生的变化。
- 实际尝试造瘘袋的更换和穿戴装备外出，使患者的信心和接受度逐渐增加。
- 耐心等待患者和身边的人逐渐接受治疗带来的改变。

对末期患者及其家属的支持
- 除了各种身体症状外，患者还可能出现对死亡感到不安、为家族中的护理者带来负担等各式各样的问题。充分缓解痛苦、对患者及其家属全人性的护理皆十分重要。
- 造瘘护理须交由患者家属处理，故应将设备调整为家属易于使用的状态。

出院指导、疗养指导

- 指导患者和家属进行造瘘护理，并重复教导患者或其家属能够自行更换造瘘袋。
- 教导患者更换造瘘袋的大致状态和时间间隔。
- 对于造瘘产生问题时的应对方式进行具体的说明。
- 为预防氨气产生的阿摩尼亚臭味，应鼓励患者多摄取可使尿液呈酸性的食物（蔓越莓汁等）。
- 为预防尿路感染和便秘，应促使患者每天摄取 2L 左右的水分。
- 为预防尿路感染，应指导患者就寝时将引流袋下降到造瘘袋下方。
- 指导患者定期以肥皂和水洗净再使用型造瘘袋和绑腿尿袋。
- 介绍患者参加患者自治团体等需使用造瘘生活者的集会。
- 介绍患者阅读身心障碍者手册等可利用的社会资源。
- 确认患者复诊时间以便于定期追踪，并确认紧急时的联络方式。

（那须佳津美）

造瘘袋的种类

视情况分别使用

一体形　　　　　二分型

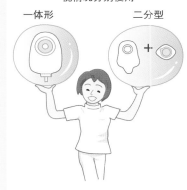

检查尿液状态

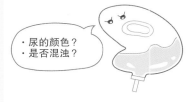

· 尿的颜色？
· 是否混浊？

造瘘袋更换的时机

若袋中的尿液累积了 1/3，则可将尿液排出

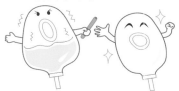

可每隔数天或每周更换一次造瘘袋，但须依面板的使用情形等进行个别指导。尿液累积至 1/3 袋时，应打开造瘘袋下方的勾盖，将尿液排出（每日数次）

■图 18-8　造瘘护理的要点

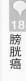

18
膀胱癌

备忘录

川上理／那须佳津美

总观导览

川上理／那须佳津美

病因
- 和许多因素相关，但较确定的相关因子为年龄和环境因素。
- 〔加重因子〕生活习惯不良。

流行病学
- 约占65岁以上男性的三成左右。
- 罹患率随着年龄的增长而增加。
- 〔预后〕虽不会危及生命，但会使QOL下降。

病因与病理
- 因前列腺肿大而出现下尿路阻塞的症状。
- 男性的尿液会通过贯通前列腺内部的前列腺尿路而排出体外，因此若此部分的尿路受到压迫，就会产生排尿障碍。
- 下尿路阻塞有结构性阻塞（前列腺腺体肥大导致的尿路压迫和变形）和功能性阻塞（前列腺平滑肌收缩力过大引起的尿路狭窄）两种。

病理 MAP p.178

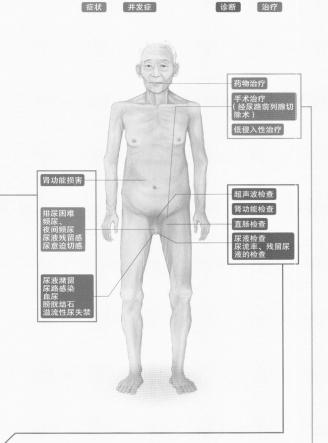

症状　并发症　　　诊断　治疗

主症状
- 排尿困难、频尿（尤其是夜间频尿）、尿液残留感、尿意迫切感等下尿路症状。
- 〔并发症〕
- 下尿路阻塞引起的肾功能损害。
- 尿液潴留。
- 尿路感染。
- 血尿。
- 膀胱结石。

症状 MAP p.180

药物治疗
手术治疗（经尿路前列腺切除术）
低侵入性治疗

肾功能损害

超声波检查
肾功能检查
直肠检查
尿液检查
尿流率、残留尿液的检查

排尿困难
频尿、
夜间频尿
尿液残留感
尿意迫切感

尿液潴留
尿路感染
血尿
膀胱结石
溢流性尿失禁

诊断与分析
- 诊断的关键为前列腺癌的排除和下尿路阻塞程度的把握。
- 患者的背景信息：如并发症、病史、药物使用史等。
- 基本评估：直肠检查、尿液检查、以评估肾功能为目的的肌酐检测、前列腺特异性抗原（PSA）检测等。
- 排尿功能评估：测定尿流率和残尿量。
- 前列腺形态的评估：实施超声波检查以测定前列腺的容积，并观察膀胱及前列腺的形态。

诊断 MAP p.180

治疗
- 治疗目标为改善下尿路症状和QOL，预防并发症的发生。
- 观察而不予治疗：对于轻度患者或无QOL降低者不予治疗，观察其病情发展即可。
- 药物治疗：以α受体阻断剂为第一选择。抗雄激素（antiandrogen）治疗会引起前列腺癌发现困难的风险。
- 手术治疗：适用于药物治疗无效或尿液潴留、尿路感染、血尿、膀胱结石、肾后性肾衰竭等患者。经尿路前列腺切除手术（TUR-P）为标准手术方式。
- 低侵入性治疗：包括激光、支架留置、高温治疗等。

治疗 MAP p.182

病理MAP

前列腺肥大症是指前列腺肿大而引发的下尿路阻塞症状。

- 男性的排尿机制中，贮存于膀胱中的尿液会经过贯通前列腺内部的尿道（前列腺段）而排出体外。
- 前列腺是包围在尿道周围的外分泌腺，前列腺肥大症患者其前列腺部位（移行区）会发生肿大。
- 前列腺为男性的生殖器官，其形成、分化和功能受到男性性激素的支配和强烈影响。
- 前列腺肿大引起下尿路阻塞的机制有以下两种：
  - ·结构性阻塞：前列腺腺体肥大，使尿道受到压迫而变形。
  - ·功能性阻塞：由前列腺平滑肌收缩力过大所致，和交感神经肾上腺素受体相关。

病因、加重因子

- 前列腺肥大症的发病因子各式各样，但仅与年龄和环境因素有显著的相关性。

流行病学、预后

- 在65岁以上的男性中，约有三成患有前列腺肥大症，故其是发病率相当高的疾病。
- 前列腺肥大症的发病率会随着年龄的增长而增加，有报告指出，30岁以前前列腺肥大症的发病率为0，但60岁后会增加至60%。
- 1990年以后，民众对于前列腺肥大症的认识有所提高，患者数量也随之增加。
- 前列腺肥大症本身并不会危及性命，但其引起的下尿路阻塞症状会使患者的QOL降低。

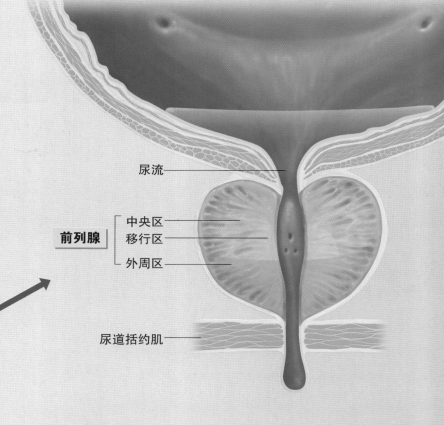

尿流

前列腺
- 中央区
- 移行区
- 外周区

尿道括约肌

病因、加重因子

| 年龄 | 环境因素 |

切　面

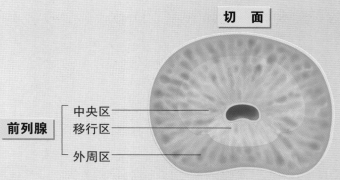

前列腺
- 中央区
- 移行区
- 外周区

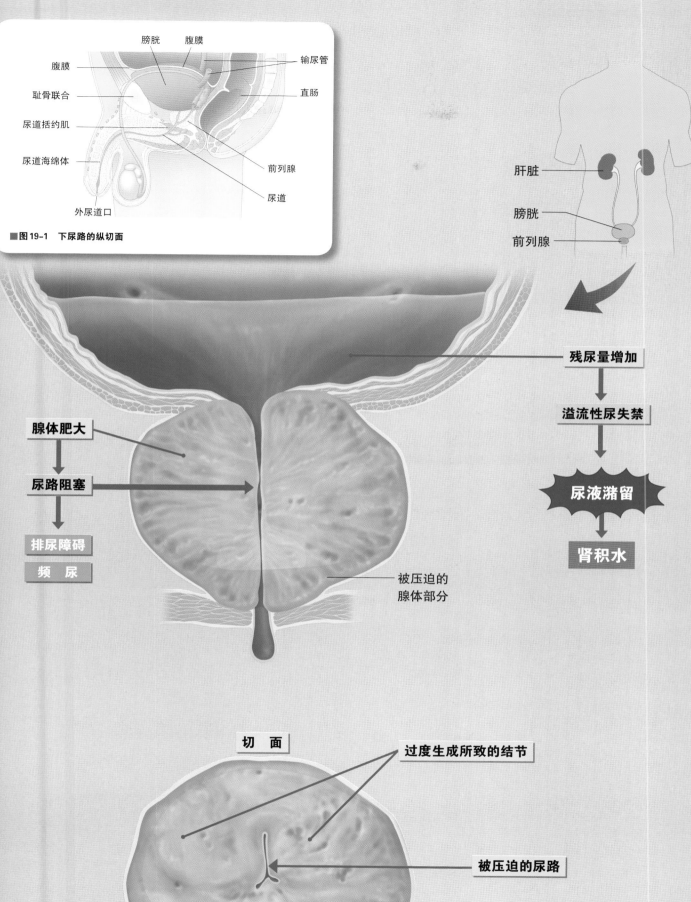

膀胱　腹膜

腹膜

耻骨联合

尿道括约肌

尿道海绵体

外尿道口

输尿管

直肠

前列腺

尿道

肝脏

膀胱

前列腺

残尿量增加

溢流性尿失禁

尿液潴留

肾积水

腺体肥大

尿路阻塞

排尿障碍

频　尿

被压迫的
腺体部分

切　面

过度生成所致的结节

被压迫的尿路

19
前列腺肥大症

179

前列腺肥大症
症状 MAP

出现夜间频尿、尿液残留感、排尿困难等下尿路阻塞症状。

症状

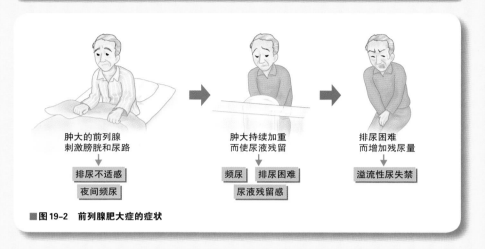

肿大的前列腺
刺激膀胱和尿路
　↓
排尿不适感
夜间频尿

肿大持续加重
而使尿液残留
　↓
频尿　排尿困难
尿液残留感

排尿困难
而增加残尿量
　↓
溢流性尿失禁

■图19-2　前列腺肥大症的症状

● 主要症状包括排尿困难、频尿、夜间频尿、尿液残留感和尿意迫切感等（图19-2），须特别注意前列腺的大小和下尿路阻塞症状并不一定相关。

并发症

● 前列腺肥大症导致的下尿路阻塞有引起肾功能损害的危险，约11%的前列腺肥大症患者有肾功能损害的情形。
● 此外，还可能合并尿液潴留、尿路感染、血尿、膀胱结石等，有并发症的前列腺肥大症是手术治疗的适应证。

前列腺肥大症
诊断 MAP

诊断的关键为前列腺癌的排除和下尿路阻塞程度的把握。

诊断、检查值

● 引发下尿路阻塞症状的所有疾病均为诊断之鉴别对象，包括前列腺癌、膀胱颈硬化症、尿路狭窄、神经性膀胱、尿路感染、下尿路结石、下尿路肿瘤等。
● 患者的背景信息：如并发症、病史、药物使用史等。
● 基本检查：直肠检查、尿液检查、以评估肾功能为目的的肌酐检测、前列腺特异性抗原（PSA）检测等。
● 自觉症状的评估
· 国际前列腺症状评分表（I-PSS，表19-1）：7分及以下为轻度，8~19分为中度，20分及以上为重度。
· QOL评分（表19-2）：0~1分为轻度，2~4分为中度，5~6分为重度。
· 排尿日志
● 排尿功能和前列腺形态的评估
· 尿流率和残尿量的测量（表19-3、表19-4）：最大尿流率15ml／s以上且残尿量<50ml时为轻度，最大尿流率<5ml／s或残尿量>100ml时为重度。
· 超声波检查：可用来测量前列腺的容积及观察膀胱和前列腺的形态。

肾功能损害

排尿困难
频尿、
夜间频尿
尿液残留感
尿意迫切感

尿液潴留
尿路感染
血尿
膀胱结石
溢流性尿失禁

诊断　治疗

药物治疗

手术治疗
（经尿路前列腺切除术）

低侵入性治疗

超声波检查

肾功能检查

直肠检查

尿液检查
尿流率、残留尿液的检查

■表19–1　国际前列腺症状评分表〔International prostate symptom score, I–PSS〕

	完全没有	5次中有1次以下	2次中有1次以下	2次中有1次	2次中有1次以上	几乎每次
1.过去一个月以来，有几次在上厕所后觉得膀胱中的尿液无法排空	0	1	2	3	4	5
2.过去一个月以来，有几次在排尿后2小时内还要再去上厕所	0	1	2	3	4	5
3.过去一个月以来，有几次发现排尿是断断续续的	0	1	2	3	4	5
4.过去一个月以来，有几次是无法憋尿而觉得非上厕所不可	0	1	2	3	4	5
5.过去一个月以来，有几次发现有尿流速变弱的情形	0	1	2	3	4	5
6.过去一个月以来，有几次发现需用力才能排尿	0	1	2	3	4	5
7.过去一个月以来，半夜起来上厕所的次数有几次	0	1	2	3	4	5

第1~7项的总分

I–PSS由排尿障碍相关的7个项目所组成，各项的评估分数为0~5分，合计各项目的分数（总分35分）后，将其分类为轻度（0~7分）、中度（8~19分）和重度（20~35分）。

■表19–2　QOL评分

	非常满意	满意	大致上满意	普通	有点不满意	不满意	非常不满意
若今后将终身维持目前的排尿状态，你觉得如何	0	1	2	3	4	5	6

QOL评分为患者对于目前排尿情形满意程度的指标，从0分（非常满意）到6分（非常不满意）共有7个评分程度，可分类为轻度（0~1分）、中度（2~4分）和重度（5~6分）。

■表19–3　《前列腺肥大症诊疗指南》中的疾病严重度判断基准

疾病严重度	症状	QOL	排尿功能	前列腺形态
	国际前列腺症状评分表	QOL评分	最大尿流率和残尿量	前列腺容积
轻度	0~7分	0~1分	>15ml／s且<50ml	< 20ml
中度	8~19分	2~4分	>5ml／s且<100ml	< 50ml
重度	20~35分	5~6分	<5ml／s或>100ml	> 50ml

■表19–4　《前列腺肥大症诊疗指南》中的整体疾病严重度判断基准

疾病严重度	表19–3中4个项目的严重度
轻度	4项皆为轻度 3项为轻度，1项为中度
中度	2项以上为中度 仅有1项为重度
重度	2项以上为重度

19
前列腺肥大症

以改善患者的QOL和下尿路阻塞症状为目的，依严重度、年龄、有无并发症等来★
定治疗方针。

■表19-5　前列腺肥大症的主要治疗药物

分类	一般名称	主要商品名称	药效机制	主要不良反应
α 受体阻断剂	Tamsulosin hydrochloride	Harnal	通过阻断 α₁受体松弛下尿路平滑肌	肝损害、体位性低血压、虹松弛综合征
	Naftopidil	Flivas, Avishot		
	Silodosin	Urief	选择性阻断 α₁A受体	肝损害、口渴、射精障碍、膜松弛综合征
抗雄激素制剂	Allylestrenol	Perselin	和雄激素竞争性地拮抗以抑制前列腺肥大	肝损害
	Chlormadinone acetate	Prostal	黄体激素作用	
植物制剂	Cernitin 花粉萃取物	Eviprostat, Cernilton	抗炎作用、尿路消毒作用	少数会有过敏情形

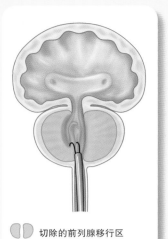

切除的前列腺移行区

■图19-3　经尿道前列腺切除术〔TUR-P〕

治疗方法

治疗目标为改善下尿路阻塞症状、改善QOL和防止并发症的发生。药物治疗以 α 受体阻断剂为主；手术治疗★
标准术式为经尿路前列腺切除术（TUR-P），然而近年来属于低侵入性的内镜钬钇激光（holmium laser）治疗★
备受瞩目。

● 观察而不予治疗：适用于症状轻微或无QOL降低的患者。

● 药物治疗：在日本，前列腺肥大症药物治疗的第一选择为 α 受体阻断剂。给予抗雄激素制剂时因PSA值会★
　低，须考虑有妨碍前列腺癌被发现的风险。

● 手术治疗：药物治疗无效，或引发尿液潴留、尿路感染、血尿、膀胱憩室、膀胱结石、肾后性肾衰竭等情★
　时，建议进行外科手术治疗。经尿路前列腺切除术（TUR-P）为标准的手术方式。

● 低侵入性治疗：包括激光、支架留置、高温治疗等，但尚未确认是否具有长期效果。

前列腺肥大症不同病期、病态、严重度的治疗流程

根据表19-3及表19-4所示的疾病严重度判定，考量年龄、并发症、患者的期望等建立全面性的治疗方针

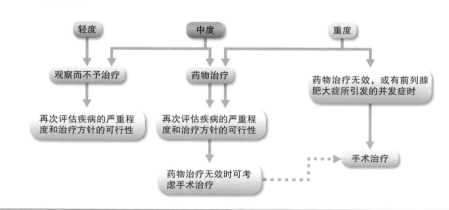

（川上★

患者护理

对于不适症状的应对策略、日常生活中的注意事项给予指导，并充分考量患者的尊严和性能力上的问题。另外，关于手术等治疗方式的选择也应给予支持。

依不同病期、病态、严重度所给予的护理

【初期】虽有排尿困难、夜间频尿等不适症状，但患者常因年纪大而搁置或不告知医疗人员。无论是受何种症状的困扰、有什么样的解决办法、在日常生活上应注意哪些问题等，均应和患者一同讨论和沟通。

【加重期】尿液残留或尿意迫切感、尿液滞留等不适症状会更加加重。在理解患者生理和心理上的痛苦时，应教育患者若搁置疾病不管，会使肾功能愈发加重，并受到尿路感染等的威胁，还应教导其如何进行适当的处置和日常生活中的注意事项。此外，和患者及其家属（照顾者）协商并给出可行的应对方法也相当重要。

【手术前后】对高龄者来说，住院和手术都会在身心上造成很大的压力，因此应把握患者对手术的期待和不安，帮助其适应住院生活。术后应充分观察其全身状态，并尽量缓解其不适症状。

护理要点

察和治疗上的支持
应在充分考虑患者尊严的前提下给予检查和处置上的帮助。
因有些检查可能会引起身体和精神上的痛苦，故在实施前应先予以充分说明。

常生活上的指导
高龄患者的灵活度较差，常对于生活方式上的变化感到困惑，因此建议从患者可做到的事情开始。
应和患者充分讨论 QOL 中什么是重要的。
视需要寻求家属的帮助。

疗选择上的支持
目前已开发出各式各样的治疗方法，因此患者和家属常有选择哪一种治疗方法比较好的烦恼，应协助他们选择能够接受的治疗方式。

功能变化上的支持
不应因患者年纪大而忽略性方面的问题，护理师应具备专业的态度。
性功能障碍可能引起男性尊严和价值观相关的问题，因性欲和性功能并不一定会恢复，故应充分倾听患者此方面的烦恼。

出院指导、疗养指导

为预防术后再出血（常在术后2~3周发生），应向患者说明在下次就诊前须避免饮酒、激烈运动和性行为。
为避免刺激手术部位，应教导患者在术后2个月内禁止骑自行车或电动车，也不要坐在太硬的椅子上进行案头工作。
向患者说明茶色或柔软的块状物为脱落的组织碎片，并非异常，故观察其发展即可；若尿中出现明显的鲜血时，应立即就医。
为预防血尿和感染，应指导患者多摄取水分（每日1500~2000ml）。

（那须佳津美）

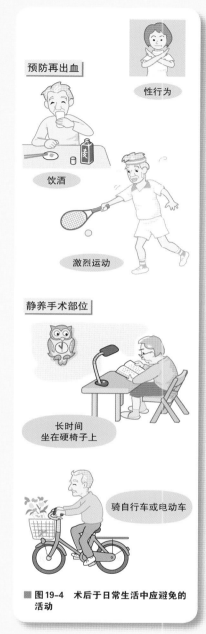

预防再出血

性行为

饮酒

激烈运动

静养手术部位

长时间
坐在硬椅子上

骑自行车或电动车

■ 图19-4　术后于日常生活中应避免的活动

19
前列腺肥大症

备忘录

20 | 前列腺癌

川上理／那须佳津美

总观导览

病因

- 有许多可能的病因，其中与环境因素（尤其是动物脂肪的摄取）特别相关。
- 具有遗传性因素（一成左右的患者为家族性发病）。
- 〔加重因子〕肥胖、给予雄激素（禁忌）。

流行病学

- 为在日本急速增加的癌症之一。
- 随着PSA检查的普及，无症状的早期癌（局限癌）的发现有增加的趋势。
- 〔预后〕Ⅲ期患者的5年存活率为50%。

病理学

- 为男性生殖器官中的前列腺所发生的恶性肿瘤。
- 前列腺为包围尿道的外分泌腺，由中心区、移行区和外周区所构成，约75%的前列腺癌发生于外周区。
- 前列腺的功能受到雄激素（主要为精囊所产生）的影响。
- 多使用含有前列腺液的蛋白质（前列腺特异抗原，PSA）作为肿瘤标记物。

病理 MAP p.186

症状

- 症状因病期的不同而异。
- Ⅰ～Ⅱ期（偶发癌、局限癌）：无症状。
- Ⅲ期（局部浸润癌）：原发部位所导致的症状（排尿困难、血尿）。
- Ⅳ期（转移癌）：原发部位所导致的症状（骨痛、病理性骨折、脊髓压迫症状）＋转移部位所导致的症状＋全身症状（贫血）。
- 〔并发症〕
- 疾病加重期间会有病理性骨折、脊髓压迫症状和贫血的情形。

症状 MAP p.188

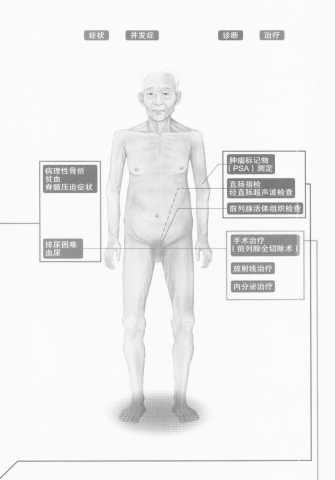

症状　并发症　　　诊断　治疗

病理性骨折
贫血
脊髓压迫症状

肿瘤标记物（PSA）测定
直肠指检
经直肠超声波检查
前列腺活体组织检查

排尿困难
血尿

手术治疗（前列腺全切除术）
放射线治疗
内分泌治疗

诊断

- 诊断的关键为PSA检查和活体组织检查。
- 因PSA上升及直肠检查发现异常而怀疑罹患前列腺癌。
- 确定诊断：使用经直肠超声波的前列腺穿刺，采取活体组织作切片检查可确立病理学上的诊断，并把握其恶性程度（以格里森分数（Gleason score）进行评估）。
- 病期诊断：使用直肠指检、经直肠超声波检查、MRI检查等评估原发部位。若怀疑处于加重期，应使用CT或骨骼闪烁造影，以淋巴结或骨骼转移的情况进行评估。

诊断 MAP p.188

治疗

- 若发现无症状的早期癌，仅需观察病情变化即可，不需要治疗；对于其他病期的前列腺癌，可单独或合并使用下述治疗方法。
- 手术治疗（前列腺全切除术）：对局限癌的根治性佳，有腹腔镜手术和内镜微创手术两种。
- 放射线治疗：可单独或合并使用外照射、密封小射源永久插入，对局限癌的治疗效果等同于前列腺全切除术。
- 内分泌治疗：为降低血中雄激素水平的治疗方法，包括外科性和药物性（LH–RH类似物、抗雄激素制剂）精囊摘除。

治疗 MAP p.189

病理MAP

前列腺癌是指男性生殖器官中的前列腺所发生的恶性肿瘤。

- 前列腺为包围尿道的外分泌腺，可分为中心区、移行区和外周区三个区域。约75%的前列腺癌发生于外周区。
- 前列腺为男性的生殖器官，其形成、分化和功能受到雄激素的很大影响。90%以上的前列腺癌仍维持对激素的敏感度，因此内分泌治疗（即除去雄激素）也可见效。
- 男性体内的雄激素主要为睾酮，大部分由精囊所分泌。睾酮的分泌由脑垂体分泌的黄体生成素（LH）所调节，而LH的分泌则由下丘脑分泌的黄体生成素释放激素（LH-RH）所调节。
- 前列腺分泌的前列腺液（精液的成分）中含有大量的称为前列腺特异性抗原（PSA）的蛋白质，即使是极微量的PSA也能从血液中检测出来，因此PSA常作为肿瘤标记物而被广泛用于前列腺癌的筛检及病情的监测上。

病因、加重因子

- 前列腺癌的发病机制和许多因素相关。潜在癌的发生率维持一定数量而和人种无关，但临床上明显可见的癌症发生率则依人种或地区的不同而异，由此可知环境因素（尤其是动物性脂肪的摄取）与前列腺癌的发生有关。
- 一成左右的患者为家族性发病，故和遗传因素也有关。前列腺癌的家族史为前列腺癌的危险因素之一。
- 对前列腺癌患者给予雄激素为禁忌。

流行病学、预后

- 发病率依人种和地区的不同而大有差异，西方人的发病率较高，亚洲和大洋洲人的发病率则较低。
- 过去日本的前列腺癌发生率较低，现在则为急速增加的癌症之一。
- 利用PSA检查可进行早期诊断。无症状而被发现的早期癌症案例急速增加。目前初次被诊断为前列腺癌的患者中超过半数为局限癌。
- 强烈影响预后的因素为病期，不同临床病期的预后如表20-1所示。

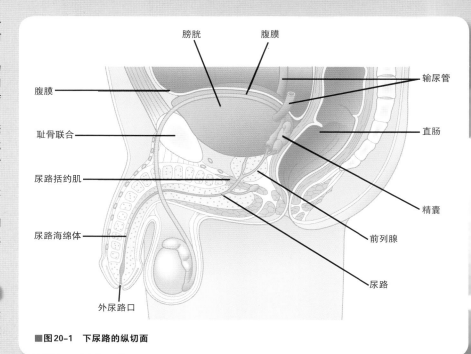

■ 图20-1 下尿路的纵切面

膀胱　腹膜　输尿管　直肠　精囊　前列腺　尿路　尿路海绵体　尿路括约肌　耻骨联合　腹膜　外尿路口

病因、加重因子

环境因子	动物性脂肪的摄取
遗传因子	

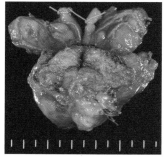

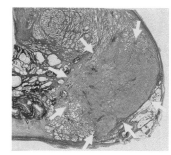

■ 图20-2　前列腺全切除术标本及其组织像
（箭头所指为癌化部分）

■ 表20-1　前列腺癌的病期分类和预后

病期	定义	5年存活率
Ⅰ期	前列腺手术中偶然发现、局限于前列腺的癌症	100%
Ⅱ期	局限于前列腺的癌症	99%
Ⅲ期	超过前列腺包膜、浸润于精囊的局部扩散癌	95%
Ⅳ期	有转移情形的前列腺癌	50%

（日本泌尿科学会，日本病理学会·前列腺处置规约[M].第3版.金原出版，2001.）

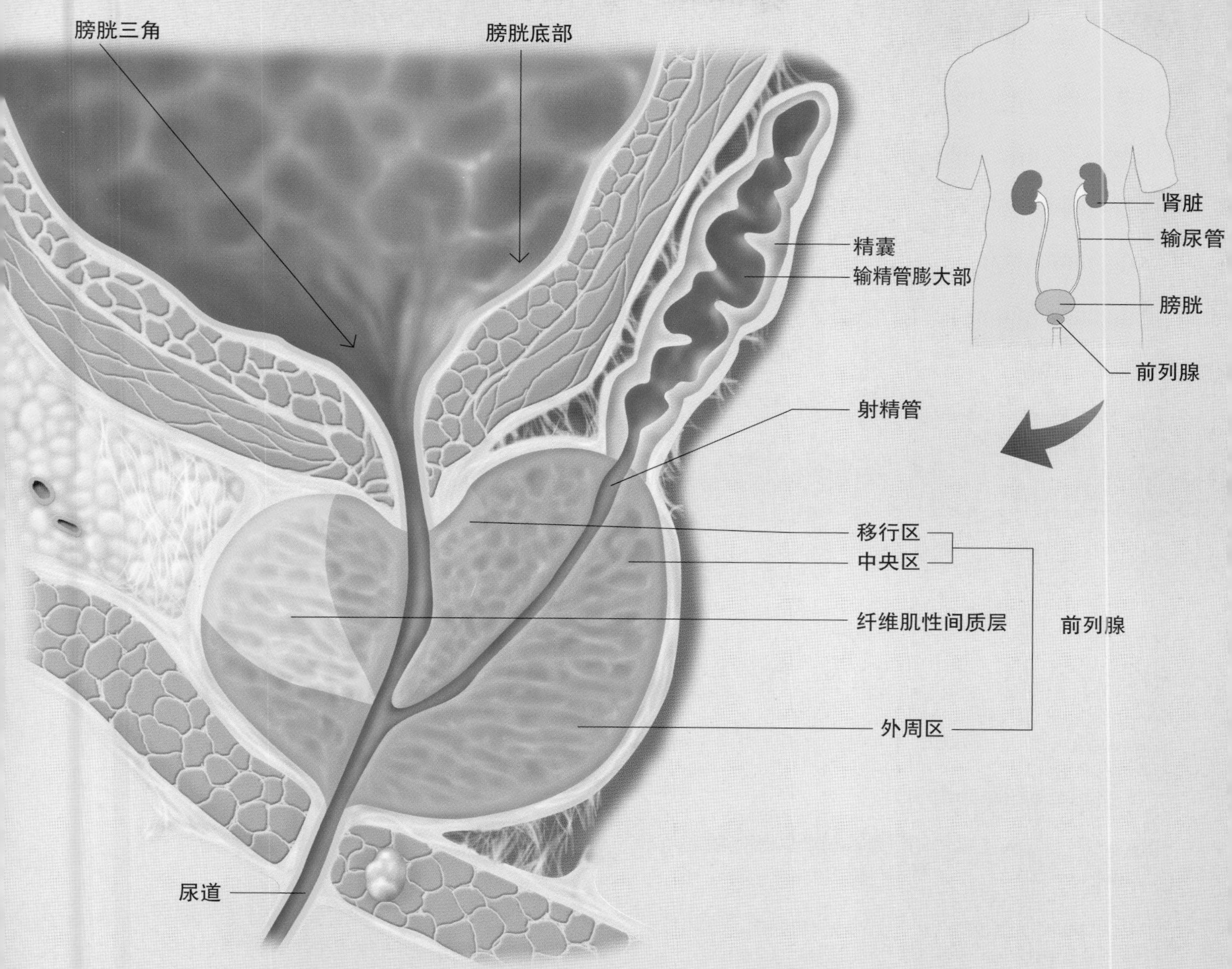

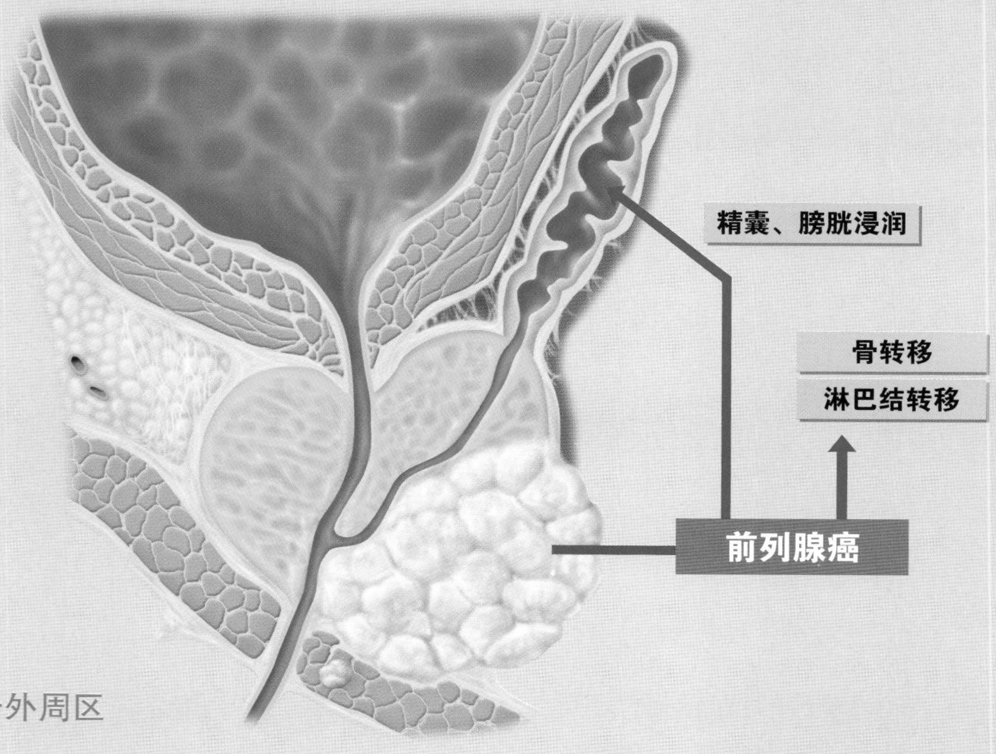

膀胱三角

膀胱底部

精囊
输精管膨大部

肾脏
输尿管
膀胱
前列腺

射精管

移行区
中央区
纤维肌性间质层
外周区

前列腺

尿道

精囊、膀胱浸润

骨转移
淋巴结转移

前列腺癌

5%的前列腺癌发生于外周区

症状MAP

前列腺癌依病期的不同其症状也各异。

症状

● 病期为Ⅰ~Ⅱ期时尚无症状，此时直肠指检结果异常或血清PSA上升为诊断的契机。

● 到了Ⅲ期会出现排尿困难、血尿等原发部位引发的症状。

● 前列腺癌多发生淋巴结和骨骼的转移，Ⅳ期时除了上述症状外，还会出现肿瘤转移所引发的症状（骨痛、病理性骨折、脊髓压迫症状）、贫血等全身症状。

并发症

● 加重期间较易出现病理性骨折、脊髓压迫症状、贫血等情形。

症状　　　并发症

诊断MAP

诊断的关键为PSA和活体组织检查。

诊断、检查值

● 怀疑为前列腺癌的契机

● 作为肿瘤标记物的前列腺特异抗原（PSA）上升或直肠指检结果异常多为发现前列腺癌的契机。

● PSA为最有用的肿瘤标记物之一，然而其对前列腺癌虽具一定的特异性，但并不表示具有高度特异性，因此须注意在前列腺肥大症、前列腺炎等非癌疾病中PSA值也会偏高。

● PSA的固有诊断阈值虽为<4 ng／ml，但在此范围内前列腺癌的发病率已相当高，故应考虑降低诊断阈值的必要性。

● 前列腺癌的确诊

● 进行前列腺穿刺活组织检查以确诊。

● 在经直肠超声波观察前列腺的同时，使用弹簧式自动活检器将针头刺入前列腺，采取活组织作切片检查。

● 以此穿刺活检确定诊断的同时，也可了解目前癌症的恶性程度（以格里森分数作为指标）。

● 病期诊断

● 使用直肠指检、经直肠超声波、MRI等进行原发部位的评估。若怀疑已进入加重期时，则使用CT、骨骼闪烁造影等，以淋巴结为中心评估转移情形，判定表20-1所示的病期。图20-3表示骨骼闪烁造影中明显可见的骨转移部位。

病理性骨折
贫血
脊髓压迫症状

排尿困难
血尿

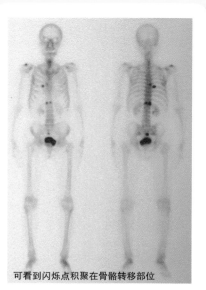

可看到闪烁点积聚在骨骼转移部位

■图20-3　Ⅳ期患者的骨骼闪烁造影

Key word

● 格里森分数（Gleason score）
以前列腺癌的病理组织学分类（格里森分类）为基础形成的恶性程度评估法，以分数（2~10分）进行评估。

治疗MAP

根据病期、年龄或有无并发症选择合适的治疗方式。

诊断　治疗

■表20-2　前列腺癌的主要治疗药物

分类	一般名称	主要商品名称	药效机制	主要不良反应
LH–RH类似物的长效型制剂	Leuprorelin acetate	Leuplin	通过抑制LH–RH受体而降低促性腺激素的浓度	肝损害、间质性肺炎、灼热、出汗
	Goserelin acetate	Zoladex		
非类固醇类抗雄激素药物	Bicalutamide	Casodex	竞争性地抑制雄激素受体	肝损害、间质性肺炎
	Flutamide	Odyne		
类固醇类抗雄激素药物	Chlormadinone acetate	Prostal	为黄体激素合成制剂，具有抗雄激素作用	肝损害
雌激素和抗癌剂的化合物	Estramustine phosphate sodium	Estracyt	具雌二醇的中枢性激素作用和氮芥子气的细胞毒性作用	血管栓塞、心力衰竭、心肌梗死、心绞痛、肝损害

肿瘤标记物
（PSA）

直肠指检
经直肠超声波检查

前列腺活组织检查

手术治疗
（前列腺全切除）

放射线治疗

内分泌治疗

治疗方针

● 针对前列腺癌的治疗方法各式各样，包括观察病情发展、前列腺全切除术、放射线外照射、密封小射源永久插入、内分泌治疗以及上述治疗方法的组合等。
● 全面性地考量患者的自身因素（预期剩余寿命、并发症等）和肿瘤相关因素（病期、PSA值、恶性程度等），选择最合适的治疗方法。

手术治疗

● 前列腺全切除术：因具根治局限癌的优点使其成为最佳的治疗法之一，但术后须禁尿，且须调整手术方式以避免损害勃起功能。前列腺全切除术的标本及其切面见图20-2。
● 腹腔镜手术和内镜微创手术：两者皆属于低侵入性手术。

放射线治疗

● 外照射：对局限癌的治疗效果可视为和前列腺全切除术相等。为能安全照射70grey的高辐射线，应使用三度空间顺形放射线治疗或强度变调放射线治疗。
● 密封小射源永久插入：遵循经直肠超声波断层法的导引，将密封有放射性核素的放射源粒永久性地插入前列腺内，进行高辐射量的照射。日本于2003年9月开始使用此治疗方式，只需住院数日即可完成治疗。治疗风险高的患者可合并使用外照射。

内分泌治疗

● 此为降低血中雄激素水平的治疗法（表20-2、图20-4），即使于加重期间，也有约九成的患者显示效果。
● 因效果的持续时间有限，很难达到完全缓解。
● 若接受内分泌治疗而未见效，癌症仍持续加重的状态称为内分泌治疗抵抗性；需与之区别的是，一旦治疗奏效，使癌症停止加重或病情改善后又再度加重，则称为复发。
● 去除雄激素的方法包括外科性精囊切除和药物性精囊去除（LH–RH类似物的缓释制剂皮下注射、内服抗雄激素药物）等。

(Px 处方范例) 针对前列腺癌的药物治疗仅限于内分泌治疗，其治疗主体为LH–RH类似物的长效型制剂，可使用以下1）~4）的任一处方

1）Leuplin注射组：3.75mg皮下注射，1次/4周　←LH–RH类似物的长效型制剂
2）Zoladex注射组：3.6mg皮下注射，1次/4周　←LH–RH类似物的长效型制剂
3）Leuplin SR注射组：11.25mg皮下注射，1次/12~13周　←LH–RH类似物的长效型制剂
4）Zoladex LA注射组：10.8mg皮下注射，1次/12~13周　←LH–RH类似物的长效型制剂

(Px 处方范例) 除上述药物外再加上或单独给予以下1）~4）的处方

1）Casodex片（80mg）：1片/日　←非类固醇类抗雄激素药物
2）Odyne片（125mg）：1片/次，3次/日　←非类固醇类抗雄激素药物
3）Prostal片（25mg）：2片/次，2次/日　←类固醇类抗雄激素药物
4）Estracyt胶囊（140mg）：2粒/次，2次/日　←雌激素和抗癌剂的化合物

观察病情而不予治疗

● 对被发现的无症状低恶性早期癌不需立刻施行根治性治疗，仅须定期测定PSA值等，以观察病情发展；若病情加重则给予根治性治疗，这是因为低恶性度（格里森分数6分以下）前列腺癌的加重速度较慢。

20
前列腺癌

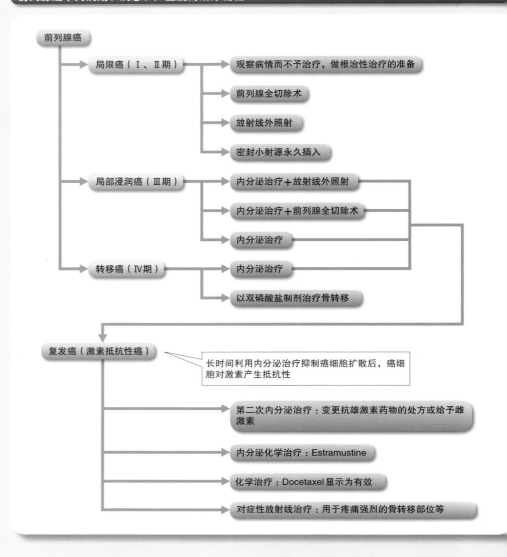

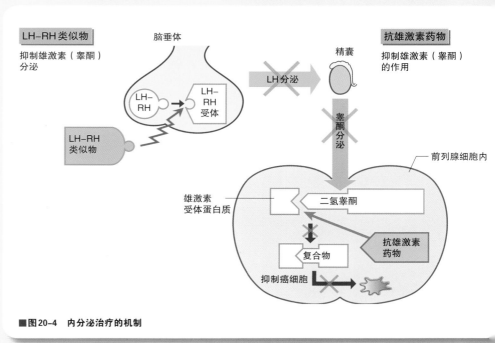

■图20-4　内分泌治疗的机制

患者护理

因目前有各式各样的治疗方法，故须帮助患者进行选择；对于尿失禁、性功能障碍等治疗不良反应也应给予适当的建议和信息。

依不同病期、病态、严重度所给予的护理

【诊断期】常因健康检查等而被发现。常因无自觉症状，极早期时也可仅观察病情发展而不需接受治疗。由于治疗方法的多元性（包括手术、放射线治疗和内分泌疗法），患者较难做出治疗相关的抉择。应理解患者和家属对疾病和治疗的想法，并帮助其做出可接受的选择。

【治疗期】针对治疗不良反应给予适当的建议和支持是很重要的。对于尿失禁、性功能障碍等并发症也应理解每个患者不同的感觉和想法，告诉患者可随时咨询护理师，以给予适当的建议和提供信息。

【末期】出现下肢水肿、骨转移以及其他转移部位的各种痛苦症状，应积极进行疼痛的缓解，以支持患者平静地度过人生的最后一段时间。因病程较长，家属的护理时间也可能较长，故对于家属的关心也相当重要。

护理要点

诊察和治疗上的支持
- 在充分考量患者尊严的前提下，提供检查和处置上的帮助。
- 有时也会有伴随身体和精神上痛苦的检查，须在充分的说明之下施行。
- 在诊察后确认患者是否充分理解医师的说明、是否能主动询问欲知的信息等十分重要。

治疗选择上的支持
- 因目前有各式各样的治疗方法，患者及其家属在治疗方法的选择上常感到不知所措，故应给予其充分的时间作抉择，并提供正确的信息。此外，积极建议患者参考第二方的意见（second opinion）也十分重要。
- 倾听患者及其家属的困惑和想法并鼓励其整理情绪也相当重要。

治疗不良反应上的支持
- 由于不同治疗方法会出现不同的不良反应，故应提供正确的知识以利于症状早期发现。此外，对患者提供日常生活相关的建议也是非常重要的。

性功能变化上的支持
- 护理师应具备专业的态度。
- 施行某些治疗方式可能会影响性功能，故在决定治疗方式之后，应对患者提供正确的相关信息。
- 性功能障碍可能引起男性尊严和价值观相关的问题，因性欲和性功能并不一定会恢复，故应充分倾听患者在此方面的烦恼。

末期患者及其家属的支持
- 除了各式各样的身体症状外，患者常出现对于死亡的不安和家属照顾的负担等许多问题，因此充分地进行疼痛缓解及对患者和家属全人性的关怀十分重要。

出院指导、疗养指导

- 前列腺全切除术后若有持续性尿失禁的情形，须指导患者进行盆底肌肉的运动（图20-5）并维持会阴部的清洁。应向患者说明尿失禁可能会持续数个月左右，若数个月后仍无改善便须考虑治疗。
- 向患者说明为预防尿路感染，应多摄取水分。
- 为避免刺激手术部位，应指导患者在术后2个月内禁止骑自行车，且在下次复诊前避免性行为。若患者对性功能障碍感到不安和担忧，应告诉患者随时都可咨询医护人员相关问题。

（那须佳津美）

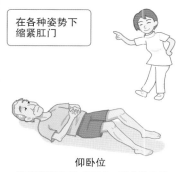

在各种姿势下缩紧肛门

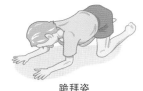

仰卧位
将双脚张开至与肩同宽，膝盖微弯曲起并缩紧肛门

跪拜姿
将双膝和两肘支撑于地板，缩紧肛门

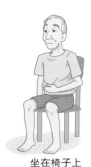

坐在椅子上
将双脚张开至与肩同宽，挺直背部并将头抬起，缩紧肛门

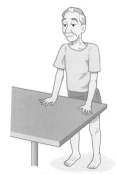

站立，撑着桌子
将双手撑于桌面，并将身体重量放在前臂，缩紧肛门

■图20-5　加强盆底肌肉的运动

备忘录

21 尿路感染（肾盂肾炎、膀胱炎）

影山幸雄／高岛尚美

总观导览

- 大肠杆菌等肠道菌占致病菌的大多数。
  〔加重因子〕尿路结石、尿路流通障碍、糖尿病。

流行病学

- 男女发病率之比为 1：5~6。
- 几乎很少有男性膀胱炎患者。
- 单纯性尿路感染在抗菌药物给予后会立即改善。
  〔预后〕复杂性尿路感染较易加重为重症。

- 由上行性细菌引发的尿路炎症称为尿路感染。
- 膀胱炎：以黏膜炎症为主，大多具排尿疼痛等局部症状。
- 肾盂肾炎：为肾脏实质性炎症，以发热等全身性症状为主。
- 根据潜在疾病（尿路结石、尿路流通障碍等）的有无分为单纯性尿路感染和复杂性尿路感染两类。

病理 MAP p.194

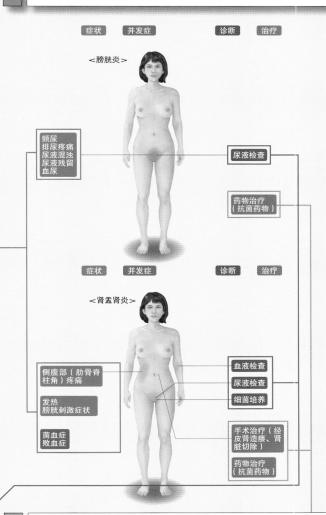

<膀胱炎>

症状　并发症　　诊断　治疗

频尿
排尿疼痛
尿液混浊
尿液残留
血尿

尿液检查

药物治疗
（抗菌药物）

- 单纯性尿路感染：频尿、排尿疼痛、尿液混浊为其三大症状。虽也有尿液残留感、血尿，但并无发热的情形。
- 单纯性肾盂肾炎：发热、侧腹部痛、类似膀胱炎症状。
  〔并发症〕
- 单纯性膀胱炎：几乎无抗菌药物使用史，具膀胱炎局部症状。
- 肾盂肾炎：由菌血症、败血症所致。

症状 MAP p.196

<肾盂肾炎>

症状　并发症　　诊断　治疗

侧腹部（肋骨脊柱角）疼痛

发热
膀胱刺激症状

菌血症
败血症

血液检查
尿液检查
细菌培养

手术治疗（经皮肾造瘘、肾脏切除）

药物治疗
（抗菌药物）

- 综合性地参考症状、尿液检查、血液检查结果来进行诊断。
- 尿沉渣检查：白细胞数量增加（显微镜下每个视野中有10个以上）。应采用中段尿检查以正确诊断（女性应使用导尿采尿）。
- 血液检查：肾盂肾炎患者有外周血白细胞数量增加、红细胞沉降率升高、CRP增加的情形。
- 细菌培养：肾盂肾炎患者在抗菌药物给予前须进行尿液细菌培养（必要时进行血液细菌培养）。

诊断 MAP p.196

- 单纯性尿路感染：给予抗菌药物，摄取水分，静养，避免刺激性食物和饮酒。
- 复杂性尿路感染：除了上述治疗外，若有尿路流通障碍（如肾积水，图21-1）则加以解除。
- 住院治疗：肾盂肾炎患者若有高热、脱水等症状和白细胞显著增加，或有败血症的可能性时则须住院治疗。
- 药物治疗：轻度患者需口服抗菌药物，重症患者或复杂性尿路感染患者则接受抗菌药物的静脉滴注。
- 手术治疗：有时须给予经皮肾造瘘、肾脏切除术。

治疗 MAP p.197

病理MAP

由上行性细菌引发的尿路感染。

- 膀胱炎：以黏膜为主的炎症，以排尿疼痛等局部症状为主。
- 肾盂肾炎：为肾脏实质性炎症，以发热等全身性症状为主。
- 根据潜在疾病（尿路结石、尿路流通障碍等）的有无分为单纯性尿路感染和复杂性尿路感染两类。

病因、加重因子

- 大肠杆菌等肠道菌占致病菌的大多数。
- 单纯性尿路感染时以大肠杆菌为病因者占80%，其他有变形杆菌属（Proteus）、肺炎杆菌等。
- 有尿路流通障碍和尿路结石情形者其病情易加重。
- 合并糖尿病的患者中重症和难治案例较多，须进行较重大的治疗。

流行病学、预后

- 一般来说，几乎很少有男性患膀胱炎者。
- 女性的患病率较高（为男性的5~6倍）。
- 20~40岁性行为较频繁的时期，以及停经前后的女性较易发生单纯性膀胱炎。
- 单纯性尿路感染的症状常在给予抗菌药物后立即改善。
- 复杂性尿路感染易加重为重症，尤其是肾盂肾炎，患者可因败血症等引起死亡。

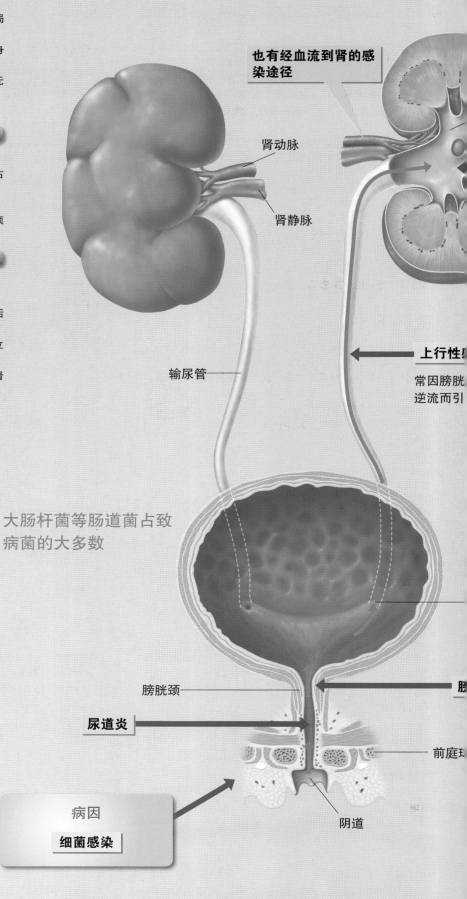

也有经血流到肾的感染途径

肾动脉

肾静脉

输尿管

上行性

常因膀胱
逆流而引

大肠杆菌等肠道菌占致
病菌的大多数

膀胱颈

尿道炎

前庭球

病因

细菌感染

阴道

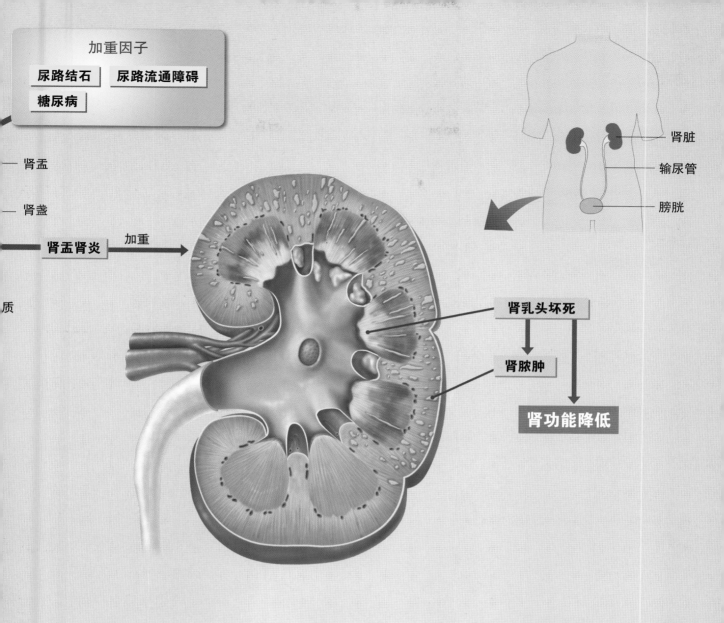

加重因子

尿路结石 | 尿路流通障碍

糖尿病

— 肾盂

— 肾盏

质

肾盂肾炎 —加重→

肾脏

输尿管

膀胱

肾乳头坏死

肾脓肿

肾功能降低

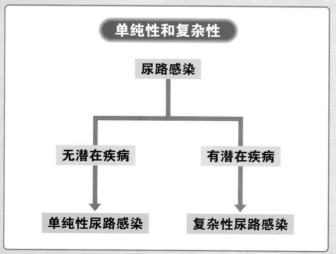

单纯性和复杂性

尿路感染

无潜在疾病　　　　有潜在疾病

单纯性尿路感染　　　复杂性尿路感染

21 尿路感染（肾盂肾炎、膀胱炎）

195

症状MAP

频尿、排尿疼痛、尿液混浊为膀胱炎的三大症状。单纯性肾盂肾炎患者有发热和侧腹部疼痛的主诉。

症状

● 单纯性膀胱炎：频尿、排尿疼痛、尿液混浊（三大主症）、残尿感等，并常观察到血尿的情形。通常不会伴随发热。
● 单纯性肾盂肾炎：可观察到发热、侧腹部（肋骨脊柱角）疼痛、类似膀胱炎症状。

并发症

● 单纯性膀胱炎使用抗菌药物后症状可立即缓解，几乎无并发症发生。
● 肾盂肾炎易引起菌血症，也有因败血症而死亡的案例，高龄者、糖尿病患者、使用肾上腺皮质激素者须特别注意。

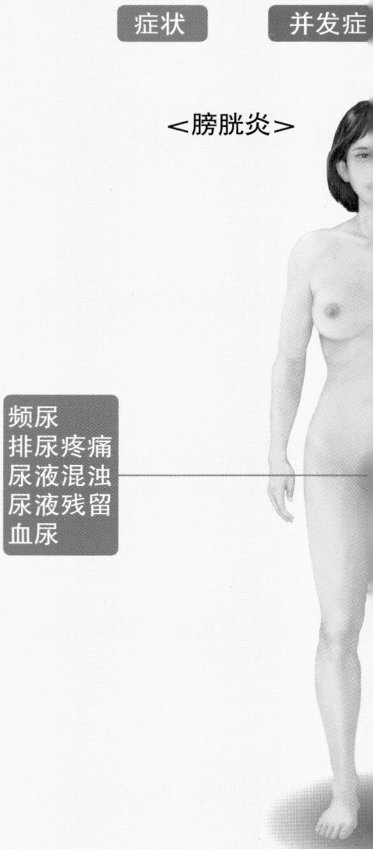

诊断MAP

综合症状、尿液和血液检查结果进行诊断。尿沉渣中可见白细胞数量增加。

诊断、检查值

● 综合症状、尿液和血液检查结果进行诊断。
● 尿沉渣中可观察到白细胞数量增加（显微镜下每个视野中有10个以上）。应采用中段尿液（女性则建议用导尿的方式采尿）检查。
● 肾盂肾炎患者有外周血白细胞数量增加、红细胞沉降率升高、CRP增加的情形。
● 肾盂肾炎患者在抗菌药物给予前须进行尿液细菌培养（必要时进行血液细菌培养）。

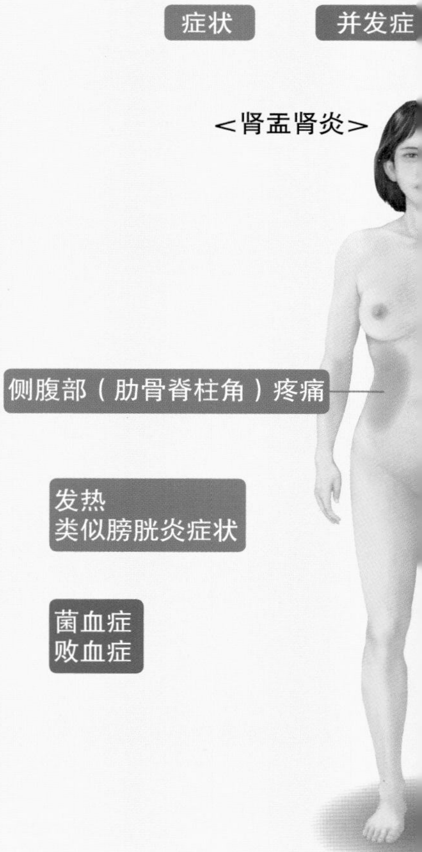

Key word

● 膀胱输尿管逆流（vesicoureteral reflux，VUR）
为尿液逆流至上尿路的疾病，可分为先天性发育不全的原发性以及神经性膀胱和下尿路流通障碍的继发性两大类。可能引起肾盂肾炎甚至肾功能损害，再加重为逆流性肾脏病。
● 神经性膀胱
下尿路功能（储尿功能和排尿功能）是由以大脑为顶点的神经排尿反射来调控的，若为神经系统异常所导致的下尿路功能障碍，其引发的各种症状统称为神经性膀胱；有时也会观察到尿道括约肌功能障碍的情形。神经性膀胱常引起尿路感染和上尿路病变。

症状　　　并发症

<膀胱炎>

频尿
排尿疼痛
尿液混浊
尿液残留
血尿

症状　　　并发症

<肾盂肾炎>

侧腹部（肋骨脊柱角）疼痛

发热
类似膀胱炎症状

菌血症
败血症

单纯性尿路感染的基本治疗为给予抗菌药物。

■表21-1　尿路感染的主要治疗药物

	分类	一般名称	主要商品名称	药效机制	主要不良反应
口服药	新奎诺酮（New Quinolone）类	Levofloxacin hydrate	Cravit	药物于尿液中移动以杀菌	过敏症状、稀便、腹泻、痉挛（新奎诺酮类药物）
	第二代头孢菌素（cephem）类	Cefotiam hexetil hydrochloride	Pansporin T		
	第三代头孢菌素类	Cefdinir	Cefzon		
	青霉素（Penicillin）类	Amoxicillin hydrate	Pasetocin, Amolin, Sawacillin, Widecillin		
	乙酰胺酶（β-lactamase）抑制剂配方的青霉素	Ampicillin sodium Sodium sulbactam	Unasyn-S		
注射药	第二代头孢菌素类	Cefotiam hydrochloride	Pansporin	药物于尿液中移动以杀菌	休克或类过敏症状、肾功能损害（氨基配糖体类）、痉挛（碳青霉烯类）、内耳神经病变（氨基配糖体类）
	第三代头孢菌素类	Ceftriaxone sodium hydrate	Rocephin		
	乙酰胺酶抑制剂配方的青霉素	Sultamicillin tosilate hydrate	Unasyn		
	胺基配糖体（aminoglycoside）类	Amikacin sulfate	Amikacin sulfate, Biklin		
	碳青霉烯（carbapenem）类	Panipenem Betamipron	Carbenin		

治疗方针

● 单纯性尿路感染：给予抗菌药物，摄取水分，静养，避免刺激性食物和饮酒。
● 复杂性尿路感染：除了上述治疗外，若有尿路流通障碍则加以解除。
● 建议住院的肾盂肾炎：高热、白细胞过度增加、脱水、有败血症的可能性等。

药物治疗

● 关于抗菌药物的给予，基本上轻度症状者为口服，肾盂肾炎或复杂性尿路感染者则为静脉滴注（表21-1）。
● 无症状的复杂性尿路感染患者原则上不给予抗菌药物。
● 对孕妇给予头孢菌素类，高龄者则给予新奎诺酮类药物。

Px 处方范例 急性单纯性膀胱炎
1) Cravit 片（500mg）：1片/日（饭后）　←新奎诺酮类
2) Cefzon 胶囊（100mg）：1粒/次，3次/日（饭后）　←第三代头孢菌素类
3) Pasetocin 胶囊（250mg）：1粒/次，3次/日（饭后）　←青霉素类
※给予以上任一处方的抗菌药物3日（高龄者为3~7日）。

Px 处方范例 急性单纯性肾盂肾炎（重症患者：高热、白细胞显著增加、脱水、败血症等）
＜注射药＞
1) Pansporin 注射组0.5g＋生理盐水100ml静脉滴注，每6小时1次　←第二代头孢菌素类
2) Rocephin 注射组1g＋生理盐水100ml静脉滴注，每12小时1次　←第三代头孢菌素类
3) Unasyn-S 注射组3g＋生理盐水100ml静脉滴注，每12小时1次　←乙酰胺酶抑制剂配方的青霉素
4) Amikacin sulfate100mg＋生理盐水100ml静脉滴注，每日1次　←氨基配糖体类
＜口服药＞
5) Cravit 片（500mg）：1片/日（饭后）　←新奎诺酮类
6) Pansporin T 片（200mg）：1片/次，3次/日（饭后）　←第二代头孢菌素类
※给予以上任一处方的注射药3~5日→以上任一处方的口服药9~11日（共14日）。

Px 处方范例 急性单纯性肾盂肾炎（轻症患者：轻度发热、白细胞增加、无恶心呕吐）
1) Cravit 片（500mg）：1片/日（饭后）　←新奎诺酮类
2) Pansporin T 片（200mg）：1片/次，3次/日（饭后）　←第二代头孢菌素类
※给予以上任一处方的抗菌药物14日。

Px 处方范例 复杂性膀胱炎
1) Cravit 片（500mg）：1片/日（饭后）←新奎诺酮类
2) Pansporin T 片（200mg）：1片/次，3次/日（饭后）　←第二代头孢菌素类
3) Unasyn-S 片（375mg）：1片/次，3次/日（饭后）　←乙酰胺酶抑制剂配方的青霉素
※给予以上任一处方的抗菌药物7~14日。

诊断　治疗

尿液检查

药物治疗（抗菌药物）

血液检查

尿液检查

细菌培养

手术治疗（经皮肾造瘘、肾脏切除）

药物治疗（抗菌药物）

21
尿路感染（肾盂肾炎、膀胱炎）

正常

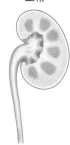

肾积水

肾实质变薄

压力

肾盂／肾盏扩张

狭窄

■图21-1　肾积水

Px [处方范例] 复杂性肾盂肾炎

＜注射药＞

1）Pansporin注射组 0.5g ＋生理盐水 100ml 静脉滴注，4次／日　←第二代头孢菌素类

2）Rocephin注射组 1g ＋生理盐水 100ml 静脉滴注，2次／日　←第三代头孢菌素类

3）Unasyn–S注射组 3g ＋生理盐水 100ml 静脉滴注，2次／日　←乙酰胺酶抑制剂配方的青霉素

4）Carbenin注射液 500mg ＋生理盐水 100ml 静脉滴注，2次／日　←碳青霉烯类

＜口服药＞

5）Cravit片（500mg）：1片／日（饭后）　←新奎诺酮类

6）Pansporin T片（200mg）：1片／次，3次／日（饭后）　←第二代头孢菌素类

※ 给予以上任一处方的注射药3~5日→以上任一处方的口服药9~11日（共14日）。

手术治疗

● 经皮肾造瘘

・伴随肾积水的重症肾盂肾炎患者有时须进行肾造瘘以排脓。

・在超声波引导下从背部穿刺入肾脏，将导管留置在肾内（图21-2）。

● 肾脏切除术：经给予抗菌药物、经皮肾造瘘等治疗后仍无改善的重症肾盂肾炎患者需考虑肾脏切除。

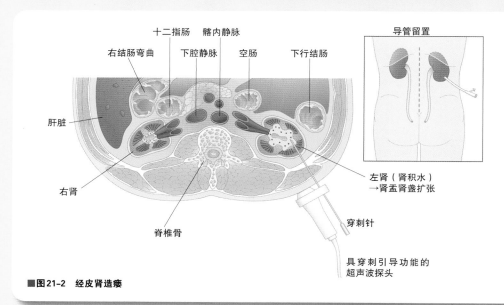

■图21-2　经皮肾造瘘

尿路感染不同病期、病态、严重度的治疗流程

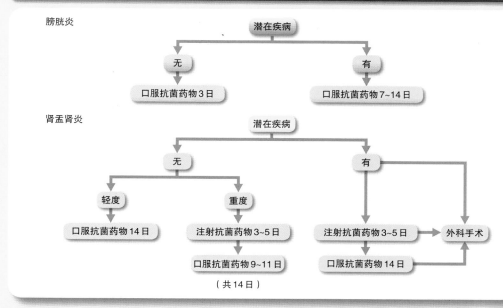

198

（影山幸雄

患者护理

急性期需帮助进行切实的给药管理，并对膀胱刺激症状和发热等全身症状予以处置。对于慢性复杂性尿路感染，须以潜在疾病的治疗为优先。

依不同病期、病态、严重度所给予的护理

【急性期】须使用抗菌药物以去除造成感染的细菌，故因帮助患者切实进行给药的管理，并对膀胱刺激症状、发热、不安等相关问题进行处置。重症患者可能有肾衰竭或败血症的情形，故应帮助其静养、调节体温，并给予日常生活上的援助。

【慢性期】若为慢性复杂性尿路感染，须以潜在疾病的治疗为优先。因治疗方式的选择因病情而异，故应给予患者精神层面的关怀，使其能够忍耐并持续进行自我护理的活动。

【恢复期】急性单纯性尿路感染在使用抗菌药物后恢复情况良好。在为患者提供疾病相关知识的同时，应指导其提高身体抵抗力以避免复发，并教导排泄和清洁的相关技巧。

护理要点

观察和治疗上的支持

指导患者切实并持续地服用抗菌药物。

初次检查时应确定患者采取中段尿液检查。

症状上的支持

因肾盂肾炎急性期患者会有感染引起的发热和疼痛等不适症状，故应保持安静并调节体温，帮助患者进行 ADL 以达最低限度的体力消耗。

因膀胱炎患者会有排尿疼痛、频尿、尿液残留感等膀胱刺激症状，为解除这些症状，应促使患者进行抗菌药物的管理和水分的摄取，并指导其排泄和清洁上的技巧以避免复发。

患者及其家属心理层面上的支持

排尿为人类最基本的需求，故排尿障碍和排尿疼痛易成为造成不安的一大要因。知识不足也可能成为不安的原因，故理清患者和家属不安的内容和原因相当重要。

出院指导、疗养指导

指导患者于医疗机关就诊，并使其了解须向医护人员报告的感染症状。

指导患者规律而正确地服药。

向患者说明将尿量维持在 24 小时 2000ml 的水分摄取方式及其理由。

指导患者清洁的方式以预防尿路感染，如排泄后的擦拭方式、穿着清洁的内裤、性行为后的排尿方式等。

避免过劳、压力和寒冷等造成的身体抵抗力降低，尤其是感冒和经期时更需注意。

ewis S, et al.Medical Surgical Nursing 6th, Renal and Urologic Problems[M]. Mosby, 2004：1175–1177.

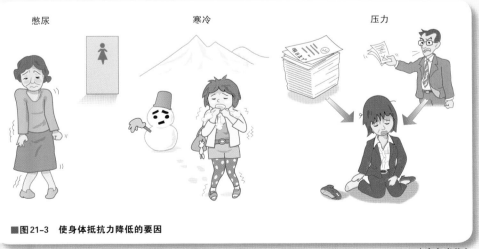

憋尿　　　　　寒冷　　　　　压力

■图21-3　使身体抵抗力降低的要因

（高岛尚美）

索引